SCHRIFTEN AUS DEM GESAMTGEBIET DER GEWERBEHYGIENE
HERAUSGEGEBEN VOM INSTITUT FÜR GEWERBEHYGIENE IN FRANKFURT A. M.
NEUE FOLGE. HEFT 9

Internationale Übersicht über
Gewerbekrankheiten

nach den Berichten der Gewerbeinspektionen
der Kulturländer über die Jahre 1914—18

Mit Unterstützung von

Dr. Ludwig Teleky

bearbeitet von

Prof. Dr. Ernst Brezina in Wien

Technische Hochschule

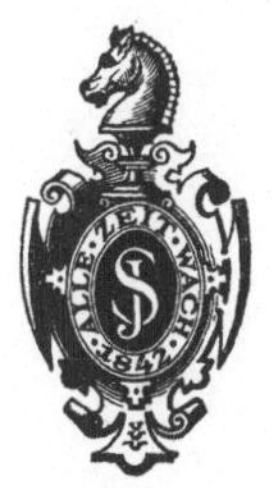

Berlin
Verlag von Julius Springer
1921

ISBN-13: 978-3-642-93789-7   e-ISBN-13: 978-3-642-94189-4
DOI: 10.1007/978-3-642-94189-4

Vorwort.

Das vorliegende Heft enthält die Gewerbekrankheiten betreffenden Beobachtungen der Gewerbeaufsichtsbeamten des Deutschen Reiches, welche sich auf die gesamte Kriegszeit erstrecken und ohne äußerlich kennbare Unterscheidung der einzelnen Kriegsjahre in einem herausgegeben wurden.

Die Berichte aus »Österreich«, im alten Sinne des Wortes, sind für die Jahre 1914, 1915, 1916 getrennt erschienen, wurden aber hier ohne Unterscheidung der einzelnen Jahrgänge zusammengefaßt. Für das Jahr 1917 liegt laut mündlicher Mitteilung des Zentral-Gewerbeinspektorates das Material noch vor, konnte aber bisher nicht veröffentlicht werden.

Die Schweizer Berichte betreffen die Jahre 1914—15 und 1916—17, die bezüglichen tabellarischen Zusammenstellungen der Berufskrankheiten jedoch gelten unter Verschiebung um je ein Jahr für 1913—14 und 1915—16.

Zwischen dem vorletzten und letzten der hier benutzten Hefte hat eine Neueinteilung der Schweizer Inspektionsbezirke stattgefunden, die bisherige Einteilung in drei Inspektionskreise hat einer solchen in vier Platz gemacht. Bis 1914 war die Kreiseinteilung folgende: I. Kreis die Kantone: Zürich, Uri, Ob- und Nidwalden, Schwyz, Glarus, Zug, St. Gallen, Graubünden. II. Kreis: Bern (Jura), Freiburg, Wallis, Tessin, Valais, Neuchâtel, Genf. III. Kreis: Bern (ohne Jura), Luzern, Solothurn, Basel-Stadt, Basel-Land, Aargau, Schaffhausen, Appenzell, Thurgau. Die neue Einteilung ist: I. Kreis: Die Kantone des früheren II. Kreises ohne Tessin. Letzterer Kanton, der Kanton Luzern und die dem früheren I. Kreis zugehörigen Kantone ohne St. Gallen, Graubünden, Glarus bilden nunmehr den II. Kreis. Die drei letztgenannten Kantone des alten I. Kreises sowie die Kantone Schaffhausen, Appenzell, Thurgau bilden zusammen den IV. Kreis, die restlichen Kantone des alten III. Kreises bilden nunmehr allein den II. Kreis.

Leider war es zur Zeit der Zusammenstellung der Übersicht noch nicht möglich Berichte aus Frankreich und Belgien zu erlangen. Diese sollen, sobald sie erschienen sind, mit einem der, wie der Herausgeber hofft, in der Folge erscheinenden Hefte nachgetragen werden.

England hat auch in der Kriegszeit alljährlich einen Bericht der Gewerbeaufsichtsbeamten erscheinen lassen, ein Spezialbericht des

„Medical chief Inspector“ fehlt jedoch für die Jahre 1915 und 1916 gänzlich, der das Jahr 1917 betreffende ist relativ kurz.

In ungestörter Folge und unvermindertem Umfang sind aus naheliegenden Gründen die Berichte der Niederlande erschienen. Hier wurde ebenso wie für England die Einteilung nach Berichtsjahren innerhalb der die einzelnen Materien betreffenden Abschnitte durchgeführt.

Von den Berichten der kriegführenden Staaten sind die Österreichs inhaltlich am wenigsten durch die Kriegsverhältnisse berührt worden, es scheint, daß die spezifische Kriegsindustrie aus äußeren Gründen den Beamten des Gewerbeinspektorates wenig zugänglich war und daß vielleicht aus ähnlichen Ursachen von den Folgen veränderter Ernährungsverhältnisse usw. für die Gesundheit der Arbeiterschaft nicht im wünschenswerten Maße Notiz genommen werden konnte.

Demgegenüber erhalten die deutschen und englischen Berichte ihr charakteristisches Gepräge eben durch die Besprechung der Kriegsindustrie und die somit durch den Krieg geschaffenen außergewöhnlichen Verhältnisse. Sie bringen eine Fülle von Beobachtungen über Vergiftungen aus der Munitionserzeugung vor allem mit organischen Verbindungen, wie sie bisher noch nie beobachtet, geschweige denn zusammenfassend in gleichem Umfange veröffentlicht wurden. Wir glauben deshalb auch, daß dieser unser Bericht ein weit größeres Interesse bietet als die sonst die Ereignisse normaler Jahre besprechenden.

Mehr noch als sonst tritt in diesen Jahren ein Unterschied zwischen den deutschen und englichen Berichten zutage, da auf der intensiven selbständigen Mitwirkung von Ärzten in der englischen Gewerbeinspektion und dem Fehlen derselben in Deutschland, außer Bayern und Baden beruht. Bekanntlich ruht in England der gesamte sanitäre Teil der Gewerbeinspektion in den Händen von Ärzten, während die deutschen Gewerbeaufsichtsbeamten genötigt sind, als technische Beamte ihre Wahrnehmungen auf sanitärem Gebiete so gut wie möglich selbst, nur gelegentlich unterstützt von Fabriks-, Kassen- und Kreisärzten anzustellen und darüber zu berichten. Die Bemühungen der Beamten und ihre Erfolge, soweit es sich nicht nur um Wiedergabe von Meldungen, sondern auch um Beobachtung zu Gewerbekrankheiten führender Schäden in den Betrieben handelt, verdienen sicherlich alle Anerkennung, ganz unmöglich aber ist es, daß sie bei der Deutung von Krankheitssymptomen und beim Setzen ursächlicher Beziehungen zwischen solchen und spezifischen gewerblichen Schäden stets das richtige treffen. Ausgezeichnet ist, wie sonst, F. Koelschs ärztlicher Sonderbericht. Dem gegenüber sind die englischen Gewerbeärzte in der Lage eingehende Studien über die oder jene Berufskrankheit und ihre Ursachen sowie systematische Versuche über die beste Methode ihrer

Bekämpfung anzustellen — häufig mit bestem praktischen Erfolge.

In den holländischen Berichten tritt die den englischen Verhältnissen ähnliche Mitwirkung der Ärzte an der Gewerbeinspektion ebenfalls in vorteilhafter, der Sache nützlicher Weise zutage, während für die österreichischen das von den deutschen Berichten Gesagte Geltung besitzt.

Als Beispiele solcher durch das Fehlen der ärztlichen Gewerbeinspektion bedingter Irrtümer auf medizinischem Gebiet wäre zu nennen: Auf Seite 22 die Auffassung, daß einer der Fälle von Lungenentzündung in einer Thomasschlackenmühle wegen des hohen Alters des Befallenen nicht als Berufskrankheit aufzufassen sei. Auf Seite 72 die Anschauung, daß Geschlechtskranke (gemeint sind offenbar speziell Syphilitische) durch berufliche Quecksilberarbeit Ausschläge bekommen. Hier scheint eine durch Anhängerschaft an Naturheilkunde beeinflußte Auffassung des bezüglichen Berichterstatters vorzuliegen. Gelegentlich werden wahllos die verschiedensten Krankheitszustände bei notorisch durch gewerbliche Gifte bedrohten Arbeitern auf die betreffende Schädlichkeit zurückgeführt, ohne daß die ärztlichen Erfahrungen über das spezifische Symptomenbild Berücksichtigung erfahren. So finden wir auf Seite 177 Magenblutungen als mögliche Folge von Nitrovergiftung oder Bleiaufnahme hingestellt. In etwas optimistischer Weise wird gelegentlich Milch als erfolgreiches »Gegenmittel« gegen Vergiftung mit Nitrokörpern betrachtet.

Die so segensreich wirkenden periodischen ärztlichen Untersuchungen von Arbeitern in gefährlichen Betrieben, wie sie in England und den Niederlanden regelmäßig vorgenommen werden, nehmen in den betreffenden Gewerbeinspektionsberichten einen beachtenswerten Raum ein, den deutschen müssen sie fehlen.

In der Einteilung des Stoffes wurde im ganzen ebenso verfahren wie früher, d. i. das ätiologische Prinzip in den Vordergrund gestellt und, wo dessen strikte Durchführung auf Schwierigkeiten stieß, gelegentlich nach Körperorganen (Haut-, Augenkrankheiten) gruppiert. Im vorliegenden Hefte mußten obige Grundsätze etwas häufiger durchbrochen werden. So wurde mit Rücksicht auf die einheitlichen Momente in der Munitionsindustrie den Berufskrankheiten durch Benzolderivate daselbst ein eigenes Kapitel, getrennt von den übrigen durch diese Gruppe chemischer Verbindungen bedingten Berufskrankheiten gewidmet.

Die seit Ende 1915 in England eingeführte Anzeigepflicht für alle Fälle von »toxischer Gelbsucht« ohne Unterscheidung, ob Methan- oder Benzolderivate als Ursache anzusehen seien, mußte zur Folge haben, daß zur Vermeidung des Zerreißens einheitlicher Darstellungen die auf Besprechung von Lebererkrankungen durch Tetrachloräthan bezüglichen Partien des Berichtes des medizinischen Gewerbeinspektors Legge unter »Benzol und Benzolderivate in der Munitionsindustrie« eingereiht wurde, während der das gleiche Thema betreffende Bericht des »Inspektors für gefährliche Berufe« W. S. Smith an der vom Standpunkte des Chemikers richtigen Stelle belassen werden konnte (Seite 122). Schließlich wurde, ebenfalls deshalb, weil einheitliche Originaldarstellungen möglichst ein Ganzes bleiben sollten, der gesamte »Bericht des Munitionsarbeiter-Gesundheitskomitees an den Munitionsminister betreffend Gewerbekrankheiten in der Munitionsindustrie« als Anhang angefügt, obwohl er sich auf verschiedene Gewerbekrankheiten (Blei, Quecksilber usw.) erstreckt.

Es sei schließlich noch auf das Kapitel »Folgen des Krieges, der verschlechterten Ernährung . . .« usw. (Seite 9) hingewiesen, das uns ein erschütterndes Bild der Leiden der breitesten Schichten des deutschen Volkes während der Kriegszeit gibt. In vollkommen schlichter und ungesuchter, jede Übertreibung offenkundig vermeidender Weise spricht ein Gewerbeaufsichtsbeamter nach dem anderen über die Unterernährung bei schwerer Arbeit und deren Folgen. Referent hätte leicht dieses Kapitel durch Einbeziehung zahlreicher ähnlicher Ausführungen bedeutend weiter ausdehnen können, dies aber der Raumersparnis halber unterlassen und sich damit begnügt, einige typische Teilberichte herauszugreifen. Möge die Lektüre dieses Kapitels zum besseren Verständnisse mancher seither eingetretener unerfreulicher Erscheinungen beitragen.

Wien, im Mai 1921

Ernst Brezina.

Inhaltsverzeichnis.

Allgemeines.

Deutsches Reich.

Bayern.

„Die Krankenkassen meldeten in den Jahren 1914 bis 1918 im ganzen 161 gewerbliche Erkrankungen. Dieselben betrafen in 36 Fällen Bleivergiftungen (wovon 12 auf Bleigießereiarbeiter, 10 auf Buchdrucker, 6 auf Bleifarbenherstellung, 8 auf Maler- und Tüncherarbeiten entfallen), 10 Fällen Lackvergiftungen, 19 Fällen Trinitrotoluolvergiftungen, 9 Fällen Arsenwasserstoffvergiftungen, 1 Fall Schwefelwasserstoffvergiftung, 1 Fall Kohlenoxydvergiftung, 8 Fällen Säurevergiftungen (Salzsäure, Salpetersäure), 20 Fällen Augenbindehautentzündungen durch Politurdämpfe, 1 Fall von Milzbrand, 56 Fällen Hauterkrankungen, Ekzeme (wovon 8 auf Metallstaub, 2 auf Zinnkrätze, 5 auf Arbeiten in der Vernickelei, 3 auf Farbstaub, 21 auf Schmierölersatzstoffe und 17 auf Säureeinwirkung zurückzuführen sind)."

Der Landesgewerbearzt hat in den Jahren 1914—18 noch andere Erhebungen über die Herstellung der Kampfgasstoffe bzw. über den Arbeiterschutz in diesen Betrieben sowie über die Verwendung giftiger Lacke in der Flugzeugindustrie angestellt. Weitere Untersuchungen betrafen die gewerbliche Quecksilbervergiftung, Vergiftungen durch Arsenwasserstoff und Blausäure, Schädigungen durch nitrose Gase, Benzol, Methylalkohol, Kalkstickstoff bzw. Zyanamid, Hauterkrankungen durch Schmieröle und Peche u. a. m.

Die hierbei notwendigen chemischen und experimentellen Untersuchungen bzw. Tierversuche wurden zum Teil im pharmakologischen, meist im hygienischen Institut der Universität München vorgenommen. Die Ergebnisse der verschiedenen Untersuchungen usw. wurden bisher teilweise in der einschlägigen Literatur mitgeteilt. Veröffentlicht wurden in der Berichtszeit nachstehende Arbeiten:

Allgemeine Gewerbepathologie und Gewerbehygiene, in Weyls Handbuch der Hygiene, 2. Aufl. 1914. — Der gewerbeärztliche Dienst, Mediz. Reform 1914. — Gewerbekrankheiten der Zähne und Mundhöhle, im Lehrbuch der Grenzgebiete der Medizin und Zahnheilkunde v. Jul. Misch. 1914. — Arbeiten in Preßluft, Ztbl. f. Gewerbehygiene 1915. — Über die Lungenkrankheiten der Steinhauer, Ztbl. f. Gewerbehygiene 1915. — Der Milzbrand und seine sozialhygienische Bedeutung,

München 1918. Sammlung Natur und Kultur. — Die Gewinnung der Schabwolle (Délainage) in Südfrankreich, Ztbl. f. Gewerbehygiene 1914. — Gewerbliche Vergiftungen durch Zelluloidlacke in der Flugzeugindustrie, Münch. mediz. Wochenschr. 1915. — Zur Toxikologie des Tetrachlormethans und Tetrachloräthans, Ztbl. f. Gewerbehygiene 1916. — Gewerbliche Schädigungen durch Benzol und seine Nitroabkömmlinge, Jahreskurse für ärztliche Fortbildung 1918. — Über neuartige gewerbliche Erkrankungen in Kalkstickstoffbetrieben, Münch. mediz. Wochenschr. 1914. — Zur Hygiene der Kalkstickstoffindustrie, Dtsch. Vierteljschr. f. öff. Gesdpfl. 1915. — Hautschädigungen durch Kalkstickstoff, Ztbl. f. Gewerbehygiene 1916. — Die Giftwirkungen des Zyanamids, Ztbl. f. Gewerbehygiene 1916. — Beiträge zur Toxikologie der aromatischen Nitroverbindungen, Ztbl. f. Gewerbehygiene 1917. — Die Giftigkeit der aromatischen Nitroverbindungen, Münch. mediz. Wochenschr. 1917. — Krankheitsbilder und Todesursachen bei Dinitrobenzolarbeitern, Ärztl. Sachverständigenzeitung 1918. — Über den Nachweis des Dinitrobenzols in Harn, Blut und Organen, Ztbl. f. Gewerbehygiene 1918. — Vergiftungen durch Trinitrotoluol in England und Deutschland, Ztbl. f. Gewerbehygiene 1918. — Die Giftwirkungen des Tetranitromethans, Ztbl. f. Gewerbehygiene 1917. — Gewerbehygienische Erfahrungen aus der feindlichen Rüstungsindustrie, Öff. Gesundheitspflege 1918. — Die Gesundheitsschädigungen durch aromatische Nitrokörper und ihre Verhütung, Ztschr. f. d. ges. Schieß- und Sprengstoffe 1917. — Gesundheitsschädigungen bei Arbeiten mit Trinitrotoluol, ebenda 1918.

Hierzu kommen Referate über „Fortschritte in der Lehre von den Gewerbekrankheiten" in der Dtsch. mediz. Wochenschr. 1914 sowie die regelmäßig erscheinenden „Gewerbehygienischen Übersichten" in der Münch. mediz. Wochenschr.

Schweiz.

„Wo Arbeit vorhanden war, machte sich der Krieg in unliebsamer Weise bemerkbar. Die Schwierigkeiten in der Zufuhr von Rohstoffen, in der Spedition der fertigen Waren nach dem Ausland, das Drängen auf rasche Lieferung, der Militärdienst vieler Arbeiter, später auch Abwanderung einheimischer Arbeitskräfte und andere Faktoren mehr bedingten ein unruhiges, hastiges, nervöses Arbeiten, das die Einhaltung einer bestimmten Tagesarbeitszeit tausendfach störte. Eine Menge Ausnahmebewilligungen aller Art waren die Folge, so daß wir mit Bedauern sagen müssen: die wesentlichsten Bestimmungen unseres gesetzlichen Arbeiterschutzes haben nicht standgehalten vor dem Krieg. Man hatte den Eindruck, der Begriff des Arbeiterschutzes habe plötzlich einen ganz anderen Inhalt bekommen. Während das Gesetz in allererster Linie Gesundheit und Leben der Arbeiter schützen will, bot jetzt in aller Augen der Arbeitgeber seinen Leuten den besten Schutz, der ihnen Arbeit und Verdienst gab, den Lohn nicht kürzte, solchen, wo möglich, auch den im Felde stehenden Arbeitern ganz oder teilweise auszählte. Sobald der Krieg ausbrach und die Fabriken zum Stillstand kamen, erschien als die allerwichtigste Fürsorge die Beschäftigung der Arbeiter, von der die Ernährung und Erhaltung vieler weiteren Tausende abhängt. Die Sorge um den Verdienst drängte in weiten Schichten des Volkes naturgemäß alle anderen Rücksichten in den Hintergrund." (1914—15 I. Kreis.)

„Eine Schwierigkeit liegt darin, daß die scharfe Abgrenzung von Unfall und Krankheit oft nicht mit wünschenswerter Sicherheit durchzuführen ist. Wenn die durch Säuren oder Laugen hervorgerufenen Ätzungen der Körperoberfläche gemäß bestehender Praxis im allgemeinen als Unfälle angesehen werden, so scheint das zulässig zu sein, soweit diese Stoffe nicht weitere Giftwirkungen nach sich ziehen, die dem Begriff einer bestimmten gefährlichen Krankheit entsprechen."

„Die gewerblichen Erkrankungen in der chemischen Industrie bewegten sich in aufsteigender Linie. Sie haben im Jahre 1917, das in der Tabelle nicht erscheint, einen Höhepunkt erreicht. Die Gründe sind verständlich. Die großen Farbenfabriken und organischen Betriebe haben ihr Personal beträchtlich vermehrt. Zugleich fand ein außerordentlicher Wechsel statt. Ungeeignete und unbelehrbare Elemente waren darunter, und dazu kommt, daß mancherorts bei der Fülle der neuen Aufgaben und bei den gesteigerten Ansprüchen improvisiert werden mußte." (1916—17 II. Kreis.)

Tab. I. Gemeldete gewerbliche Erkrankungen (Schweiz).

A. Aus dem Berichte pro 1914—1915.

| | Erkrankungen | | | | davon tödlich | |
| | 1913 | | 1914 | | 1913 | 1914 |
	Fälle	Tage	Fälle	Tage		
Blei	45	1999	22	739	—	—
Quecksilber	—	—	2	15	—	—
Nitrose Gase	—	—	4	75	—	1
Verschied. anorgan. Verbindungen	11	448	8	200	—	—
Kohlenoxyd u. Kohlendioxyd . .	7	110	3	22	1	1
Benzin.	1	—	1	12	1	—
Andere organ. Verbindungen . . .	11	356	5	210	—	—

B. Aus dem Berichte pro 1916—1917.

	1915		1916		1915	1916
Blei	5	24	7	218	1	2
Chlor	3	41	16	328	1	—
Salzsäure u. Fluorwasserstoff . . .	2	42	14	228	—	1
Nitrose Gase	4	273	3	22	—	1
Andere anorgan. Verbindungen . .	3	34	12	234	—	—
Kohlenoxyd u. Kohlendioxyd . .	5	156	13	351	—	2
Diverse organ. Verbindungen. . .	9	282	7	153	—	—

Die Tabelle des Originalberichtes enthält nach Ansicht des Gewerbeinspektors „zu viel und zu wenig". Zu viel, weil die Ätzwirkung von

Chromnatrium, Chromalaun, Chlorzinn, Chlorwasser, Brom, von Salzsäure und Ammoniak, von Schwefelkohlenstoff, der in die Augen spritzt,
seiner Ansicht nach nicht als Krankheiten, sondern als Verletzungen,
als Unfälle zu betrachten sind; zu wenig, weil die Kontrollen „noch
eine große Zahl ähnlicher Fälle enthalten, wo der Stoff undeutlich,
unrichtig, gar nicht bezeichnet ist, so daß man nicht recht weiß, womit
man es zu tun hat. Unter diesen Fällen gibt es aber wahrscheinlich
eine Anzahl, die durch Stoffe der Giftliste verursacht sind. Da finden
wir viele Augenaffektionen durch ‚Säuredämpfe‘, zahlreiche Ätzungen
der Haut durch ‚Säure‘. Von den Fällen der Giftlistentabelle können
wir nur die durch Blei verursachten, den Todesfall infolge Verschluckens
von Salzsäure, die Folgen der Einatmung von schwefliger Säure und
die Wirkung des Benzols als Krankheiten im Sinne von Art. 5, lit. d,
des Fabrikgesetzes ansehen. Da Brom selten in der Industrie angewendet wird, sei erwähnt, daß der verzeichnete Fall den Chemiker eines
Gaswerkes betrifft, der sich die Schädigung durch Arbeiten mit reinem
Brom im Laboratorium zugezogen hat. Wenn Ätzungen durch die in
Tabelle IV angeführten Substanzen als haftpflichtige Berufskrankheiten
anerkannt werden sollten, dann müßten die gleichen Wirkungen der
Schwefelsäure, Ameisensäure, von Natronlauge, Ätzkalk, kaustischer
Soda, von Schwefelnatrium, Karbolineum, die Wirkung des Karbid-
staubes auf die Augen gleich behandelt werden. Alle diese Stoffe sind
auf Unfallanzeigen erschienen, aber die Praxis weiß sich zu helfen,
indem sie ihre Einwirkung auf die Körperoberfläche als Unfälle taxiert.
　　Die Giftliste vom 18. Januar 1901 erschöpft weder die Stoffe, die
gewerbliche Krankheiten erzeugen, noch weniger diese selbst. Von
anderen Stoffen kamen einmal „Pechdämpfe“ in Diskussion, die in
einer Fabrik bei etwa 15 Personen eine auffällige, aber leichte Haut-
krankheit hervorgerufen hatten. Es handelte sich nicht um Ätzung,
sondern um schmerzhafte Rötung der Haut im Gesicht, am Hals, an
den Ohren und um Entzündung der Augenbindehaut. Die chemische
Untersuchung einer Probe des Pechs ergab, daß darin keine Stoffe
enthalten seien, die in der Giftliste genannt sind. Das ließ sich erwarten,
aber eine gewerbliche Erkrankung liegt doch vor.“ (1916—17 IV. Kreis).
　　Außer der Tabelle des Originalberichtes aufgeführte Stoffe, wie
Dimethyl- und Nitrosodimethylanilin, Chinin, Naphtole, haben fast
ausnahmslos in irgendeiner Form Entzündungen und Ekzeme der
Körperoberfläche gezeitigt. Allgemeine Intoxikation wird bei Methyl-
benzol, Blutharn bei Diphenylamin, Zyanose mit Begleiterscheinungen
bei Dinitrochlorbenzol, Magenentzündung bei Digitalis angegeben.

England.

1914.

　　Gase und Dämpfe. Die Tabelle des Originalberichtes „wurde aus
den Berichten der Gewerbeärzte nach den Erkrankungen und Unfällen
zusammengestellt, die unter § 4 des Unfallmeldungsgesetzes vom Jahre

1906 fallen, hinsichtlich der Vergiftungen, welche erfolgten durch Nitro- und Amidoderivate des Benzols (Anilin, Dinitrobenzol, Trinitrotoluol usw., die von der unverletzten Hand ebenso absorbiert werden wie durch Einatmung als Gas und Dampf) und Chlorderivate des Äthans und Äthylens (Tetrachloräthan usw.) nach den Berichten der Gewerbeärzte auf Grund ihrer freiwilligen amtlichen und meiner eigenen Erhebungen. Dämpfe unterscheiden sich von Gasen darin, daß sie verschiedenen Diffusionsgesetzen unterworfen sind, und der Ausdruck „Entweichen von Gas" in § 4 (b) kann unrichtigerweise erweitert ausgelegt werden." Zahlen s. Tabelle III unten.

Die Zahlen nach dem Unfallmeldungsgesetz erfassen nur solche Fälle „welche Arbeitsunfähigkeit von mindestens einem Tag verursachen" und geben nicht Rechenschaft über jene zahlreichen Fälle, auf welche in diesen Berichten Bezug genommen wird, in denen Wiederherstellung in wenigen Stunden stattfindet. Beim Lesen der Einzelberichte traten die Gefahr des Alleinarbeitens oder der Arbeit in geschlossenen Räumen bei Arbeitsprozessen, wo die Möglichkeit der Gasvergiftung besteht, die häufige Sorglosigkeit solcher, die die Gefahr kennen, der Wert in gutem Zustande erhaltener Rettungsapparate besonders hervor. Häufig wurde mit Erfolg die Wiederbelebung Bewußtloser durch Sauerstoffapparate mit Druckreduzierventilen nicht nur bei Kohlenoxydvergiftung, sondern auch bei Schwefelwasserstoff und nitrosen Gasen durchgeführt.

„Es ist auffallend, daß manche große Firmen nicht mehr Gebrauch von der nach den Verordnungen gebotenen Möglichkeit der Verwendung von Kartenregistern statt solcher in Buchform gemacht haben, da dies viel zweckmäßiger ist für den Fall von Personalwechsel." (C. R. Pendock und E. A. R. Werner, H. M. Gewerbeinspektoren.)

1918.

„Der Bericht für das Jahr 1918 soll zweckmäßigerweise eine kurze Übersicht über die gewerblichen Vergiftungen und sonstigen Berufskrankheiten in den letzten 4 Jahren — während der Kriegszeit — bringen. Die Zahlen für Blei-, Phosphor-, Arsen- und Quecksilbervergiftung und für Anthrax während dieser Zeit werden nunmehr zum ersten Male veröffentlicht (siehe die umstehende Tabelle). Sie sind sehr interessant, denn sie zeigen, wie wichtige Zweige der Industrie durch die Umstellung der Arbeit direkt oder indirekt betroffen worden sind, so daß die Zahl der Fälle einerseits eine Zu-, andererseits eine Abnahme erfahren hat. Die Zahlen haben den großen Vorteil der Vergleichbarkeit, so daß eine ständige Abnahme in einer Industrie, die sich über eine Anzahl von Jahren erstreckt, auf eine gründliche Änderung hinweist, die entweder die Folge verbesserter Arbeitsverfahren oder einer Verringerung des zugehörigen Gebietes ist. Umgekehrt bedeutet ein Gleichbleiben der Zahlen, daß Maßnahmen zur Verbesserung der Verhältnisse ihre vorläufige Grenze erreicht haben."

Tab. II. Zahl der in England gemeldeten gewerb- und Milzbrandfälle

	1918	1917	1916	1915	1914
Bleivergiftung	144 (11)	317 (21)	348 (21)	381 (21)	445 (28)
1. Bleihütten und Bleischmelze	15 (1)	46 (1)	39 (4)	47 (1)	36 (3)
2. Messingindustrie	1	3 (1)	3	—	6
3. Bleifolie- u. Bleirohrerzeugung	—	3	3	3	4
4. Installation u. Löterei	24 (2)	34	12	17 (2)	27 (2)
5. Druckerei, Setzerei u. zugehör. Hilfsarbeiten	8 (1)	6 (3)	12	27 (3)	23 (1)
6. Feilenhauerei	2	4 (1)	8 (2)	2	11 (1)
7. Verzinnerei	2	2	4	3	10
8. Bleiweißerzeugung	—	17	18 (1)	40	29 (1)
9. Mennigeerzeugung	2	13	15	8	6
10. Porzellan- u. Steingutindustrie	11 (1)	15 (7)	23 (7)	26 (4)	27 (6)
10a. Abziehbildererzeugung für Keramik	—	—	—	—	1
11. Glasschleiferei u. Glaspoliererei	1	—	1	—	3 (1)
12. Emaillieren von Platten	—	1	5	5 (1)	11
13. Akkumulatorenfabrikation	16	27 (1)	44 (1)	64	41
14. Farbenerzeugung	3	10	22	12	21
15. Wagnerei	12 (3)	21 (2)	33	39 (5)	57 (4)
16. Schiffbau	9 (2)	19	25 (3)	18 (2)	31 (5)
17. Malerei im Dienste anderer Industrien	15	20 (1)	20	16 (2)	39
18. Andere Industrien	23 (1)	76 (4)	61 (3)	54 (1)	62 (3)
Phosphorvergiftung	3	3	2	3	—
Arsenvergiftung	3 (1)	30 (5)	—	3	2 (1)
Quecksilbervergiftung	9	17	18	6	10
Toxische Gelbsucht	34 (10)	190 (44)	206 (57)	—	—
Milzbrand	72 (8)	93 (12)	105 (16)	50 (8)	54 (7)
1. Wolle	53 (5)	57 (3)	79 (10)	27 (3)	26 (5)
2. Roßhaar	4 (2)	3 (1)	6 (3)	2	5
3. Häute u. Felle	14 (1)	29 (2)	18 (3)	18 (4)	15 (1)
4. Andere Industrien	1	4 (1)	2	3 (1)	8 (1)

Gase und Dämpfe. „In der Tabelle III ist die Zahl der Fälle in den Jahren 1917 und 1918 dargestellt, die als Unfälle infolge des Entweichens von Gas sich ereignet haben, dazu vergleichshalber die Fälle von 1913 und 1914. Die Arsenwasserstoffälle wurden als Arsenvergiftung gerechnet.

Gasvergiftungen sind schwer in Tabellenform zu bringen und der Vergleich zwischen verschiedenen Jahren kann zu Irrtümern führen, so kann z. B. eine übergroße Zahl von Kohlenoxydvergiftungsfällen dem Gasaustritt aus einem defekten Boden oder aus defekten Gasleitungen in eine Werkstätte zuzuschreiben sein, wo dann mehrere Personen erkranken. Es ist schwer, die Fälle gemeinsam zu beschreiben, da sie stark voneinander abweichen. Mitunter führen kleine Änderungen des Verfahrens, Schicken einer Person um ein Werkzeug, ein

lichen Blei-, Phosphor-, Arsen-, Quecksilbervergiftungen (Todesfälle in Klammer).

1913	1912	Durchschnittszahlen 1909 bis 1911	1906 bis 1908	1903 bis 1905	1902	1901	1900
535 (27)	587 (44)	576 (35)	619 (20)	601 (23)	649 (14)	863 (34)	1058 (38)
26 (3)	56 (7)	49 (4)	45 (2)	31 (1)	28	54 (3)	34 (1)
10	15	7	9	10 (1)	5	6 (1)	3
7	6	8 (1)	9	9	12	17	17 (1)
34 (1)	35 (5)	30 (1)	21 (2)	24 (2)	23 (1)	23	9
21 (1)	37	29 (2)	24 (2)	16 (2)	19	23 (1)	18 (2)
14	13	12 (1)	11 (1)	19 (2)	27	46 (7)	40 (3)
9	15 (1)	17	18	13	11	10	5
29 (2)	23	36 (2)	86 (3)	105 (1)	143 (1)	189 (7)	358 (6)
7	3	11	8	9	13	14	19
62 (11)	80 (14)	76 (7)	109 (8)	96 (3)	87 (4)	106 (5)	200 (8)
1	1 (1)	1	6	4	2	7	10
3 (1)	1 (1)	3 (1)	4 (1)	2	8 (2)	11 (3)	7
9	5	14	6	3	3 (1)	9	11
44	38 (1)	27 (1)	24	29	16	49 (1)	33
22 (1)	19	26 (1)	32	43 (1)	46	56	56 (1)
71 (2)	84 (7)	90 (6)	75 (4)	60 (4)	63 (1)	65 (4)	70 (5)
31 (1)	34 (2)	28 (3)	21 (1)	35 (1)	15 (1)	28 (1)	32 (2)
49 (3)	48 (3)	50 (1)	44 (2)	41 (2)	44 (1)	61	50 (5)
86 (1)	84 (2)	62 (3)	67 (3)	54 (1)	64	89 (1)	86 (4)
—	—	1	1	1 (1)	1 (1)	4	3
6	5	7	12 (1)	4	4	1	22 (3)
14	17	10	7	6	8	18	9
70 (7)	47 (6)	57 (11)	57 (13)	52 (13)	38 (9)	39 (10)	37 (7)
43 (4)	31 (6)	30 (5)	22 (5)	22 (6)	12 (2)	6 (4)	9 (2)
5 (1)	7	7	12 (3)	9 (2)	10 (2)	9 (1)	12 (3)
19 (2)	8	17 (3)	15 (3)	16 (3)	11 (5)	20 (5)	9 (1)
3	1	2 (1)	93	6 (3)	. 5	4	7 (1)

Gang durch die Anlage zu einem Unfall. Das Studium der Fälle führt zum Erkennen des persönlichen Faktors, wie die Gewöhnung an die Gefahr deren Verachtung zur Folge hat; die Notwendigkeit, den Arbeiter in die Gefahren einzuweihen, ist von großer Wichtigkeit (in einem von den CO-Fällen wurde der Befallene bei seiner ersten Arbeit nach Antritt seiner Beschäftigung tödlich vergiftet), und persönlicher Mut beim Unternehmen von Rettungswerken führt oft zum Tode des die Rettung versuchenden Mannes.

Die Bedingungen, unter denen in gewöhnlichen Fabriken Gasvergiftungen auftreten, unterscheiden sich von denen in der chemischen Kriegsindustrie darin, daß sie zufällig sich ereignen und daß Schutzmaßnahmen für kurze Zeiträume, meist nach Minuten, nicht nach Stunden zählend, notwendig sind. Für die Arbeiter besteht das Er-

Tab. III.   Gewerbliche Erkrankungen durch Gase und Dämpfe.

	1913	1914	1917	1918
Kohlenoxyd u. z.	59 (7)	62 (9)	99 (18)	54 (13)
a) Hochofengas	20 (3)	20 (6)	22 (6)	17 (3)
b) Gas für Motoren (Saug-, Generator-, Mond-Dawsongas)	21	21	32 (8)	21 (3)
c) Leuchtgas	9 (4)	7 (1)	20	10 (4)
d) Andere kohlenoxydhaltige Gasarten	9	14 (2)	25 (4)	6 (3)
Kohlendioxyd	12 (1)	3 (1)	1	5 (5)
Schwefelwasserstoff	8 (1)	22 (3)	11 (4)	7 (1)
Schweflige Säure	1	1	2	1
Chlor	1	2	3	4
Nitrose Gase	—	9 (2)	62 (5)	27 (7)
Ammoniak	3	4 (1)	4 (1)	6 (1)
Benzol, Naphtha, Petroleum	6 (2)	4 (2)	4 (2)	7 (4)
Tetrachloräthan	—	25 (4)	—	—
Äther, Azeton	—	—	4	1

fordernis, daß sie sich der vorhandenen Schutzvorrichtungen bedienen, für den Unternehmer, daß er diese Apparate stets in brauchbarem Zustande erhalte; diese Notwendigkeit aber wird hier nicht in dem Maße beachtet, als in der chemischen Kriegsindustrie, wo das Leben immer gefährdet ist. Mit der Bildung der Sicherheitskomitees in den Betrieben soll den Gasunfällen mehr Bedeutung zugebilligt werden als dies bisher der Fall war. Bestimmte Leute sollten für die Instandhaltung der Rettungsapparate in brauchbarem Zustande verantwortlich sein und Übungen im Gebrauch derselben durch die Vorarbeiter und Arbeiter stattfinden. Der beste Typus eines Apparates für zufälliges Entweichen von Gasen bei Reparaturen in Anlagen, wo irrespirable oder giftige Gase vorhanden sind und für Fälle, wo es unvermeidbar ist, daß jemand sich für kurze Zeit bei der Reparatur von Zisternen, Retorten, Tankwagen, Gärbottichen giftigen Dämpfen aussetzt und für Rettungsaktionen muß erst erfunden werden. Zu oft findet man Arbeiter im Gebrauche von Respiratoren gegen nitrose Gase, die keinerlei Nutzen bieten. Die einfache Benutzung eines gefalteten Handtuches dient nur dazu das Übel zu verringern. Der Retter muß mit einer eigenen Maske oder einem Lufthelm versehen sein, der ihn mit frischer Luft versieht, oder mit einem Sauerstoff erzeugenden Apparat, der ihn von der Luftgefahr unabhängig macht. Vermutlich wird der Büchsenrespirator, der in chemischen Werken der Kriegsindustrie gebraucht wird, auch in einzelnen Unternehmungen der sonstigen chemischen Industrie Eingang finden. Bei allen Arten von Sauerstoffapparaten zur Lebensrettung wird Gummi in weitgehendem Maße zu Verbindungen verwendet. Dieser geht bei Anwesenheit saurer Gase und bei Nichtgebrauch zugrunde und es ist daher sorgfältige Überwachung des Zustandes der Apparate notwendig, damit sie immer brauchbar bleiben.“

Niederlande.

1914.

Die Zahl der nach dem Gesetze von 1911 über Anzeigepflicht gewerblicher Erkrankungen angezeigten Krankheitsfälle betrug 221 gegen 261 im Vorjahre. Die Anzeigepflicht hat sich unter den Ärzten das Bürgerrecht noch nicht erwerben können, aus einer Reihe von Gemeinden ist überhaupt keine Anzeige eingelaufen. Manche Meldungen waren der Anlaß zu bestimmten Vorschriften zur Vermeidung gewerblicher Erkrankungen, andere dazu, einigen Betrieben besonderes Augenmerk zuzuwenden."

1917.

In den Niederlanden wurde im Jahre 1911 die Anzeigepflicht für bestimmte Krankheiten eingeführt.

Artikel 21 des Arbeitsgesetzes vom Jahre 1911 lautet:

1. Jeder Arzt ist verpflichtet, dem mit dem Vollzuge dieses Gesetzes betrauten Minister bzw. dem von diesem damit betrauten Beamten die schriftliche Anzeige von bestimmten in seiner Behandlung befindlichen Krankheitsfällen zu machen, deren Natur durch die Verwaltungsbehörde festgesetzt wurde. Die Verwaltung kann die Erkrankungen, deren Meldung gesetzlich erforderlich ist, auf diejenigen Patienten beschränken, die in bestimmten Betrieben beschäftigt sind oder innerhalb eines bestimmten Zeitraumes vor Beginn der ärztlichen Behandlung beschäftigt gewesen sind.

2. Die Verwaltung regelt das Verfahren, nach welchem die Anzeigepflicht zu vollziehen ist und welche geldliche Vergütung dem Arzte dafür geleistet wird.

In den Jahren 1912—17 kamen 466, 261, 221, 201, 201, 254 Anzeigen vor. Im Berichtsjahre sind unter diesen 147 Fälle, die nicht unter das Gesetz fallen, da der Patient nicht in einem Betriebe tätig war, für den die Anzeigepflicht gilt, wo eventuell die Krankheit unter das Unfallgesetz fiel.

Folgen des Krieges, der verschlechterten Ernährung, der Überarbeit auf den allgemeinen Gesundheitszustand der Arbeiter und besonders der Arbeiterinnen.

Deutsches Reich.

Preußen.

„Die körperliche Widerstandskraft der Arbeiter wurde im allgemeinen während des Krieges einerseits infolge anstrengender Arbeit und Überarbeit, andererseits infolge nervöser Überspannung durch Kriegsfolgen, namentlich die Russengefahr, Familiensorgen, Trauer und unzulängliche Ernährung, beeinträchtigt und näherte sich bei schwächlichen Personen zuweilen dem Erschöpfungszustande. Bei dieser geminderten

Widerstandskraft wirkte die epidemisch auftretende Grippe besonders verheerend und entzog manchen Betrieben die Hälfte der Belegschaft. Als bedauerliche Begleiterscheinungen des Krieges trat ferner die außerordentlich starke Zunahme der Geschlechtskrankheiten unter der arbeitenden Bevölkerung hervor." (RB. Königsberg.)

„Eine höchst bedauerliche Begleiterscheinung des Krieges war die außerordentlich starke Zunahme der Geschlechtskrankheiten, die im Aufsichtsbezirk hauptsächlich durch die lange Anwesenheit von Etappentruppen oder durchmarschierende Truppenkörper veranlaßt war. Verschlimmert wurde dieses Übel, wie die Fabrikpflegerinnen feststellten, durch die gänzliche Kenntnislosigkeit der Arbeiterinnen auf dem Gebiete der Verhütung und Erkennung der Geschlechtskrankheiten. Aus diesem Grunde entschloß sich der Kreisarzt in Ragnik, in den drei größten Betrieben seines Bezirks für die Arbeiterinnen je einen Vortrag über Erkennung und Verhütung von Geschlechtskrankheiten zu halten. Er verwendete dabei die Anschauungstafeln zur Bekämpfung der Geschlechtskrankheiten von H. Seebaum (Verlag von Johann Ambrosius Barth in Leipzig). Die Vorträge wurden von den Arbeiterinnen mit Verständnis und Dank aufgenommen." (RB. Königsberg.)

„Die Ersetzung von Männern in der Industrie durch Arbeiterinnen hatte für deren Gesundheit zweifellos nachteilige Folgen, da die Arbeiterinnen bei der anstrengenden Tätigkeit sehr stark unter Krankheiten litten. Zahlenmäßige Angaben darüber haben sich nicht beschaffen lassen." (RB. Allenstein.)

„Wenn die ziffernmäßige Erfassung des Gesundheitszustandes der gewerblichen Arbeiter schon während des Friedens kaum möglich war, so war sie erst recht während des Krieges schwierig. Die erforderlichen Unterlagen waren von den Krankenkassen nur vereinzelt erhältlich. Das Personal der Ortskrankenkassen reichte nicht aus, um die eingegangenen Unterlagen zweckentsprechend zu bearbeiten. Viele Kassen konnten aus diesem Grunde überhaupt keine Statistik aufstellen. Wenn von den Krankenkassen häufig Fehlanzeigen über gewerbliche Erkrankungen eingegangen sind, so muß deren gänzliches Ausbleiben im Hinblick auf die in den Betrieben gemachten Beobachtungen bezweifelt werden. Infolge mangelhafter Bezeichnung der Krankheiten auf den Krankenscheinen war ihre Ursache auch nicht immer zu verfolgen. Die Kassen beklagten selbst, daß von den Kassenärzten der Frage, ob eine Erkrankung auf das von der erkrankten Person ausgeübte Gewerbe zurückzuführen sei, nicht genügend Aufmerksamkeit zugewendet werde. Andernfalls ließen sich im Hinblick auf die durch § 547 der RVO. mögliche Ausdehnung der Unfallversicherung auf bestimmte gewerbliche Berufskrankheiten für die Krankenkasse wertvolle Nachweise beizeiten schaffen. Die Kasse erfährt nur die Diagnose, und günstigen Falles ist die Krankheit als Gewerbekrankheit gekennzeichnet. Auch nachträgliche Rückfragen bei den Ärzten brachten nicht immer die gewünschte Aufklärung. So wußte der die meisten Arbeiter einer Fabrik behandelnde Arzt selbst Anfang 1917 noch nicht, daß dort die Arbeiter mit aromatischen Nitrokörpern in Berührung kamen, und er hatte die auffallend häufigen Hautausschläge deshalb in keinem Falle als gewerbliche Erkrankung angesehen."

Soweit die Zusammenstellung auf Seite 134 des Originalberichtes, gekürzt wie folgt, ein Bíld geben kann, war der Gesundheitszustand der Arbeiterschaft während der ersten beiden Kriegsjahre im allgemeinen günstig. Die festgestellten Krankenziffern sind sogar hinter denen des Friedensjahres 1913 wesentlich zurückgeblieben, wobei nicht außer acht gelassen werden darf, daß von den Einberufungen zum Militär gerade die kräftigsten und gesündesten Personen betroffen wurden, an sich also der Gesundheitszustand der Kassenmitglieder geringer einzuschätzen war. Der sprunghafte Rückgang der Krankenziffern zeigt, daß die Arbeiterschaft über der Not des Vaterlandes manche Gebrechen und Unpäßlichkeiten vergaß und die zur Heeresversorgung nötigen Arbeiten mit Anspannung aller Kräfte förderte.

Tab. IV.　Gesundheitszustand der Mitglieder von drei Ortskrankenkassen des RB. Potsdam.

	1913	1914	1915	1916	1917	1918
Steglitz.						
Durchschnittliche Mitgliederzahl. .	6337	11568	10510	11016	10830	10418
Krankheitsfälle auf 100 Mitglieder .	39,4	30,7	23,0	25,6	31,3	47,5
Krankheitstage auf 100 Mitglieder .	1041	779	551	665	754	1111
Eberswalde.						
Durchschnittliche Mitgliederzahl. .	3777	4116	3841	4085	4536	5283
Krankheitsfälle auf 100 Mitglieder .	44,2	41,5	37,4	35,9	55,7	84,1
Krankheitstage auf 100 Mitglieder .	1303	1149	925	1313	1655	2049
Luckenwalde.						
Durchschnittliche Mitgliederzahl. .	7591	7620	6093	6436	4818	4433
Krankheitsfälle auf 100 Mitglieder .	39,9	27,5	24,2	27,0	44,2	74,3
Krankheitstage auf 100 Mitglieder .	655	412	452	427	741	1248

Die Übersicht läßt ferner erkennen, daß die Krankheitsfälle vom Jahre 1916 ab wieder allgemein gestiegen sind. Diese Beobachtung wurde in allen Aufsichtsbezirken gemacht, und der Anstieg der Krankheitsziffer wird von den Betriebskrankenkassen und Betriebsleitungen im einzelnen bestätigt. Er weist auf die nach fast zweijähriger angespanntester Tätigkeit naturgemäß eingetretene Erschlaffung der Kräfte und die geringer gewordene Widerstandsfähigkeit gegen eine Reihe gesundheitsschädigender Kriegseinflüsse hin.

Die eingetretene Verschlechterung der Gesundheitsverhältnisse der Arbeiterschaft hat mehrere Gründe, nämlich

1. die notgedrungene Einstellung zahlreicher wenig arbeitsfester Arbeitskräfte, insbesondere von Arbeiterinnen, jugendlichen Arbeitern und Arbeitsinvaliden,

2. die in den ersten beiden Kriegsjahren oft festgestellte übermäßige Dauer der Arbeit, insbesondere die regelmäßig oft zu leistende Über-, Nacht- und Sonntagsarbeit mit unzulänglichen Pausen,

3. die mangelhafte Ernährung der Arbeiterschaft,

4. die Verwendung und Verarbeitung zahlreicher gesundheitsschädlicher Arbeitsstoffe (Ersatzstoffe) und insbesondere Heranziehung wenig widerstandsfähiger Personen zu Arbeiten mit giftigen Stoffen,

5. die beschränkte Möglichkeit der Durchführung des technischen Arbeiterschutzes infolge Mangels an Rohstoffen und Arbeitskräften,

6. den Mangel an Ärzten, so daß die ärztliche Überwachung des Gesundheitszustandes der Arbeiter eingeschränkt werden mußte und oft nicht rechtzeitig ärztliche Hilfe in Anspruch genommen werden konnte,

7. das epidemische Auftreten der Grippe, besonders im Laufe des Jahres 1918,

8. zeitweilig drohende Arbeiterentlassungen infolge stockender Heeresaufträge.

Mußten infolge des sich schon bald nach Kriegsbeginn zeigenden Arbeitermangels vielfach ungeeignete Arbeitskräfte eingestellt werden, so war dies erst recht der Fall, als an die Durchführung des sogenannten Hindenburgprogrammes herangetreten wurde. Diese Leute waren auch nicht widerstandsfähig genug, als die Ernährungsschwierigkeiten im Winter 1916/17 mit besonderer Schärfe einsetzten. Die Folgen waren vor allem Verdauungsstörungen, Magen- und Darmkrankheiten, nervöse Schwächezustände, leichte Reizbarkeit und Hautkrankheiten (Furunkulose), die zahlreicher denn je vorkamen. Die Arbeiter selbst klagten gelegentlich der Besichtigungen lebhaft über die mangelhafte Ernährung, die Gesundheitsverschlechterung und den Niedergang der Leistungsfähigkeit. Häufig fühlten sie sich zu schwach zum Weiterarbeiten; Überarbeit wurde trotz guter Bezahlung oft mit der Begründung abgelehnt, daß die unzureichende Verpflegung eine längere Arbeitsdauer verbiete. Ohnmachtsanfälle bei Arbeiterinnen sind vielfach beobachtet worden. Auch in der Schmiede einer großen Maschinenfabrik kamen in den Sommermonaten öfters Ohnmachtsanfälle vor, die zweifellos auf die Heranziehung körperlich schwächlicher und ungenügend ernährter Arbeiter zurückzuführen waren. Man begegnete sehr vielen abgemagerten Leuten mit blasser Gesichtsfarbe. Waren sie auch nicht wirklich krank, so waren sie in der Arbeit längst nicht mehr so leistungsfähig wie früher. Daß in den Fabriken in den letzten Kriegsjahren die Zahl der wegen Krankheit fehlenden Arbeiterinnen besonders stark stieg, ist auch dadurch zu erklären, daß bei dem steigenden Bedürfnis an weiblichen Kräften noch mehr schwächliche und kränkliche, ältere verheiratete, mit Haushaltssorgen und -arbeiten belastete Frauen miteingestellt und beibehalten werden mußten, die man zu Friedenszeiten schnell wieder abgeschoben hätte.

Die Nachwirkungen der Nacht-, Über- und Sonntagsarbeit hatten sicherlich ebenfalls ihren Anteil an der Verschlechterung des allgemeinen

Gesundheitszustandes der Arbeiter, insbesondere der weiblichen. Es war zu beobachten, daß eine elfstündige Arbeitszeit verschiedentlich ein so ungesundes und heruntergekommenes Aussehen der Arbeiterinnen mit sich brachte, daß die erteilte Ausnahmegenehmigung zurückgezogen werden mußte. Die Arbeiterinnen hatten sich im übrigen nicht nur durch die Dauer, sondern auch durch die Intensität der Arbeit vielfach geschadet, da sie meist, durch die günstigen Stücklöhne verlockt, möglichst viel arbeiten und verdienen wollten.

Daß unter solchen Umständen die sich immer mißlicher gestaltenden Ernährungsverhältnisse Schäden hervorrufen mußten, lag zutage. Wenn sie etwas gehemmt und gemildert wurden, so ist dies den Arbeitgebern zu verdanken, die nichts unterließen, um unter namhaften Opfern ihren Arbeitern möglichst kräftige Mahlzeiten zu bieten und sie auch sonst, wo irgend angängig, mit Nahrungsmitteln zu versorgen. Unter den mißlichen Arbeitsverhältnissen war natürlich der Boden für das Auftreten und zeitweilige Anwachsen gewisser Gewerbekrankheiten in einem Umfange bereitet, wie er im Frieden nicht zu beobachten war. Ihre Abwehr war deshalb besonders schwer, weil alle die mannigfaltigen technischen Schutzvorrichtungen, wie Absaugevorrichtungen für Gase, Dämpfe und Staub, infolge Mangels an Werkstoffen und Arbeitskräften nur schwer zu beschaffen und zuweilen auch infolge des durch die Kohlennot verursachten Kraftmangels nicht regelmäßig zu betreiben waren. Die auf diesen Gebieten anerkannten und besonders bewährten Spezialfirmen waren wegen anderweitiger Kriegsaufträge, nur selten lieferfähig. Nicht einmal Arbeitsanzüge, Wascheinrichtungen, Seife und Handtücher waren in einem bescheidenen Umfange zu beschaffen. Die umständlichen Kontroll- und Freigabemaßnahmen für alle diese Dinge hatten den Nachteil, daß es immer viel zu lange dauerte, bis das unbedingt Notwendige zur Stelle war.

Der Mangel an männlichen Arbeitskräften machte es ferner erforderlich, daß, was im Frieden auf Grund gesetzlicher Bestimmungen verhindert werden konnte, immer mehr Arbeiterinnen beim Transport schwerer Gegenstände, an Öfen und Pressen, beim Formen, Gießen, Gußputzen und mit Giftstoffen, wie Blei, Bleiverbindungen, aromatischen Nitrokörpern, und mit verdächtigen Ersatzstoffen verschiedener Art beschäftigt werden mußten, wozu sie natürlich nicht geeignet waren. Dazu kam, daß die vorgeschriebenen ärztlichen Untersuchungen der mit gesundheitsschädlichen Stoffen beschäftigten Arbeiter öfter wegen des Mangels an Ärzten Stockungen erleiden mußten. Es konnte aber doch darauf hingewirkt werden, daß die Untersuchungen wenigstens in zwei- bis dreimonatlichen Abständen vorgenommen wurden.

Die Nachfragen bei Betriebsleitern, Krankenkassen und Kassenärzten, ob die Arbeiterinnen durch die Dauer und Schwere der Arbeit gesundheitlich gelitten haben, wurden im allgemeinen dahin beantwortet, daß typische Erkrankungen der Arbeiterinnen oder ein ungewöhnlich häufiges Vorkommen von Unterleibsleiden nicht wahrgenommen seien. Insbesondere habe die anstrengende Arbeit in der

Metallindustrie keine offensichtlichen Folgen gehabt. Im Betriebe
einer großen Elektrizitätsfirma wurden bei insgesamt 13 576 Arbeiterinnen 2059 Unterleibserkrankungen gemeldet, und zwar 953 bei ledigen
und 1106 bei verheirateten Frauen. Es war jedoch nicht festzustellen,
in welchem Umfange diese Fälle der gewerblichen Tätigkeit zur Last
zu legen waren. In einer Lokomotivfabrik beklagten sich Transportarbeiterinnen, daß sich ihre Unterleibsleiden infolge der schweren
Arbeit verschlimmert hätten. Die allgemeine Ortskrankenkasse in
Eberswalde hat 153 Fälle von Unterleibserkrankungen der Arbeiterinnen festgestellt. Da sie in ihrer übergroßen Mehrzahl Arbeiterinnen
in Geschoßfabriken betrafen, war die Kasse der Ansicht, daß die Leiden
auf die Arbeitsweise zurückgeführt werden könnten. Um diese Frage
weiter zu klären, wurde Dr. Pryll in Charlottenburg um Bekanntgabe
seiner Erfahrungen gebeten, die er als Frauenarzt von drei großen
Spandauer Staatsbetrieben mit etwa 25 000 Arbeiterinnen machen
konnte. Er hält es für zweifelsfrei, daß die hohe Kriegsproduktion
mit dem ungewöhnlichen Preise einer weitgehenden Erschöpfung des
Vorrates an weiblicher Volkskraft bezahlt werden mußte, um so mehr,
als die Arbeiterinnen meist ohne jede Würdigung ihrer körperlichen
Eignung zur Arbeit herangezogen wurden. Dr. Pryll fand, daß z. B.
von 80 vom Lande kommenden Arbeiterinnen im ersten Arbeitsjahre
keine einzige überhaupt nicht behandlungsbedürftig war. Unter seinen
Fällen von virginellen Prolapsen betrafen 63% Landkinder. Aus einer
Untersuchungsreihe von 50 ziemlich gleichaltrigen und mittelkräftigen
Mädchen aus Berlin, die bei der genaueren Einstellungsuntersuchung
keinerlei von der Regel abweichenden Organbefund zeigten, zunächst
vier Monate mit leichteren Transportarbeiten im Freien beschäftigt
waren, danach an Maschinenarbeit gestellt wurden, erkrankten im
Verlaufe des nächsten Jahres 37 an verschiedenen Unterleibsstörungen
nicht geschlechtlichen Ursprungs, unter denen Eierstockshypofunktionen, Gebärmuttervorlagerungen und Verstopfung die häufigsten
waren. Von ihren männlichen Mitarbeitern, von denen nur acht eigentliche Fabrikarbeiter waren, meldete sich keiner krank.

Hinsichtlich des Schwangerschaftsverlaufes bei Botinnen, Transportarbeiterinnen, Arbeiterinnen an der Maschine und solchen mit
sitzender Beschäftigung schien die physiologische Dysfunktion des
schwangeren Organismus durch die Fabrikarbeit außerordentlich verstärkt zu werden. Bei der Beobachtung und Behandlung der Schwangeren ist Dr. Pryll der Mangel einer vernünftigen Schwangerenberatung
in der Fabrik selbst als sehr störend aufgefallen. Trotz ärztlicher Hinweise wurden die Frauen immer wieder zu derselben schädigenden
Arbeit verwendet, anstatt sie an einer ihnen zuträglicheren Stelle zu
verwenden von Fabrik zu Fabrik versetzt, und oft sah er Frauen,
denen er wegen ihres Unterleibsleidens eine geeignete Arbeit auf der
einen Fabrik erwirkt hatte, nach wenigen Wochen bei einer gesundheitsschädlichen Tätigkeit in dem Nachbarbetriebe. Dr. Pryll kam nach
seinen während der Kriegsjahre gemachten Erfahrungen zu dem Schlusse,

daß in derartigen Großbetrieben der fabrikärztliche Dienst ebenso dringend geboten sei, wie die Beschäftigung von Fabrikpflegerinnen.

Um offensichtlichen Schäden durch körperliche Überanstrengung entgegenzuwirken, mußte trotz Widerstandes der militärischen Auftraggeber immer mehr auf eine Verkürzung der Arbeitsschichten hingewirkt und der Ausschluß von kranken, schwächlichen und schwangeren Personen von der Über- und Nachtarbeit, wie insbesondere auch die Durchführung des Wöchnerinnenschutzes im Sinne des § 137, Abs. 6 der GO. gefordert werden. Dabei war oft auch ein starker Widerstand der Arbeiterinnen zu brechen, die wegen des entstehenden Lohnausfalles eine Verkürzung der Arbeitszeit oder den Wegfall der Nachtarbeit ablehnten." (RB. Potsdam.)

„In den Harburger Maschinenfabriken ist es vorgekommen, daß die Männer wochenlang 14 bis 16 Stunden täglich arbeiten mußten, was sie bei der unzureichenden Ernährung körperlich stark zurückbrachte. Angestrengt beschäftigte Leute sind wiederholt während der Arbeit vor Erschöpfung zusammengebrochen." (RB. Lüneburg).

„Um ein Bild von dem Gesundheitszustande der gewerblich tätigen Bevölkerung während des Krieges zu gewinnen, wurden bei einer größeren Anzahl von Krankenkassen Erkundigungen eingezogen. Bei der Allgemeinen Ortskrankenkasse in Bielefeld, der größten im Regierungsbezirk, ist die Zahl der erwerbsunfähig Erkrankten vom Jahre 1914 bis Anfang 1917 wenig gestiegen, eine erhebliche Erhöhung ist erst im dritten und vierten Vierteljahre 1917 — als die Rationierung der Lebensmittel ihren höchsten Grad erreicht hatte, und die Kartoffeln wegen Mißernte durch Kohlrüben ersetzt werden mußten —, besonders aber im Jahre 1918 eingetreten. Gestiegen sind dagegen in jedem Jahre die Zahl der Krankheitstage und ganz bedeutend die Zahl der Todesfälle, wie folgende Zusammenstellung erkennen läßt.

Es kamen auf 1000 Kassenmitglieder

im Jahre 1914   6520 Krankheitstage u. 3,92 Todesfälle
  „   „   1915   5955   „   „ 7,00   „
  „   „   1916   7030   „   „ 7,97   „
  „   „   1917   7120   „   „ 7,56   „

Bei der Allgemeinen Ortskrankenkasse in Herford belief sich, auf 1000 Mitglieder berechnet, die Zahl der durchschnittlich täglich erwerbsunfähig Erkrankten

im Jahre 1914 auf 20, die Zahl der jährlichen Todesfälle auf 4,03
  „   „   1915 „ 18, „ „ „ „   „   „ 6,18
  „   „   1916 „ 18, „ „ „ „   „   „ 7,36
  „   „   1917 „ 17, „ „ „ „   „   „ 9,97
  „   „   1918 bis 1. Nov. auf 25, die Zahl der Todesfälle auf 12,49.

Bei drei Krankenkassen der Stadt Lübbecke erkrankten von 1000 Mitgliedern

im Jahre 1914   219 und starben 4,66
  „   „   1915   200 „   „   3,79
  „   „   196   303 „   „   8,61
  „   „   1917   320 „   „   9,40
  „   „   1918 (bis 1. Nov.) 395 und starben 12,64.

Bei der Allgemeinen Ortskrankenkasse in Paderborn kamen auf 1000 Mitglieder

im Jahre 1915   273 Krankheitsfälle
„   „   1916   325   „
„   „   1917   373   „
„   „   1918 (bis 1. Nov.) 465 Krankheitsfälle.

Bei der Allgemeinen Ortskrankenkasse in Gütersloh hat die Zahl der Krankheitsfälle besonders in den Jahren 1917 und 1918 sehr stark zugenommen, sie hat sich gegenüber dem Jahre 1913 fast verdoppelt. Während im Jahre 1914 auf den Kopf jedes Mitgliedes 8,36 M. an Krankengeld gezahlt wurde, mußten im Jahre 1917 schon 12,70 M. entrichtet werden, ein Betrag, der für die ersten zehn Monate des Jahres 1918 auf 16 M. gestiegen war. Zu bemerken ist, daß das Jahr 1918 nur bedingt zum Vergleich herangezogen werden kann, da die Zahl der Erkrankungen und Todesfälle durch die in diesem Jahre auftretende Grippeepidemie stark beeinflußt war.

Die Krankenkassenvorstände sehen die Gründe für die starke Zunahme der Erkrankungen und der Todesfälle in folgendem. Die große Menge der gesunden, widerstandsfähigen männlichen Mitglieder war zum Heeresdienst eingezogen. An ihre Stelle sind Arbeiterinnen und ältere Arbeiter getreten. Die Arbeiterinnen mußten zum Teil Arbeiten verrichten, die dem weiblichen Organismus nicht entsprechen. Dazu kamen häufig Überanstrengung in dem Bestreben, bei Stücklohnarbeiten einen möglichst hohen Verdienst zu erreichen, und die sonst nicht übliche Nachtarbeit. Die Arbeiter bestanden zu einem erheblichen Teile aus älteren, invaliden und halbinvaliden Personen, die durch das Hilfsdienstgesetz und die außerordentliche Teuerung aller Lebensmittel und Bedarfsartikel zur Arbeitsaufnahme gezwungen wurden, körperlich aber nicht mehr in der Lage waren, die Anstrengungen der Kriegsarbeit auszuhalten. Dazu kam die von Tag zu Tag größer werdende Zahl der ehemaligen Kriegsteilnehmer, die wegen Krankheiten oder Verwundungen entlassen wurden und nach erfolgter Arbeitsaufnahme in kürzerer oder längerer Zeit die Krankenkassen belasteten. Am meisten und allgemein trug aber zu der immer größer werdenden Zahl der Erkrankungen die unzureichende Ernährung bei.“

„Zu Beginn des Jahres 1917 machten zwei Ärzte den Vorstand der Allgemeinen Ortskrankenkasse in Gütersloh auf den bedenklichen Gesundheitszustand der Arbeiter und Arbeiterinnen einer mit der Herstellung von Artilleriegeschossen beschäftigten Fabrik aufmerksam, der die Folge von Überarbeit sei. Es heißt in dem Schreiben: ‚Besonders bei Arbeiterinnen werden Schwächezustände beobachtet, die sicher in kurzer Zeit zu ernsten Erkrankungen führen müssen und die nur schwer — vielleicht nie — wieder zu heilen sein werden. Wir können die in vielen Fällen bereits festgestellten körperlichen Schäden nur auf dauernde und unzulässige Überanstrengung zurückführen.‘ Die Krankenkasse wandte sich an den Gewerbeinspektor, dessen Ermittelungen unter Befragungen der Arbeiter und Arbeiterinnen der Fabrik indessen zu keinem greifbaren Ergebnis führten. Weder ein Arbeiter, noch eine Arbeiterin wollte über die Kräfte in Anspruch genommen sein oder sich angegriffen fühlen. Immerhin nahm der Regierungspräsident Anlaß, die der Fabrik erteilte Genehmigung zur Nachtbeschäftigung von Arbeiterinnen in zweischichtigem Betriebe dahin abzuändern, daß in Zukunft nur noch in drei achtstündigen Schichten gearbeitet werden durfte, was ergebnislose Beschwerden des Unternehmers beim Waffen- und Munitionsbeschaffungsamt und beim Generalkommando verursachte." (RB. Minden.)

„Die Ersetzung der eingeübten kräftigen Männer durch Arbeiterinnen wirkte mehrfach ungünstig auf den Gesundheitszustand ein. Manche der Ersatzarbeiterinnen, die nicht an schwere körperliche Arbeit gewöhnt waren, konnten das Bücken, das lange Stehen an den Maschinen und das Heben und Befördern schwerer Gegenstände nicht vertragen. So wurden z. B. in einer größeren Maschinenfabrik, die 10,4-cm-Granaten herstellte, auffällige Erkrankungen von Arbeiterinnen beobachtet, die im Jahre 1915 eingestellt waren. Es erkrankten bis zu 33% der Arbeiterinnen, namentlich an Leberschwellung (nicht Vergiftung mit gechlorten oder nitrierten Benzolderivaten? — Ref.), Magenschmerzen, Muskelzerrung, Blasenschwellung (? — Ref.) und Rückenschmerzen. Die Erkrankungen traten besonders in denjenigen Werkstätten auf, in denen die Arbeiterinnen sich häufig bücken mußten. Im Oktober und November 1915 nahmen die Erkrankungen zu; zu dieser Zeit hatte die Firma die Herstellung von 15-cm-Granaten aufgenommen; die Krankheiten nahmen erst ab, als eine Auswahl unter den Arbeiterinnen getroffen wurde, und schwächliche Personen nicht mehr eingestellt wurden. Außerdem wurden im Laufe des Krieges die Betriebsmittel so verbessert, daß das viele Heben der Granaten wegfiel." (RB. Arnsberg.)

Einen brauchbaren Überblick über die Entwicklung während des Krieges gibt eine Zusammenstellung des gekürzten Originalberichtes, (s. umstehende Tab. V), die allerdings nicht für alle Krankenkassen gleichmäßig zu beschaffen war.

„Aus den Zahlenangaben geht hervor, daß in dem ersten vollen Kriegsjahr 1915, als die Begeisterung noch unvermindert war, jeder bestrebt war, sein Bestes herzugeben und sich möglichst wenig krank zu melden. Die Krankenziffer fällt deshalb allgemein unter den üblichen Friedensstand. Dann steigt sie aber ständig, ohne daß für die einzelnen Gewerbezweige eine bestimmte Gesetzmäßigkeit festgestellt werden könnte. Auch das Verhältnis der Erkrankungsfälle der Männer zu denen der Frauen bietet ein Bild, für dessen vielfach verzerrte Linien es an einer unbedingt richtigen Erklärung fehlt. Wie weit die angegebenen Krankheitstage überhaupt auf wirkliche Krankheit anzurechnen sind, läßt sich auch nicht annähernd beurteilen. Während bei manchen Arbeitern der gute Verdienst dahin wirkte, die Verdienstmöglichkeit auszunutzen, begünstigte er bei anderen die Lust, sich krank zu melden und sich einen guten Tag zu machen. Ein großer Teil der Arbeiter hatte sich auch anläßlich der Feierschichten wegen Kohlen-

Tab. V.   Morbiditätsverhältnisse der Krankenkassenmitglieder im Landespolizeibezirk Berlin.

Kasse	Jahr	Mitglieder-zahl in Tausenden		Krankheits-tage pro Arbeiter	
		M.	F.	M.	F.
Allgem. Ortskrankenkasse	1913	—	—	—	—
	14	193	253	12,0	12,5
	15	152	261	9,3	8,3
	16	127	278	10,9	10,5
	17	—	—	—	—
Buchbinder u. verwandte Gewerbe	1913	7	9	8,6	14,6
	14	6	7	11,6	17,4
	15	4	7	7,7	7,7
	16	3	7	11,4	11,9
	17	3	6	14,4	15,6
Buchdruckergewerbe	1913	20	8	11,0	15,6
	14	15	7	14,3	16,8
	15	14	9	10,6	8,1
	16	13	9	16,2	11,1
	17	13	10	17,3	14,5
Gürtler	1913	9	2	12,1	15,1
	14	7	2	16,4	15,2
	15	5	3	10,4	11,6
	16	3		18,9	
	17	12		27,0	
Klempner	1913	7	3	11,0	15,7
	14	6	2	—	—
	15	4	3	1,5	3,3
	16	4	4	8,0	17,0
	17	4	5	12,0	24,1
Mechaniker, Optiker u. verwandte Gewerbe	1913	20	8	9,7	20,3
	14	20	7	10,8	20,2
	15	18	12	6,3	11,4
	16	—	—	—	—
	17	—	—	—	—
Schlosser u. verwandte Gewerbe	1913	14	0,7	12,5	16,3
	14	12	0,7	13,9	13,8
	15	10	2	9,1	19,5
	16	9	3	9,8	20,4
	17	15		17,0	
Steindrucker u. Lithographen	1913	6	5	6,8	11,3
	14	5	4	10,6	12,6
	15	3	3	9,5	8,2
	16	3	3	10,3	11,1
	17	2	3	—	—

Tabelle V. (Fortsetzung.)

Kasse	Jahr	Mitgliederzahl in Tausenden		Krankheitstage pro Arbeiter	
		M.	F.	M.	F.
Tischler u. Pianofortearbeiter	1913	11	1	12,5	15,1
	14	11	1	16,4	13,3
	15	7	0,9	7,4	8,4
	16	4	1	11,0	13,5
	17	4	2	14,5	12,7
Wäschefabrikation	1913	1	20	6,8	12,7
	14	0,9	8	7,4	16,0
	15	0,8	7	2,6	6,8
	16	0,4	6	5,5	10,1
	17	—	—	—	—

mangels krank gemeldet, solange die Bundesratsbestimmung vom 31. Januar 1918 noch nicht in Kraft war. Wieder andere wurden krank, um Hamsterfahrten nach Lebensmitteln zu unternehmen. Die Krankenkassen mußten des öfteren mit Bedauern feststellen, daß Arbeiter sich, um ihr Einkommen zu vergrößern, in einem Betriebe krank meldeten und in einem anderen arbeiteten.

Als Stichprobe der Kriegskrankheitsverhältnisse sei hier noch eine Zusammenstellung der Ortskrankenkasse eines südlichen Vorortes angefügt. Die Krankheitstage pro Kassenmitglied betrugen 1913—17: 10,5, 9,25, 4,89, 6,01, 11,86.

Auch hier ist wieder der auffällig günstige Stand im Jahre 1915 bemerkenswert." (Bez. Berlin).

„Aus der Art der Beschäftigung hat kein Grund zu einer allgemein nachweisbaren Verschlechterung des Gesundheitszustandes der Arbeiter hergeleitet werden können; in den ersten Kriegsjahren machten sich nach den von einer Reihe von Krankenkassen eingeholten Aufzeichnungen und nach den sonst angestellten Ermittelungen überhaupt keine Erscheinungen bemerkbar, die den sicheren oder nur wahrscheinlichen Schluß auf einen Rückgang der gesundheitlichen Zustände gegenüber der Friedenszeit gestatteten; die von den Krankenkassen gegebenen Zahlen lassen vielmehr deutlich erkennen, daß gesundheitlich schädigende Einflüsse durch die Kriegsbeschäftigung oder in ihrem Verlaufe nicht statthatten. Später, 1917 und 1918, wurden solche Momente augenfällig, aber auch dann — abgesehen von einzelnen Gewerbezweigen —, weniger unter der Arbeiterschaft der in mehr ländlicher Gegend gelegenen Betriebe als in den Gegenden mit dicht gehäufter Fabrikbevölkerung und namentlich unter einer Arbeiterschaft, deren Lebenshaltung von jeher ohnehin wenig günstig gewesen ist. Dies gilt insbesondere für die Textilarbeiterschaft.

2*

Die Frauen haben offenbar mehr an Widerstandsfähigkeit verloren. Aus den Vorgängen auf die Art der Beschäftigung zu schließen, erscheint jedoch nur sehr bedingt gerechtfertigt.. Der Hauptgrund muß vielmehr in der mangelhaften Ernährung gesucht werden, deren Schädigungen durch die körperliche Anspannung nur verstärkt worden sind, — vor allem bei den Frauen, denen nicht allein Nachtruhe entzogen worden ist, sondern denen außer der gewerblichen Arbeit auch die Verrichtung der hauswirtschaftlichen Tätigkeit zufiel. Dabei muß aber gleichzeitig betont werden, daß auch in Betrieben, in denen Frauen nicht zur Nachtbeschäftigung herangezogen wurden, gleichfalls ein Anwachsen der Krankheitsfälle stattgefunden hat, ohne daß übrigens immer die Krankheitsdauer zunahm. Ähnliches gilt für die männliche Arbeiterschaft, die sich mit der Länge des Krieges immer mehr aus schwächlichen und alten, ohnehin anfälligen Personen zusammensetzte.

Von zwei Webereikrankenkassen des Kreises Reichenbach sind nachstehend die Schlußziffern der Krankenstatistik für die Jahre 1913 bis 1918 zusammengestellt. Es betrugen die Krankheitsfälle auf 100 Versicherte bei den Männern: 19,1, 21,5, 21,4, 10,2, 19,0, 39,3, — bei den Frauen 30,9, 44,6, 30,0, 18,5, 33,0, 88,6; die bezüglichen Zahlen für Krankheitstage waren für 1 Versicherten: 3,5, 2,9, 5,8, 3,3, 6,3, 10,3 (Männer) und 8,1, 12,7, 6,5, 5,3, 8,0, 22,9 (Weiber)." (RB. Breslau.)

„Um ein Urteil über die Frage zu gewinnen, inwiefern die durch den Krieg verursachten Änderungen in den gewerblichen Betrieben und ihrer Arbeiterschaft die Gesundheit der Arbeiter beeinflußt haben, wurden die Aufzeichnungen von 17 Betriebskrankenkassen für die Jahre 1914 bis 1917 zusammengestellt (S. 534 des Originalberichtes). Abgesehen von einer Glashütte und zwei Zuckerraffinerien sind wiederum Betriebe der Rüstungsindustrie, und zwar drei Betriebe der Metallverarbeitung, acht Betriebe der Industrie der Maschinen und drei Betriebe der chemischen Industrie in Betracht gezogen.

Auf 100 Mitglieder berechnet ergibt sich aus der Zusammenstellung zunächst, daß die Zahl der Krankheitsfälle bei weiblichen Mitgliedern die bei männlichen Mitgliedern im Durchschnitt um 18% überstieg. Dagegen war die Zahl der Krankheitstage bei den Arbeiterinnen im letzten Friedensjahre 1914 um 17% geringer als bei den Arbeitern. Dieses Weniger wird im Jahre 1915 geringer und wächst sich bis zum Jahre 1917 schnell zu einem Mehr von 28% aus. Es ist daraus zu schließen, daß bei normaler Tätigkeit im Frieden die Arbeiterinnen sich auch bei leichteren Krankheiten häufiger krank meldeten als die männlichen Arbeiter. Bei wachsender Beanspruchung im Kriege verschwand diese größere Empfindlichkeit der Frauen. Dagegen weist die reine Zunahme der Krankheitstage von 1179% auf 1545% im Laufe der vier Jahre sowohl auf den ungünstigen Einfluß der Fabrikarbeit auf das weibliche Geschlecht überhaupt als auch auf die erheblich geringere Widerstandskraft der Frauen im Vergleich zu der der Männer hin. Es ist dabei zu berücksichtigen, daß bei dem ständig steigenden Mangel an männlichen

Arbeitskräften schließlich auch die infolge von Alter oder Gebrechen kaum mehr arbeits- und widerstandsfähigen Männer herangezogen wurden. Auffallend ist das auch von Ortskrankenkassen gemeldete Fallen der Krankheitsziffern in der ersten Kriegszeit. Eine Erklärung dafür findet sich zunächst in der damaligen starken Kriegsbegeisterung der Arbeiterschaft und dem damit gegebenen Bestreben, ihre ganze Arbeitskraft für das Vaterland einzusetzen, dann aber auch in der plötzlichen steigenden Spannung zwischen Arbeitslohn und Krankengeld. Im Jahre 1917 erreichten die Zahlen der Krankheitsfälle wieder die Höhe von 1914. Die Zahl der Krankheitstage der Männer ist gegen 1914 um 15% zurückgeblieben, während die der Frauen eine Steigerung um 31% erfahren hat. Bei 1545 Krankheitstagen im Jahre auf 100 Arbeiterinnen und je 300 Arbeitstage bezogen, sind also täglich 5,2% der weiblichen Arbeiterschaft der Arbeit ferngeblieben. Diese Zahl hat sich im Jahre 1918 noch bedeutend erhöht; denn es wurde aus verschiedenen Munitionsanstalten eine durchschnittliche tägliche Krankheitsziffer von 12 und mehr Prozent gemeldet.

Die zweite aus den Aufzeichnungen der Ortskrankenkasse einer mittleren Stadt, in der die Rüstungsindustrie nur in geringem Umfange vertreten war, gewonnene Übersicht (S. 535) über die Krankheitsfälle der erwerbsunfähigen Kranken zeigt ein wesentlich günstigeres Bild. Nach Abzug der landwirtschaftlichen Arbeiter, Dienstboten und freiwilligen Versicherer setzt sich auch hier die Zahl der berücksichtigten Mitglieder in der Hauptsache aus gewerblichen Arbeitern zusammen. Die Vergleichszahlen der Krankheitsfälle und Krankheitstage sind hier sowohl für Männer als auch für Frauen wesentlich niedriger, als in der ersten Zusammenstellung. Auch insofern weichen die Verhältnisse voneinander ab, als beide Zahlen bei den Männern stets größer sind als bei den Frauen und bei den Männern schließlich im Jahre 1917 auffällig steigen, während sie bei den Frauen auf etwa derselben Höhe bleiben. Zweifellos ist diese Erscheinung darauf zurückzuführen, daß sich hier in noch höherem Maße als bei der Rüstungsindustrie die Zahl der männlichen Mitglieder aus älteren oder sonst nicht kriegsbrauchbaren Männern zusammensetzte, deren Körper bei fettloser Kost Krankheiten weniger Widerstand entgegenzusetzen vermochten, während ältere Arbeiterinnen nur vereinzelt Arbeit nahmen.“ (Magdeburg.)

„... einer Thomasschlackenmühle war die Beschäftigung von Arbeiterinnen gestattet worden. Eine Gesundheitsschädigung dieser Arbeiterinnen, deren Einstellung die Kriegsverhältnisse notwendig machten, ist nach Angaben des Kreisarztes nicht eingetreten. Diesem war dagegen aufgefallen, daß im Jahre 1918 kurz nacheinander drei männliche Arbeiter desselben Werkes an Lungenentzündung gestorben waren. Wie festgestellt wurde, befanden sich die Verstorbenen sämtlich in vorgerücktem Lebensalter und waren seit vielen Jahren, der eine sogar seit Eröffnung des Betriebes, also seit etwa 40 Jahren, dauernd in der Thomasschlackenmühle beschäftigt. Ihre Erkrankung an Lungenentzündung mit darauffolgendem Tode dürfte daher nicht so sehr mit den Verhältnissen des Betriebes als mit ihrem hohen Alter in Zusammenhang zu bringen sein (? — Ref.). Immerhin gaben diese Vorkommnisse Veranlassung, Verbesserungen der während des Krieges schadhaft gewordenen Entstaubungseinrichtungen und deren Erweiterung zu verlangen, die von der Werkleitung sofort in Angriff genommen wurden." (RB. Hildesheim.)

„Im weiteren Verlaufe des Krieges machte sich bei der Arbeiterschaft eine Abnahme ihrer Leistungsfähigkeit bemerkbar, die neben der starken körperlichen Inanspruchnahme vor allem auf die ungenügende Ernährung infolge der sich ständig verschlechternden Nahrungsmittelversorgung zurückgeführt werden konnte. Wie schon erwähnt, führte diese auch dazu, daß wiederholt die Leistung von Überstunden durch die Arbeiter abgelehnt wurde. Ferner sind öfters Arbeiter, weil ihnen ihre bisherige Tätigkeit unter den ungünstigen Ernährungsverhältnissen zu schwer wurde, zu anderen Betrieben übergetreten, die ihnen leichtere Beschäftigung gewähren konnten. In einer größeren Gasanstalt kamen häufig Ofenarbeiter, weil sie ihre Lebensmittelkarten vorzeitig verbraucht hatten, ohne Lebensmittel zur Nachtschicht. Sie zeigten sich infolgedessen der körperlich stark anstrengenden Arbeit vor den Retorten nicht ausreichend gewachsen, so daß sie öfters schlapp und auch ohnmächtig wurden. Eine Besserung trat erst ein, als die Leitung der Gasanstalt sämtlichen Ofenarbeitern täglich eine Mahlzeit aus der Volksküche verabreichen ließ. Später ging sie außerdem noch zur Einführung dreischichtigen Betriebes für ihre Ofenarbeiter über, obwohl sie bereits sehr unter dem Mangel an männlichen Arbeitern zu leiden hatte. Eine Stock- und Klippfischfabrik klagte im Jahre 1916 darüber, daß fast täglich Arbeiterinnen, entkräftet infolge ungenügender Ernährung, Herzbeklemmung bekamen oder gar ohnmächtig wurden. Wiederholt haben sich schließlich Arbeiter aus größeren und mittleren Betrieben zu Demonstrationen behufs Erwirkung einer reichlicheren Versorgung mit Lebensmitteln vereinigt, selbst in einer Zeit noch, als man bereits dazu übergegangen war, den Kommunalverbänden außerhalb der Grundration bestimmte Lebensmittel regelmäßig zuzuweisen, die sie als besondere Zulagen an die körperlich schwer arbeitenden, und zwar an Schwer-, Schwerst- und Rüstungsarbeiter zu verteilen hatten." (RB. Stade.)

„Häufig zeigten sich Muskelschmerzen, besonders des Rückens, infolge der Anstrengung bestimmter Muskelgruppen und Muskelzerrungen; Bruchschäden kamen auch häufiger zur Beobachtung. Ein viel beschäftigter Krankenkassenarzt teilt folgendes mit, das wörtlich wiedergegeben sei, da es die Ansicht vieler Ärzte zum Ausdruck bringt:

,Die Kriegsarbeit hat zweifellos auf viele Frauen einen ungünstigen Einfluß ausgeübt. Wenn ich von dem ungünstigen Eindruck auf moralischem und sittlichem Gebiete, den das Zusammenarbeiten vieler guter Elemente mit sittlich zweifelhaften und schlechten verursacht hat, absehe, so sind auch auf rein körperlichem Gebiete schwere Gesundheitsschädigungen festzustellen. In Betracht kommen vor allem Erkrankungen der Unterleibsorgane, die sich durch Senkungen und Verlagerungen wichtiger Organe bemerkbar gemacht haben. Dazu kommt noch eine durch die schwere Arbeit verursachte Einschmelzung des Unterleibsfettes, welches dem Darm und dem Magen als Stütze und Polster dient; durch Schwinden dieses Fettes werden unangenehme Magen- und Darmstörungen verursacht, die für manche Frauen außerordentlich störend und belästigend waren. Viele Frauen haben sich auch Unterleibsbrüche zugezogen. Auch auf das Herz hat die schwere Arbeit bei vielen Frauen insofern ungünstig eingewirkt, als durch Überanstrengung der Herzmuskel beim schweren Heben und Tragen eine wesentliche Herabsetzung der Leistungsfähigkeit dieses lebenswichtigen Organs sich eingestellt hat, die sicher erst nach einiger Zeit, in manchen Fällen vielleicht nie mehr zur Ausheilung kommen wird. Auch die Einwirkung der Nachtarbeit war nicht gut. Manche Frauen mußten, wenn sie von der Arbeit nach Hause zurückkehrten, erst noch einige Zeit in ihren Haushaltungen tätig sein und konnten sich erst spät zur Ruhe legen. Der Schlaf während des Tages war unruhig, oft gestört und wenig erquickend, so daß viele Frauen und Mädchen abends fast unausgeruht ihre schwere Nachtarbeit wieder aufnehmen mußten. Die Folge davon war, daß viele Arbeiterinnen andauernd über Müdigkeit, Schlafsucht, sowie über ein aufgeregtes und nervöses Empfinden klagten.'

Aus der Gesamtheit der die Volksgesundheit ungünstig beeinflussenden Wirkungen des Krieges den Anteil herauszuschälen, der auf den Einfluß der Fabrikarbeit und ihre besondere Gestaltung im Kriege entfällt, ist einwandfrei weder an der Hand zahlenmäßiger Unterlagen, noch auf Grund allgemeiner Wahrnehmungen möglich. Eine Reihe außerbetrieblicher Einflüsse, wie seelische Einwirkungen und vor allem die Unterernährung als Folge der feindlichen Absperrungsmaßnahmen, hat sicherlich einen nicht geringen Anteil an dem Anwachsen der Krankheitsziffern während des Krieges. Immerhin bieten einige zahlenmäßige Nachweisungen wertvolle Anhaltspunkte für die Entwicklung der Gesundheitsverhältnisse der Arbeiterschaft.

Aus den Betriebskrankenkassen von 20 Fabriken, die bis 1916 überwiegend Textilwerke waren, dann aber in erheblichem Umfange Munition bearbeiteten, ergibt sich folgendes Bild:

Krankheitsfälle pro Mitglied 1914—18 0,46, 0,41, 0,41, 0,59, 0,94 (Männer); 0,6, 0,5, 0,49, 0,75, 1,19 (Weiber). Die Zahl der auf 1 Mitglied entfallenden Krankheitstage betrug 8,37, 7,4, 7,8, 12,2, 14,9 bzw. 9,8, 7,1, 8,6, 12,6, 17,9. Todesfälle auf 1000 Mitglieder 10,5, 18,3, 14,4, 17,6, 25,1 (Männer); 4,3, 6,9, 2,0, 5,0, 8,4 (Weiber).

Neben dieser Zusammenstellung seien folgende Angaben aus den Jahresberichten der Betriebskrankenkasse eines großen Hüttenwerkes gestellt:

Krankheitsfälle pro 100 Mitglieder (Männer und Weiber zusammen) 1914—17: 64,5, 63,04, 61,92, 63,55, 74,46, 85,26. Todesfälle auf 100 Mitglieder 4,1, 5,8, 6,2, 8,7.

Beide Zusammenstellungen lassen erkennen, daß in der ersten Kriegszeit die Zahl der Erkrankungen und deren Dauer zurückgingen, und daß auch noch im Jahre 1916, abgesehen von der sehr erheblichen Zunahme der Krankheitsfälle der Hüttenwerksarbeiterinnen, sich kein ungünstiges Bild ergab. Im Jahre 1917 schwillt dann die Zahl der Erkrankungen sehr an, um 1918 namentlich infolge der im Spätsommer einsetzenden Grippe noch weiter zu steigen. Eine erhebliche Einwirkung auf die Steigerung der Krankheitsfälle der letzten Kriegsjahre hat zweifellos das Gesetz über den vaterländischen Hilfsdienst gehabt, unter dem Leute bis zu beträchtlichem Alter mit allen möglichen Fehlern und Gebrechen, die sich für eine Tätigkeit in der Industrie wenig eigneten und vielfach sehr bald der Krankenkasse zur Last fielen, in die Fabriken eingestellt wurden. Die Dauer der Erkrankungen weist gegenüber der Friedenszeit keine nennenswerte Änderung auf. Die Arbeiterinnen haben namentlich in der Großeisenindustrie einen wesentlich höheren Anteil an den Erkrankungsziffern als die Männer. Die meist mit Nachtarbeit verbundene Kriegsarbeit war hier für weibliche Arbeitskräfte eben allgemein zu schwer.

Die Grundzüge für die Einrichtung und den Betrieb von Anlagen, in denen gesundheitsschädliche Nitro- oder Amidoverbindungen hergestellt oder regelmäßig in größeren Mengen wiedergewonnen werden (Min.-Erlaß vom 20. November 1911), in Verbindung mit den während des Krieges für die Sprengstoff- und Munitionsindustrie ausgearbeiteten Merkblättern konnten nur zum Teil durchgeführt werden. Häufig mußten Neubauten in Betrieb genommen werden, bevor alle erforderlichen Schutzmaßnahmen getroffen waren. Das Versäumte wurde aber so schnell wie möglich nachgeholt und dauernd verbessert, sobald sich Mängel herausstellten. Nicht immer war es möglich, genügend hohe Arbeitsräume zu verwenden; vielfach mußten bestehende, früher anderen Zwecken dienende Räume der Eile wegen belegt werden. Auch die erforderliche Sauberkeit konnte manchmal nicht gewährleistet werden; die Hast der Arbeit, die ungeübten, zusammengehäuften Arbeiter, die Ausnutzung eines jeden zur Herstellung von Produkten standen dem entgegen. Die Arbeitskleidung ließ des erheblichen Stoffmangels wegen manchmal zu wünschen übrig; die Trennung der Arbeitskleider von den Straßenkleidern war nicht immer streng durchzuführen, da es an Räumlichkeiten und Schränken gebrach. Auch Wascheinrichtungen und Seife konnten oft nur in ungenügenden Mengen beschafft werden. Die Vorschrift eines täglichen Bades war nirgends zu erfüllen. Mehr als einmal, höchstens zweimal wöchentlich konnte kein Arbeiter baden, da es unmöglich war, die Badeeinrichtungen so zu vermehren, wie es das ständige Anwachsen der Belegschaft erfordert hätte. Ebensowenig konnte überall die Vorschrift durchgeführt werden, daß Arbeiterinnen und jugendliche Arbeiter nicht beschäftigt werden durften.

Was die ärztliche Aufsicht anlangt, so wurde zwar jeder Arbeiter vor der Einstellung genau untersucht. Die Untersuchung im Betriebe jedoch, die monatlich einmal erfolgen soll, haben nur die Farbenfabriken vorm. Friedr. Bayer & Co. durchführen können. Die Kassenärzte der übrigen Fabriken waren dazu nicht in der Lage.

Das Bestreben, die im Interesse der Arbeiter erforderlichen Maßnahmen nach Möglichkeit durchzuführen, war aber namentlich bei den größeren Werken deutlich zu erkennen. Hervorragendes hat auf diesem Gebiet die Firma Friedr. Krupp A.-G. in Essen geleistet. Die neuen, riesenhaften, hellen und luftigen Arbeitsräume waren von peinlichster Sauberkeit und Ordnung erfüllt. Auch die Wasch-, Bade-, Ankleide- und Speiseräume sowie die Abortanlagen waren größtenteils hervorragend eingerichtet und spiegelten den bei dem Werk herrschenden Geist warmer sozialer Fürsorge und musterhafter Organisation wieder.

Zusammenfassend kann gesagt werden, daß der Gesundheitszustand der Arbeiterschaft, besonders der männlichen Arbeiter, sich nicht so ungünstig entwickelt hat, wie es die vielen widrigen Einflüsse hätten erwarten lassen, insbesondere die Anhäufung der Arbeiterschaft in den Betrieben, Baracken, Wohnungen, der Mangel an genügender Kleidung, an Seife, an Wasch- und Badeeinrichtungen, die mangelhafte Ernährung und das Einstellen von Personen, die für den Fabrikbetrieb nicht geeignet und nicht geübt waren, das Arbeiten mit giftigen Ersatzstoffen aller Art, namentlich in der Sprengstoffindustrie, der Mangel an Ärzten, das häufig stundenlange Warten auf verspätete Züge, die langen Reisen zu und von den Arbeitsstätten, fehlerhafte Betriebseinrichtungen, die erst nach den auf Kosten der Gesundheit gesammelten Erfahrungen verbessert werden konnten, die Hast der Arbeit, die Überarbeit und Nachtarbeit. Besonders in der Sprengstoffindustrie haben die Giftstoffe bei weitem nicht den schädlichen Einfluß auszuüben vermocht, der vielfach befürchtet worden ist." (RB. Düsseldorf.)

„Bei weitem die meisten gesundheitsschädlichen Einflüsse wurden in der Sprengstoffindustrie beobachtet. Ihre Bekämpfung bildete eine der wichtigsten und verantwortungsvollsten Aufgaben der Gewerbeaufsicht während des Krieges. Vor allem wurde für gut wirkende Entlüftungseinrichtungen in den Arbeitsräumen gesorgt und unter Umständen gefordert, daß während der warmen Jahreszeit gekühlte Frischluft zugeführt wurde. Für jede mit besonderen Gesundheitsgefahren verbundene Betriebsabteilung wurden in unmittelbarer Nähe zweckentsprechend eingerichtete Wasch- und Baderäume errichtet und die Arbeiter zu ihrer regelmäßigen Benutzung angehalten. Besondere Fabrikärzte wurden angestellt, die ständig den Gesundheitszustand der Arbeiter beobachteten und diejenigen, die sich gegenüber den Einwirkungen der Gifte als zu wenig widerstandsfähig erwiesen, vorübergehend oder dauernd aus den Betrieben entfernten. Zur ersten Behandlung Erkrankter wurden Krankenhäuser mit allen erforderlichen ärztlichen Einrichtungen gebaut, in denen sachkundig ausgebildetes Sanitätspersonal tätig war. Über die behandelten Krankheitsfälle wurde genau Buch geführt. Der Kassenarzt erhielt bei jeder Krankmeldung einen besonderen Bericht des Fabrikarztes über die Art der Erkrankung. Das erwies sich als zweckmäßig, weil in den Krankenscheinen mit Rücksicht auf den Erkrankten nur allgemein gehaltene Angaben gemacht zu werden pflegen. Die Kassenärzte berichteten über den weiteren Verlauf der Krankheitsfälle an die Krankenkasse. Diese sandte monatlich eine Krankenstatistik an den Gewerbeinspektor." (RB. Köln.)

Bayern.

„Der Gesundheitszustand der Industriearbeiter, besonders der weiblichen und jugendlichen, hat während der letzten Jahre infolge schwerer Arbeitsleistungen und schlechter Ernährungsverhältnisse zweifellos gelitten. Lungenleiden, Blutarmut, allgemeiner Schwächezustand, Erschöpfung, starke Nervosität, Magen- und Darmleiden, Unterleibsleiden (bei Munitionsarbeiterinnen) traten immer häufiger in die Erscheinung. In Augsburg haben nach Mitteilung des dortigen Amtsarztes die Tuberkulosetodesfälle von Kriegsjahr zu Kriegsjahr zugenommen und betrafen mehr als sonst werktätig weibliche. Personen. Es starben an Tuberkulose überhaupt

	Männer	Frauen	Zusammen
1913	196	157	353
1914	195	133	328
1917	180	214	394
1918	172	238	410

Nachteilige Folgen für die Gesundheit werden bei weiblichen Arbeitern namentlich durch die Nachtarbeit angenommen. Zu letzterer ist offensichtlich die Frau wenig geeignet. Dies ist um so auffallender, als die Frauen sonst den Schlaf leichter überwinden als der Mann. Viele Arbeiterinnen, namentlich solche, die ihre Lebensmittel selbst zu besorgen und noch einen Haushalt zu versorgen hatten, mußten eben auch die Tageszeit zur Arbeit ausnützen und traten dann oft schon abgespannt die Nachtschicht an. Daß die Grippe einen so großen Teil der Arbeiterschaft befiel — in einzelnen Betrieben waren bis zu zwei Drittel der Belegschaft krank — ist wohl auch mit der allgemeinen Entkräftung der Arbeiterschaft zuzuschreiben." (Schwaben.)

„Zur Aufklärung der Frage, ob sich die Zahl der Erkrankungen und ihre Dauer während der Kriegsjahre vermehrt hat, wurde versucht, von den Betriebs-, Orts- und Innungskrankenkassen ziffernmäßige Nachweise zu erhalten. Leider war nur ein Teil derselben in der Lage, solche zur Verfügung zu stellen; aber auch ihnen waren in der Mehrzahl vollständige Angaben für alle Jahre, insbesondere eine Ausscheidung der Krankenziffern auf die männlichen, weiblichen und jugendlichen Erkrankten nicht möglich. Eine einwandfreie Klarstellung der Verhältnisse konnte infolgedessen nicht herbeigeführt werden. Immerhin lassen sich aus den übermittelten Zahlen und Angaben Schlüsse auf die Entwicklung der gesundheitlichen Verhältnisse der Arbeiterschaft ziehen.

Aus der nachstehenden Tabelle sind die Zahlen der in den Jahren 1914 bis mit 1918 bei 9 Orts- und 38 Betriebskrankenkassen versicherten Personen, der in diesen Jahren vorgekommenen Krankheitsfälle und der auf sie entfallenden Krankheitstage sowie die Zahlen der sich in den einzelnen Jahren durchschnittlich für 100 Kassenmitglieder berechnenden Erkrankungen und Krankheitstage zu ersehen."

Zahl der Kassen	Jahre	Zahl der Mitgl.	Erkrankungsfälle		Krankheitstage	
			Zahl	auf 100 Mitgl.	Zahl	auf 100 Mitgl.
	1914	53 385	24 019	45	274 899	515
	1915	41 880	21 209	51	267 294	638
47	1916	41 930	19 069	45	239 549	571
	1917	39 597	20 250	51	263 562	666
	1918	42 537	26 841	63	409 359	962

„Eine einigermaßen zutreffende Bewertung dieser Zahlen ist nur möglich, wenn man berücksichtigt, daß in den Jahren 1915—1917 bei den Arbeiterinnen eingeschränkter Industrien wie der umfangreichen Textilindustrie die Krankenziffern erheblich gesunken sind, daß ferner wegen des herrschenden Ärztemangels sicher zahlreiche Erkrankungen — vor allem in ländlichen Bezirken — ohne Inanspruchnahme ärztlicher Hilfe überwunden worden und daher nicht zur Anmeldung bei den Kassen gelangt sind, sowie daß auch viele Personen, um keinen zu empfindlichen Verdienstentgang zu erleiden, leichterer Erkrankungen wegen der Arbeit nicht ferngeblieben sind, und schließlich, daß die zahlreichen sogenannten Gelegenheitskranken der Friedenszeit während der Kriegsjahre fast gänzlich gefehlt haben. Es kann infolgedessen keinem Zweifel unterliegen, daß sich in den Jahren 1915—1918 der Gesundheitszustand eines großen Teiles der Arbeiterschaft in einem wesentlich höheren Maße verschlechtert hat, als es nach der Tabelle den Anschein hat. Andererseits hat das Ausscheiden der gesundheitlich kräftigsten Arbeiter aus den Betrieben infolge der Einberufungen und die in zunehmender Zahl erfolgte Beschäftigung von wegen Verwundung oder Krankheit aus dem Heeresdienste entlassener Arbeiter zu der Erhöhung der Krankenziffern beigetragen. Jedoch kann diese nicht allein damit erklärt werden. Einer solchen Annahme würden die Angaben jener Kassen widersprechen, welche auch für ihre weiblichen Mitglieder eine Steigerung der Krankenziffern nachweisen, ferner der Umstand, daß in den Kriegsjahren die Zahl der in Industrie und Gewerbe beschäftigten männlichen Arbeiter aller Altersklassen unter jene der Arbeiterinnen gesunken war, während sie noch Mitte des Jahres 1914 diese um mehr als das Doppelte überstiegen hatte, daß mithin die Zahl dieser gesundheitlich schwächeren männlichen Arbeitskräfte im Verhältnis zu der Gesamtzahl der Arbeiter doch gering war, vor allem aber die Beobachtungen der Erkrankungen zumeist damit begründen, daß die von Jahr zu Jahr zunehmende Unterernährung verbunden mit Verdauungsstörungen eine allmähliche Entkräftigung des Körpers herbeigeführt und diesen gegen gesundheitsschädliche Einflüsse weniger widerstandsfähig gemacht habe. So hätten im besonderen deshalb auch die in der Glas-, Porzellan- und Steinindustrie vorgekommenen Erkrankungen an Lungentuberkulose einen rascheren Verlauf genommen. Die sprunghafte Zunahme im Jahre 1918 ist durch die auch im Aufsichtsbezirk heftig grassierende Grippe verursacht." (Oberfranken.)

Sachsen.

„Fast alle Berichterstatter stimmen darin überein, daß die Kriegszeit von schwerwiegendem Einflusse auf die Gesundheit und körperliche Leistungsfähigkeit der Arbeiter gewesen ist, wenn das auch zahlenmäßig schwierig zum Ausdruck gebracht werden kann. Selbst aus dem Plauener Bezirke, wo sonst — wohl infolge der besonderen industriellen Verhältnisse des Bezirks — keine Wahrnehmungen über allgemeine gesundheitsschädigende Wirkungen des Krieges gemacht worden sind, werden doch Berufserkrankungen erwähnt, die auf Anwendung von Ersatzstoffen, Mangel an Schutzmitteln (z. B. Gummihandschuhen) und an Reinigungsmitteln zurückzuführen waren. Darüber hinaus aber heben die meisten anderen Berichterstatter hervor und zeigen auch die Zahlenaufstellungen auf S. 116 des Bautzner und S. 193 des Dresdner Berichtes, daß namentlich seit dem dritten Kriegsjahre die körperliche Leistungsfähigkeit der Arbeiter immer mehr zurückgegangen, Erschöpfungszustände und die Folgen der Unterernährung immer mehr trotz Fabrikkücheneinrichtungen, Beschaffung von Lebensmitteln durch die Unternehmer und beträchtlicher Lohnsteigerungen hervorgetreten seien. Dagegen traten Gesundheitsschädigungen durch lange Arbeitsdauer oder Nachtarbeit in den Hintergrund, und manche sonst stark bemerkbare Gewerbekrankheiten (z. B. Bleierkrankungen) kamen nur noch viel seltener als in der Friedenszeit vor.

Am schärfsten traten die Erscheinungen der Unterernährung im („Kohlrüben"-) Winter 1916/17 nach der schlechten Kartoffelernte vom Herbste 1916 hervor. Damals geschah es gar nicht selten, daß Arbeiter infolge von Schwächezuständen die Arbeit zeitweilig aussetzen mußten, bisweilen umfielen oder Unfälle erlitten. Magen- und Darmbeschwerden, Blutarmut, geschwollene Füße, Tuberkulose, Nieren- oder Lungenentzündung u. a. m. machten sich häufig bemerkbar, traten aber nachher im Laufe des folgenden Jahres nach besser gewordener Ernährung erfreulicherweise wieder zurück. Diese Verhältnisse prägten sich z. B. darin aus, daß 1917 bei der Ortskrankenkasse Wurzen von 100 Mitgliedern 61 männliche Arbeiter erwerbsunfähig erkrankten gegen 45 im Durchschnitt der Jahre 1910—14 und 38,5 der Jahre 1915 und 1916. Bei den Arbeiterinnen waren die entsprechenden Zahlen 1917: 27 gegen etwa 32 in den Jahren 1910—14 und etwa 22 in den beiden ersten Kriegsjahren — trotz häufiger Beteiligung der weiblichen Arbeiter an Nacht- und Überarbeit. Bei einer großen Dresdner Metallbearbeitungsfabrik aber ergaben sich, auf das Hundert berechnet, im Durchschnitte der ersten 4 Monate der Jahre 1917 und 1918 folgende Erkrankungsziffern bei den weiblichen Arbeitern, 1917: 5,7%, 1918: 4,5%. Also 1918 ein Rückgang um etwa ein Viertel, obwohl die Betriebsverhältnisse unverändert geblieben waren. Bemerkenswerterweise zeigten sich die Gesundheitsstörungen bei den älteren, namentlich bei über 40 Jahre alten männlichen und weiblichen Personen und bei letzteren unter den verheirateten Frauen, die ein Hauswesen mit Kindern zu versorgen hatten, viel schärfer als bei jüngeren Personen, zumal solchen, die Familienanschluß hatten. Das Aussehen der jüngeren wurde selbst in der Zeit der trübsten Ernährungsverhältnisse öfter als ‚gut‘, zum Teil sogar als ‚blühend‘ bezeichnet.

In der Bergwerksindustrie machte sich zu den allgemeinen Schädigungen der Grippeseuche und der Unterernährung (die hier durch die Schwer- und Schwerstarbeiterzulagen immerhin beachtlich gemildert wurde) noch der Einfluß der starken Einstellung bergfremder Ersatzkräfte bemerkbar, die zum Teil in der ungewohnten Bergarbeit schlecht aushielten und sich bisweilen schon bei geringem Unbehagen krank meldeten. Die aus dem Felde zurückkehrenden Bergarbeiter aber mußten häufig wegen Rheumatismus und Hautausschlägen schon bald die Arbeit wieder einstellen. Inwieweit dabei der Seifen- und der in den letzten Kriegsjahren immer schärfer hervortretende Kleider- und Schuhmangel und mit der Zeit eingetretene Mängel in der Wetterführung der Tiefbauanlagen oder in den Entstaubungsanlagen der Preßkohlenfabriken mit von Einfluß waren, wird zahlenmäßig nicht festzustellen sein. Auch in den Fabriken waren — neben Schädigungen durch die Kriegsverhältnisse an sich — mancherlei Begleitumstände auf die Verschlechterung des Gesundheitszustandes von bemerkenswertem Einflusse, beispielsweise das früher besprochene Zuströmen zahlreicher älterer und schwächlicher Personen oder von Textil- und anderen bis dahin leichtere Arbeit gewöhnter Arbeiterinnen mit weicher, gegen schädigende Einwirkungen empfindlicher Haut in die Rüstungsindustrie und zur Beschäftigung selbst bei harter und schwerer Arbeit.‘‘

(Landesgewerbeinspektor Geh. Reg.-Rat Krantz.)

,,Als nicht unbedenklich für Arbeiterinnen muß das Heben schwerer Lasten bezeichnet werden, weil hierdurch leicht Unterleibsleiden oder Beschwerden hervorgerufen werden können. Es wurde deshalb mehrfach darauf hingewirkt, den Arbeiterinnen nicht zu große Lasten zuzumuten. Das Heben und Wegschaffen von gefüllten Zünderkisten in Zünderfabriken wurde z. B. als eine für Frauen ungeeignete Arbeit bezeichnet.‘‘

Auf 100 Mitglieder der Allgemeinen Ortskrankenkasse in Dresden entfielen 1913—1918 Kranke: 33,9, 34,7, 23,8, 25,8, 33,2, 46,4 (Männer) und 32,2, 27,6, 16,2, 18,8, 24,2, 40,1 (Weiber).

,,Nach den Mitteilungen der Bautzener Ortskrankenkasse, deren Mitglieder hauptsächlich der Rüstungsindustrie angehörten, hat die

Bewegung der Erkrankungen sich folgendermaßen vollzogen": 1914—18 erkrankten von je 100 Arbeitern 10,9, 3,3, 11,7, 13,5; von je 100 Arbeiterinnen 9,9, 8,6, 11,7, 12.1. Erwerbsunfähig wurden von je 100 Arbeitern 4,1, 3,7, 4,3, 5,7; von je 100 Arbeiterinnen 2,9, 2,2, 2,9, 3,6.

Die Zittauer Krankenkasse, deren Mitglieder größtenteils Fabrikarbeiter- und Arbeiterinnen sind, zeigt 1913—18 folgendes Bild: bei einer durchschnittlichen Mitgliederzahl von 8—9000: Erkrankungsfälle 91,1, 73,8, 68,6, 71,0, 85,0, 99,1%; Erwerbsunfähige: 2,7, 2,4, 1,8, 1,9, 3,0, 4,6%.

Kleinere Staaten.

"Die durch den Krieg bedingten Verhältnisse haben ähnlich wie sie auf eine Vermehrung der Unfälle hinwirkten, auch auf den Gesundheitszustand der in den gewerblichen Betrieben tätigen Arbeiterschaft einen schädlichen Einfluß ausgeübt, der sich in einer wesentlichen Vermehrung sowohl der Krankheitsfälle als auch der Krankheitstage geltend machte. Über den Umfang und das allmähliche Zunehmen der Erkrankungen der Jahre 1914—17 geben die Tabellen (des Originalberichtes) einen Anhalt. Dieselben beziehen sich auf die Arbeiterschaft je eines größeren Betriebes der Maschinen- und chemischen Industrie und eines Granatenfüllwerkes."

Wie aus ihnen zu ersehen ist, "war der Gesundheitszustand in den Betrieben der chemischen Industrie wesentlich besser als in dem der Maschinenindustrie, weitaus am schlechtesten im Granatenfüllwerk. Die ungünstigere Gestaltung der gesundheitlichen Verhältnisse in dem Großbetrieb der Maschinenindustrie gegenüber dem der chemischen Industrie läßt namentlich in Rücksicht auf die allmähliche Vermehrung der Erkrankungen in ersterem den Schluß nicht unberechtigt erscheinen, daß die ungünstige Beeinflussung des Gesundheitszustandes der Industriearbeiterschaft im wesentlichen auf die dauernde körperliche Überanstrengung bei gleichzeitiger mangelhafter Ernährung, wie sie besonders bei dem intensiven Arbeiten in der Maschinenindustrie mit der fortdauernd nötig gewesenen Leistung ausgedehnter Überstunden und von Sonntagsarbeit vorlag, zurückzuführen ist. Während demgegenüber die Arbeitsverhältnisse in der chemischen Industrie gleichmäßigere und ruhigere waren, so war doch auch hier die Beobachtung zu machen, daß die Unterernährung im Sinken der Akkordleistung, vorzeitigem Verlassen der Schicht wegen Ermattung und Zunahme der Erkrankungen bei einzelnen mit besonders schweren Arbeiten beschäftigten Leuten mehr und mehr in Erscheinung trat. Dazu kommt auch zweifellos der Umstand, daß eine größere Zahl älterer, auch schwächlicher Personen, namentlich sehr viel mehr Frauen beschäftigt werden mußten, während die gesunden und kräftigen Arbeiter zu den Fahnen einberufen wurden. Das gehäufte Auftreten allgemeiner Erschöpfungskrankheiten und von Blutarmut bei letzteren, die den dauernden körperlichen Anstrengungen nicht gewachsen waren, bestätigt dies." (Anhalt.)

Blei

(s. a. unter „Anhang" auf S. 254).

Deutsches Reich.

Preußen.

„An Gewerbekrankheiten traten die Bleierkrankungen in Buchdruckereien in erhöhtem Umfange auf, zumal es an den notwendigsten Reinigungsmitteln (Seife, Nagelbürsten, Handtücher) oft fehlte." (RB. Königsberg.)

„Bleierkrankungen kamen vor in einem Metallwerk (1), in einem Bleihüttenwerk (1), in einer Emailleschilderfabrik (1), in einer Eisenkonstruktionswerkstätte (2), in einem Kabelwerk (2), in einer Akkumulatorenfabrik (31), bei Schriftsetzern (2), bei einem Maler und einem Bleilöter. Der bleikrank gewordene Arbeiter des Metallwerkes war in der Nähe eines Bleibades beschäftigt gewesen, in dem Stahlbänder für elektrische Isolationszwecke mit einem Bleiüberzuge versehen wurden. Er war 131 Tage an Bleikolik krank. Die übrigen Fälle waren durchweg leichterer Art. Bei 50 Arbeitern des Bleihüttenwerkes wurde das Vorhandensein von Bleisaum beobachtet. Der in der Emailleschilderfabrik bleikrank gewordene Arbeiter hatte weißen Emaillepuder auf die Blechschilder zu streuen. Es stellte sich heraus, daß das nach Ausbruch des Krieges von einer deutschen Firma gelieferte weiße Emaillepulver Bleiweiß enthielt. Vorher war das Pulver aus Frankreich bezogen worden, und zwar anscheinend ohne Bleiweißgehalt, da der Arbeiter Jahrzehnte lang die Arbeit ohne Schädigungen verrichtet hatte. Es wurde dafür gesorgt, daß der beim Pudern entstehende Emaillestaub abgesaugt und der Arbeitsraum täglich feucht aufgewischt wurde. Dem zur größten persönlichen Sauberkeit angehaltenen Arbeiter wurde eine Bescheinigung zum Bezuge von täglich 1 l Vollmilch ausgestellt. Er ist dann nicht mehr erkrankt. — In der Akkumulatorenfabrik war eine Zunahme der Krankheitsfälle zu verzeichnen; die Zahl der Fälle (Tage) von 1914—18 betrug: 4 (141), 7 (152), ? (?), 9 (241), 11 (315).

Infolge des häufigen Arbeiterwechsels im Jahre 1916 sollen die Arbeiter der Bleierkrankungsgefahr wenig ausgesetzt gewesen sein. An den im Jahre 1917 und 1918 aufgetretenen Erkrankungen an Bleikolik sind 3 Arbeiterinnen mit zusammen 157 und 3 mit insgesamt 80 Krankheitstagen beteiligt gewesen.

Die erhebliche Abnahme der Bleierkrankungen in den Eisenkonstruktionswerkstätten und im Anstreichergewerbe ist wohl darin begründet, daß während des Krieges Bleifarben immer weniger und schließlich überhaupt nicht mehr verwendet werden konnten. In den Eisenkonstruktionswerkstätten wird man sie auch künftig nicht mehr nötig haben, da verschiedene Ersatzmittel, wie Eisenmennige und Glimmerfarben, die schon früher vielfach verwendet wurden, in allgemeinen Gebrauch gekommen sind. — Die Krankheitsabnahme im Bleihüttenwerk erklärt sich durch den stark eingeschränkten Betrieb der für die früher beobachteten Bleierkrankungen hauptsächlich in Betracht kommenden Schachtöfen und der dadurch bedingten anderweitigen Beschäftigung der Schachtofenarbeiter. Auch in anderen Betrieben, wie in der Veltener Kachelofenindustrie und in der Flaschendruckerei, ist das Ausbleiben der Bleierkrankungen durch das nahezu vollständige Stilliegen der Betriebe zu erklären." (RB. Potsdam).

„Erfreulicherweise sind in den Blei- und Zinkhütten nur wenige Bleierkrankungen festgestellt worden. Dies dürfte dadurch zu erklären sein, daß die Belegschaft durch Einziehung zum Heeresdienst häufig wechselte, und daß Kriegsgefangene und russisch-polnische Arbeiter an ihrer Stelle beschäftigt werden mußten, Bleierkrankungen aber meist erst nach längerer Beschäftigungszeit in den Hüttenwerken auftreten. Hingegen ist es aufgefallen, daß die Zinkhüttenarbeiter bei Erkrankungen an Grippe wenig Widerstand zeigten und zahlreich dem Tode zum Opfer fielen. In einer Zinkhütte sind bei einer Belegschaft von 500 Arbeitern 12 an Grippe gestorben." (RB. Oppeln.)

„Über die Erkrankungen der Arbeiter in den beiden fiskalischen Bleihütten und in der Bleiweißfabrik gibt die nachstehende Übersicht Aufschluß."

Name des Betriebes	Jahr	Zahl d. beschäf- tigten Arbeiter	Gesamtzahl der Blei- erkran- kungen	
			Fälle	Tage
Hüttenwerk I (Clausthal, Vorhütte)	1913	173	9	189
	1915	148	9	195
	1917	160	2	26
	1918	150	4	194
Hüttenwerk II (Lautenthal, Feinhütte)	1913	68	2	99
	1915	66	3	120
	1917	75	1	6
	1918	60	—	—

„Wenn auch die Zusammenstellung Ausschläge nach oben aufweist, so erscheint es doch auffallend, daß die Zahl der Bleierkrankungen nicht noch größer geworden ist, da der Körper der Arbeiter durch die ungünstigen Ernährungsverhältnisse ganz allgemein schon geschwächt war, und die den Arbeitern zur Verfügung stehenden Waschmittel, was Güte und Menge betrifft, mit den früher gebrauchten Mitteln nicht zu vergleichen waren." (RB. Hildesheim.)

„Bleierkrankungen sind im Jahre 1915 zwei, und zwar in einer Fabrik für pharmazeutische Bedarfsartikel und in dem Lackierraum einer Lokomotivfabrik, im Jahre 1916 drei in der Lackiererei einer Eisenwarenfabrik und im Jahre 1917 eine in derselben Lackiererei vorgekommen." (RB. Kassel.)

„Bleierkrankungen sind in einer der beiden Bleihütten in den letzten vier Jahren überhaupt nicht zu verzeichnen gewesen. In der zweiten sind im Jahre 1918 drei Bleierkrankungen vorgekommen gegenüber etwa je 100 in den letzten Friedensjahren. Die erzeugte Bleimenge betrug allerdings nur ein Drittel der sonstigen, und, während im Frieden ein fast dreifacher Arbeiterwechsel stattfand, war er im Jahre 1918 sehr gering. Auf welche Umstände die geringe Zahl der Bleierkrankungen zurückzuführen ist, ließ sich infolge der durch die französischen Militärbehörden angeordneten Verkehrsbeschränkungen bisher nicht feststellen. — Nach den Mitteilungen der Ortskrankenkasse in Frankfurt a. M. sind in den Jahren 1914—18 im Weißbinder- und Anstreichergewerbe 31 Fälle von Bleikolik und drei Fälle von Nierenentzündungen, in sonstigen gewerblichen Anlagen, in denen bleihaltige Stoffe verarbeitet werden, 34 Fälle von Bleikolik und 11 Nierenerkrankungen vorgekommen." (RB. Wiesbaden.)

„Die Bleiweißfabriken lagen aus Mangel an Rohstoffen fast gänzlich still; Bleierkrankungen sind nicht beobachtet worden. Den Stillstand hat die eine Bleiweißfabrik — Farbwerke A.-G. in Düsseldorf — zu Verbesserungen im Betriebe benutzt, die eine erhebliche Verminderung der Gesundheitsschädigungen der Arbeiter erwarten lassen. Der nachteilige Aufenthalt in den Oxydierkammern und die Handarbeit in diesen sollen nach einem durch Patent geschützten Verfahren dadurch vermieden werden, daß das in den Kammern erzeugte Bleiweiß von dem noch nicht oxydierten Blei und den Latten mit Wasser abgespritzt und nach einer in dem Boden befindlichen Öffnung gespült und durch sie herausgespült wird. Der möglichst glatte Kammerboden ist zu diesem Zwecke mit mindestens 20° Gefälle nach einer mit einem Rost oder Sieb bedeckten Öffnung hin angelegt. Unter der Öffnung befindet sich ein Behälter, aus dem das Bleiweiß unmittelbar zur Waschmaschine herausgeschlämmt wird. Aus der Waschmaschine wird das Bleiweiß alsdann in eine Trommelmühle gepumpt, die das bisher übliche Mahlen auf Mühlsteinen ersetzt. Die Trockenanlage soll ferner noch in der Weise umgebaut werden, daß das nasse Bleiweiß in einen selbsttätig wirkenden Trockenapparat gepumpt wird, aus dem es nach dem Trocknen mittels Schnecken in die Pulverisier- und Packanlage gelangt. Nach Fertigstellung dieser Einrichtung kann die Herstellung von Bleiweiß bis zum fertig gepackten Faß auf rein mechanischem Wege stattfinden, nachdem das Blei in die sauber ausgewaschene Kammer eingehängt worden ist." (RB. Düsseldorf.)

Bayern

(s. a. oben unter „Allgemeines").

„Ein Fall von Bleivergiftung wurde bei Herstellung von Infanteriebleikernen in einer Munitionsfabrik beobachtet. Die Bleivergiftungen erfuhren während der Kriegsjahre naturgemäß eine erhebliche Einschränkung gegenüber Friedenszeiten, weil das hierfür einschlägige

Gewerbe der Maler, Tüncher und Anstreicher gänzlich darniederlag." (München.)

„Aus dem Kreise der in der chemischen Industrie beschäftigten Bleilöter wurde über einige Fälle von Bleierkrankungen (Leibschmerzen, Verstopfung) berichtet." (Pfalz-Nord.)

„An ausgesprochenen Gewerbekrankheiten sind insgesamt 4 Bleivergiftungsfälle von 3 Buchdruckern und 1 Maler gemeldet worden." (Oberfranken.)

„Acht Fälle von Bleierkrankung kamen vor, von denen mit Ausnahme eines Falles, der sich auf einen Schriftsetzer bezog, Maler, Lackierer und Anstreicher betroffen wurden." (Unterfranken.)

Sachsen.

„Bleierkrankungen sind mangels bleihaltiger Stoffe während des Krieges sehr zurückgegangen. Es gelangten nur 4 Anzeigen zur Kenntnis. Bei den vorgenommenen Nachforschungen stellte sich heraus, daß es sich in drei Fällen nicht um Bleierkrankungen handelte. Die angeblich Bleikranken waren seit Jahren nicht mehr mit bleihaltigen Stoffen in Berührung gekommen. Im vierten Falle handelte es sich um einen Schriftsetzerlehrling, der im ganzen 27 Tage an Bleivergiftung, die sich in Magen- und Darmkatarrh äußerte, erkrankt war." (Bez. Bautzen.)

„Während im Jahre 1913 88 Bleierkrankungen vorkamen, beträgt die Zahl der bekannt gewordenen Erkrankungen in den Jahren 1914: 38, 1915: 16, 1916: 6, 1917: 3 und 1918: 3.

Diese Erscheinung ist nicht erhöhter Schutzwirkung zuzuschreiben, sondern einer Folge der Abnahme der Arbeiterzahl in den betreffenden Betrieben (Buchdruckereien, Schriftsetzereien, Malerwerkstätten) und der Beschlagnahme des Bleies, die bei vielen Arbeiten zur Verwendung von ungiftigen Ersatzstoffen führte. Möglich ist aber auch, daß bei der Überbürdung der Ärzte nicht jede Bleierkrankung genau festgestellt werden konnte. Es erkrankten 33 Maler und Anstreicher (darunter 1 Frau), 15 Buchdrucker und Schriftsetzer, 7 Arbeiter in Metallwarenfabriken, 4 Arbeiter einer Bleiwarenfabrik, 3 Härter, je 1 Kupferschmied, Glaser, Töpfer und Elektromonteur, zusammen, wie oben angegeben, 66 Personen in der ganzen Kriegszeit. In den meisten Fällen äußerte, sich die Bleierkrankung in Magen- und Darmleiden, Muskelschmerzen, Körper- und Nervenschwäche und Schwindelanfällen. Einige Personen litten an Bleigicht, Nierenschmerzen, Genick- und Kopfschmerzen und Zahnausfall. Bei einigen bleikrank gemeldeten Malern lag der Verdacht nahe, daß die Erkrankung von dem vielfach verwendeten Terpentinölersatz, einem Öl und Fette viel stärker als Terpentinöl lösenden, daher die Haut heftig angreifenden Ersatzstoff, herrühre. In einem Falle stimmte der Bezirksarzt dieser Ansicht bei. — In Malerwerkstätten wird noch häufig gegen das Verbot des Trockenschleifens gefehlt. Das Naßschleifen ist verpönt, weil der geschliffene Gegenstand vor dem Anstreichen erst trocknen muß, wodurch bei Stücklohn der Arbeiter und bei Zeitlohn der Unternehmer Verlust erleidet, namentlich beim Bearbeiten nur eines Gegenstandes." (Bez. Chemnitz.)

„Bleierkrankungen wurden den Gewerbeaufsichtsämtern in den fünf Berichtsjahren 161 angezeigt, gegen 861 in den vorhergehenden fünf Friedensjahren 1909—13. Wenn es auch nicht ausgeschlossen ist, daß einzelne der zur Anzeigeerstattung verpflichteten Stellen infolge Überlastung oder Einziehung der beauftragten Beamten zeitweilig die Anzeigen unterlassen haben, so ist doch aus den Mitteilungen der regelmäßig berichtenden Stellen und aus sonstigen Beobachtungen eine ganz bedeutende Abnahme der Bleierkrankungen mit Sicherheit erkennbar. Das Darniederliegen des Malergewerbes, die verringerte Beschäftigung der Vervielfältigungsgewerbe und die verminderte Anwendung von Bleiglasuren in Verbindung mit der Knappheit und dem hohen Preise von Blei bilden die Erklärung für diese erfreuliche Folge einer minder erfreulichen Ursache. Von den Erkrankten waren 95 in den Vervielfältigungsgewerben, 36 im Malerberuf, je 11 in keramischen Betrieben und im Metallgewerbe, 2 bei der Herstellung von Bleifarben und 6 in verschiedenen Gewerben tätig. Die betroffenen Klempner führten ihre Erkrankung auf die Verarbeitung verbleiter Bleche zurück, die an Stelle des fehlenden Weißbleches verwendet werden mußten. Unaufgeklärt blieb die Ursache der Bleierkrankung eines Sattlergehilfen, der nur in seinem Berufe gearbeitet hatte und sich nicht erinnern konnte, mit bleihaltigen Gegenständen in Berührung gekommen zu sein." (Bez. Leipzig.)

„Das Gewerbeaufsichtsamt Auerbach erhielt in den Jahren 1914—18 Kenntnis von 5 Bleierkrankungen.

1914:	Maler	28 Tage krank,	Magen- und Darmerkrankung,
	Weber	12 „ „	subjektive Beschwerden, Beruf gewechselt,
	Maler	57 „ „	Magenerkrankung, verzogen nach unbekannt,
1915:	Maler	— „ „	Kiefererkrankung, Beruf gewechselt,
	Setzerlehrling	57 „ „	Magen- und Darmerkrankung, Beruf gewechselt.

Der im Jahre 1914 an zweiter Stelle angeführte Maler war ein starker Zigarettenraucher, der das Rauchen auch bei der Arbeit nicht einstellte. Er hat selbst angegeben, daß er sich die Krankheit in seiner früheren Stellung in Karlsbad zugezogen hat." (Zwickau.)

Württemberg.

„Über die bekannt gewordenen Bleierkrankungen ist folgendes zu berichten: Auf Grund des Ersuchens an die Krankenkassen um Mitteilung der Erkrankungsfälle an Bleivergiftung (vgl. Jahresbericht 1912, S. 75) wurden von diesen den Gewerbeinspektoren in den Jahren 1914 bis 1918 im ganzen 17 Fälle gemeldet. Diese verteilen sich auf 4 Maler, 5 Schriftsetzer und Buchdrucker, 2 Bleifarbenarbeiter, 4 Emailleure, sowie je einen Arbeiter in einer Möbelschreinerei und einen Mechaniker, der mit Härten von Stahlbohrern beschäftigt war. Die Diagnose lautete zwölfmal auf Bleivergiftung und fünfmal auf Bleikolik."

Hessen.

„Durch die Stillegung der drei im Bezirk befindlichen Bleiweißfabriken ist naturgemäß die Zahl der Bleierkrankungen zurückgegangen
gegenüber dem Jahre 1913. Während in diesem Jahre in dem ganzen
Bezirk zusammen 125 nachgewiesene und 45 mutmaßliche Krankheitsfälle dieser Art festgestellt wurden, hat sich diese Zahl für 1914 bereits
auf 83 Gesamtfälle und 1915 auf nur 15 Erkrankungsfälle vermindert.
Todesfälle sind hierbei nicht vorgekommen, im ganzen sind die genannten
Erkrankungen leichterer Natur gewesen. Und weiterhin sind in den
späteren Kriegsjahren 1916, 1917 und 1918 gar keine auf Bleieinwirkung
zurückzuführende Erkrankungen mehr vorgekommen, auch nicht in
Betrieben anderer Art (wie Schriftgießereien, Feilenfabriken usw.).“
(Bez. Offenbach.)

„Die ungenügenden Waschmittel in Verbindung mit der angestrengten Arbeit verursachten mehrere Bleivergiftungen leichten Grades.
Ein Schriftsetzer, der sehr zu dieser Erkrankung neigte, erlernte das
Maschinensetzen, bei dem die Arbeiter weniger mit Blei in Berührung
kommen. Fast überall sind jetzt die Setzmaschinen der Druckerei in
besonderen Räumen untergebracht.“ (Bez. Gießen.)

Kleinere Staaten.

„Von den Krankenkassen sind im Jahre 1914: 11, 1915: 6, 1916: 7,
1917: 1, 1918: 1 Fall von Bleivergiftungen gemeldet worden. Die Erkrankten waren in der Mehrzahl der Fälle Buchdrucker und Maler, in
3 Fällen Arbeiter einer Zinkoxydhütte und in 2 Fällen Feilenhauer.“

„In einer Feilenhauerei sind mit gutem Erfolge an Stelle der oft zu
Bleierkrankungen Anlaß gebenden Bleiunterlagen solche aus Aluminium
eingeführt worden. Bei weiteren guten Erfahrungen mit letzteren wird
ihre Verwendung in sämtlichen Feilenhauereien des Staatsgebietes
angestrebt werden.“ (Braunschweig.)

„Bleivergiftungen in Farbwerken, Drahtwebereien und im graphischen Gewerbe wurden, wie alljährlich, trotz festgestellter Einhaltung
aller gegebenen Vorschriften gemeldet; sie betrafen meist schon mehrmals davon befallene Personen.“ (Sachsen-Meiningen.)

„In der Bleiweißfabrik, in der vor dem Kriege durchschnittlich
30 Arbeiter beschäftigt wurden, ist die Zahl der beschäftigten Personen
in den Jahren auf etwa ein Drittel zurückgegangen. Die Herstellung
von Bleiweiß wurde ebenfalls immer geringer und hat in den letzten
Jahren ganz aufgehört. Es wurde nur noch Mennige und Bleiglätte
in beschränktem Maße hergestellt. Die Zahl der Bleierkrankungen
betrug nach dem Krankenbuch 1914: 3 mit 25, 1915: 3 mit 46, 1916:
1 mit 3 Unterstützungstagen.

In den beiden letzten Jahren sind Bleierkrankungen nicht mehr
verzeichnet.“ (Sachsen-Koburg.)

„Bleierkrankungen wurden auf Grund ärztlicher Anzeigen in 8
Fällen der Ortskrankenkasse gemeldet. Sie betrafen 5 Maler, 2 Klemp-

ner und eine Arbeiterin in einer Blechdruckerei. Zu besonderen Anordnungen war kein Anlaß vorhanden, weil in sämtlichen Betrieben ausreichende Schutzmaßnahmen getroffen waren. Im Jahre 1918 wurde eine Bleierkrankung gemeldet, welche nach ärztlichem Befund den Tod verursacht hat." (Lübeck.)

„Darnach wurden 1914: 5 Bleierkrankungen, 1915: 6, 1916: 2, 1917: 2 und 1918: 3 gemeldet. Dieselben verteilen sich auf 7 Maler, 8 Schriftsetzer 1 Arbeiter in einer Tubenfabrik, 1 Kutscher und 1 Tischler. Bei einem Schriftsetzer und einem Maler handelte es sich um chronische Fälle, die sich bei dem Setzer in drei Jahren hintereinander, bei dem Maler mit einem Abstand von drei Jahren wiederholten. Demnach betrafen die 18 Fälle 16 verschiedene Personen. Während die drei letzten Fälle auf Zufallserkrankungen schließen lassen, macht sich die Bleikrankheit außer bei den Malern auch bei den Schriftsetzern in fast gleichem Verhältnis bemerkbar. Fast immer kamen die Erkrankungen in Großbetrieben vor, die in sanitärer Beziehung den Vorschriften entsprechend eingerichtet sind. Dazu ist zweifellos aber auch das persönliche Verhalten der Arbeiter zu den vorgeschriebenen Verhaltungsmaßregeln von wesentlichem Einfluß gewesen, denn das Verhältnis zwischen den in den Gruppen tätigen, also gesunden Arbeitern und den erkrankten ist so gering, daß die angezeigten Fälle als Ausnahmen anzusehen sind." (Bremen.)

„Von Bleierkrankungen in Druckereien wurden im Jahre 1914 noch 14 Fälle gemeldet, in den vier anderen Jahren zusammen nur 9 Fälle. Weiter erkrankten vorübergehend 4 Klempner, 1 Akkumulatorenwärter und 7 Maler an Bleivergiftung. Alle Betriebe, wo Vergiftungen vorgekommen waren, wurden im Einvernehmen mit dem Medizinalamt auf Befolgung der vorgeschriebenen Schutzmaßnahmen untersucht; wo es nötig war, wurde für Verbesserung der Wascheinrichtungen gesorgt.

In der Blei- und Kupferhütte kamen im Jahre 1914: 15, 1915: 2 Bleierkrankungen mit 390 bzw. 35 Krankheitstagen vor. Im Jahre 1916 bis einschließlich 1918 ist kein Fall der Bleierkrankung beobachtet worden. Die Abnahme der Bleierkrankungen ist darauf zurückzuführen, daß wegen Mangel an Bleierzen die Verhüttung zunächst wesentlich eingeschränkt, zuletzt gänzlich eingestellt werden mußte. Die monatlichen ärztlichen Untersuchungen der mit Blei in Berührung kommenden Arbeiter sind regelmäßig fortgesetzt worden." (Hamburg.)

Österreich.

„Hinsichtlich jener Glashütte, in der, wie im vorjährigen Berichte erwähnt, im Jahre 1913 eine so große Zahl von Bleivergiftungen festgestellt wurde, liegt die erfreuliche Wahrnehmung vor, daß in den ersten Monaten der Berichtsperiode ein wesentlicher Rückgang in der Zahl der Bleierkrankungen eintrat. Spätere Fetsstellungen waren unmöglich, da die Hütte während des ersten Semesters eines dort eingetretenen

Streikes wegen durch mehrere Wochen geschlossen war und mit Kriegsausbruch fast bis Jahresschluß außer Betrieb gestellt wurde." (Wien I.)

„An Berufskrankheiten gelangten zu Ende des Berichtsjahres dem
Amte zwei Fälle von Bleivergiftungen zur Kenntnis, die 2 Arbeiter
einer Anstreicherfirma betrafen. Die bezüglichen Erhebungen konnten
in der Berichstperiode nicht mehr vorgenommen werden." (Wien I.)

„In zwei Glasfabriken, in welchen hauptsächlich Kolben (Glühlampenbirnen) und Glasröhren aus Bleiglas von ungefähr 25% Bleigehalt erzeugt werden, traten unter den Glasmachern (Glasbläsern)
und auch deren Helfern zahlreiche Erkrankungen an Bleivergiftung
auf. Nach einer Mitteilung der zuständigen Krankenkasse ergaben
sich in den beiden Fabriken im Jahre 1913:13 und in den ersten vier
Monaten des Berichtsjahres 9 Erkrankungsfälle an Bleivergiftung, darunter waren nur drei Fälle, welche andere Arbeiterkategorien, und
zwar Gemengmischer und Schmelzer, betrafen. Nach einer Einvernahme der Glasmacher wären hierzu noch weitere Fälle leichter Bleivergiftung, welche sie ohne eine ärztliche Behandlung und Arbeitsunterbrechung überstanden, zu zählen. Die außer Gebrauch gesetzten
Häfen zeigen im Boden zahlreiche eingebrannte metallisch glänzende
Bleikörner von $^1/_2$ bis 9 mm Durchmesser, woraus zu schließen ist,
daß beim Schmelzen des miniumhältigen Glassatzes ein allerdings
kleiner Teil des Miniums zu metallischem Blei reduziert wird und daß
letzteres auch während der Ausarbeitung (900—1100[5] C Ofentemperatur) verdampfen und so beim Glasblasen die Glasmacher gefährden
dürfte. Die diesfälligen Erhebungen des Amtes waren Ende des Berichtsjahres noch nicht zum Abschlusse gelangt. Der Betriebsleiter
der einen Fabrik glaubt die in den letzten Monaten des Berichtsjahres
wahrgenommene Abnahme der Bleivergiftungsfälle dem Umstande
zuschreiben zu sollen, daß nach Beendigung der Schmelze, entgegen der
früheren Praxis, die Kuchen bei den Arbeitslöchern noch geschlossen
bleiben und bei stark verringertem Feuer der Kaminzug nicht abgestellt
wird. Hierdurch erhofft er bis zum Beginn des Ausarbeitens eine entsprechende Ableitung der sich im Ofen bildenden oder etwa ansammelnden Bleidämpfe." (W.-Neustadt.)

„Eine 20jährige Hilfsarbeiterin einer Tonwarenfabrik, welche zeitweise beim Zutragen der mit Bleiglasur überzogenen Rohwaren zum
Brennofen verwendet wurde, erkrankte wiederholt an Bleikolik und
starb nach ärztlicher Aussage infolge einer chronischen Bleivergiftung.
Angeblich soll die Arbeiterin seitens der Betriebsleitung öfter auf die
Gefahren einer Bleivergiftung aufmerksam gemacht worden sein,
hätte dieselben aber nicht beachtet." (St. Pölten.)

„Aus einer Tonofenfabrik, in der seit längerem keine Bleierkrankungen zu verzeichnen waren, wurde in der Berichtsperiode von einem
Falle berichtet, der eine achttägige Arbeitsunfähigkeit zur Folge hatte.
Dem Erkrankten wurde eine andere Arbeit zugewiesen. — Über Bleierkrankungen in Buchdruckereien kamen dem Amte keine Mitteilungen
zu." (Linz.)

„In die Staubabsaugungsleitung einer Miniumfabrik wurde ein Bethfilter eingebaut, aus welchem das niedergeschlagene Minium mittels einer Schnecke ausgetragen wird. Hinter dem Filter sind noch zwei große gemauerte Staubkammern eingeschaltet, welche nur in Zeiträumen von 4—5 Jahren einmal geöffnet und entleert werden. — Durch Einführung eines neuen Röstverfahrens und Verarbeitung des Röstgutes im Bleihochofen ergibt sich in der mehrfach genannten Bleihütte gegenüber dem früher betriebenen amerikanischen Herdprozeß bedeutend weniger Flugstaub in der Kondensationsanlage und im Essenkanal, wodurch die sehr gesundheitsschädliche Arbeit der Reinigung der Kondensationsanlage und des Essenkanals viel seltener zu verrichten ist." (Klagenfurt.)

„Im Sinne des Handelsministerialerlasses vom 17. Juli 1912, Z. 28 657 ex 1911, ist dem Amte eine einzige Verständigung über amtsärztlich festgestellte Bleivergiftung in einer Buchdruckerei zugekommen.

Amtsärztliche Mitteilungen über Bleivergiftungen in Buchdruckereien langten beim Amte nicht ein und es scheinen, soweit dem Amte bekannt ist, die in dieser Hinsicht herausgegebenen Vorschriften bisher noch nicht durchgeführt worden zu sein." (Zara.)

„Gelegentlich der mit dem Amtsarzte vorgenommenen Inspektion einer Buchdruckerei wurde ein Arbeiter mit Bleisaum angetroffen. Der betreffende Arbeiter konnte jedoch seine Beschäftigung nicht unterbrechen, weil die zuständige Krankenkasse sich weigerte, ihn in den Krankenstand aufzunehmen, und zwar mit der Motivierung, daß sie nur für bettlägerige Kranke ein Krankengeld verabfolge." (Innsbruck.)

„Im Berichtsjahre wurden in drei Granatschleifereien einige Fälle von Bleierkrankungen sichergestellt. 2 alte Schleifer und 1 alte Schleiferin litten an Bleikolik, mehrere andere Arbeiter wiesen einen deutlichen Bleisaum auf. Da die Werkstätten zu niedrig waren und die Arbeiter nicht die zur Erhaltung der Gesundheit unbedingt notwendige Reinlichkeit einhielten, mußte das bereits früher gestellte Verlangen nach Beistellung geeigneter Arbeitsräume und entsprechender Waschvorrichtungen wiederholt werden." (Prag II.)

„In einer Porzellanmalerei erkrankte ein Hilfsarbeiter an Bleikolik." (Reichenberg.)

„Im Berichtsjahre kam dem Amte ein auf Bleivergiftung zurückzuführender Todesfall zur Kenntnis. Derselbe betraf einen 56 Jahre alten Glasmaler, der zuletzt in einem Heimbetriebe beschäftigt war." (Tetschen.)

„Im Sinne des Handelsministerialerlasses vom 17. Juli. 1912 Z. 28 657 wurde dem Amte zur Kenntnis gebracht, daß in drei Buchdruckereien 4 Schriftsetzer der Bleivergiftung verdächtig angetroffen wurden. Die bei diesen Kranken aufgetretenen Krankheitssymptome waren Anämie, Unterleibs- und Magenschmerzen. — Außerdem kamen dem Amte noch drei Fälle von Bleivergiftungen zur Kenntnis. In dem einen Falle handelte es sich um die Malerin einer Majolikafabrik, die infolge vorgeschrittener Bleivergiftung schon seit längerer Zeit in ärztlicher Behandlung stand. Die zwei übrigen Fälle betreffen zwei Löter in der Bleilöterei einer chemischen Fabrik. Bei dem einen dieser Arbeiter wurde starker Bleisaum festgestellt, der zweite litt infolge Bleivergiftung an einem heftigen Rheumatismus. — In diesen sämtlichen Betrieben wurde anläßlich der vorgenommenen Revision neuerdings auf die strengste Einhaltung der Vorschriften der Ministerialverordnung vom 15. April 1908 R.-G.-Bl. Nr. 81 gedrungen." (Teplitz.)

„Gemäß Ministerialerlasses vom 17. Juli 1912, Z. 28 657 ex 1911, erhielt das Amt von den zuständigen Amtsärzten eine Mitteilung über Bleivergiftungen: 3 Schriftsetzer einer Buchdruckerei waren an Bleisaum erkrankt." (Budweis.)

„Von einer Gewerbebehörde erhielt das Amt die Verständigung, daß in 2 Buchdruckereien bei 2 Schriftsetzern vom Amtsarzte Anzeichen einer chronischen Bleivergiftung konstatiert wurden. Gelegentlich der daraufhin erfolgten h. a. Inspektionen wurde erhoben, daß die beiden Setzer trotz des ihnen wohlbekannten Verbotes während der Arbeitszeit zu essen pflegten; in bezug auf die zur Verhütung von Bleierkrankungen notwendigen Einrichtungen ergab sich in keinem der beiden Betriebe ein Anstand." (Brünn II.)

„Im Berichtsjahre erhielt das Amt Mitteilungen über 7 im Sinne des Ministerialerlasses vom 17. Juli 1912, Z. 28 657 ex 1911, vorgenommene amtsärztliche Untersuchungen von Buchdruckereiarbeitern; danach waren in 3 Betrieben 7 Personen mit Tremor, Anämie, Bleisaum, Schwindelanfällen und Kolik behaftet. Bei den h. a. Betriebsrevisionen mußten neuerlich die Wahrnehmungen gemacht werden, daß die Reinhaltung der Betriebe, namentlich der Setzereien und hier der Setzkasten, noch in manchen Fällen viel zu wünschen übrig läßt." (Mähr. Ostrau.)

„Gelegentlich der Genehmigungskommission bei einem Mechaniker, welcher Bleiakkumulatoren erzeugte, wurde ein jugendlicher Lehrling angetroffen, welcher nach Feststellung durch den Amtsarzt bereits Symptome einer beginnenden Bleiintoxikation aufwies." (Wien III.)

„Im Berichtsjahre erfuhr das Amt von 1 Falle von Bleivergiftung in einer Buchdruckerei des hiesigen Aufsichtsbezirkes." (Wien V.)

„In einer Glasfabrik, in welcher hauptsächlich Kolben (Glühlampenbirnen) und Glasröhren aus Bleiglas von ungefähr 25% Bleigehalt erzeugt werden, waren unter den Glasmachern während des Berichtsjahres 4 Fälle von Bleivergiftung zu verzeichnen. — In einer Munitionsfabrik wurden die Tempierstriche an den Zündersatzscheiben mit Minium kenntlich gemacht, bei welcher Arbeit sich die Arbeiterinnen die Hände stets beschmutzten. Auf die Vergiftungsgefahr vom Berichterstatter und Bezirksarzte aufmerksam gemacht, stellte in der Folge der Betriebsleiter die bis dahin üblich gewesene Verwendung des Miniums ab und ersetzte dasselbe durch schwarzen Lack." (W.-Neustadt.)

„In den beiden Bleiweißfabriken des Aufsichtsbezirkes ereignete sich nur 1 Fall von Bleikolik. Die Morbiditätsziffer betrug in der einen

Fabrik 9,4% (gegen 13,5 bzw. 14,9% in den Vorjahren), in der zweiten 14,6% (gegen 14,0 und 26,7% in den Vorjahren). Die Bleiweißerzeugung war allerdings auch bedeutend geringer als zu normalen Zeiten." (Klagenfurt.)

„Dem Amte ist im Berichtsjahre nur eine amtsärztliche Mitteilung über einen leichteren Fall von Bleivergiftung, welche einen Anstreicher einer Maschinenfabrik betraf, zugekommen." (Reichenberg.).

„Im Sinne des Handelsministerialerlasses vom 17. Juli 1912, Z. 28 657 ex 1911, kam dem Amte von einer Gewerbebehörde die Verständigung zu, daß in 2 Buchdruckereien bei 3 Setzern bzw. bei 1 Maschinenmeister und 1 Faktor Bleivergiftungen festgestellt wurden." (Kremsier.)

„In einer Glaserei, welche sich mit der Herstellung von Frühbeetfenstern für Gärtnereibetriebe befaßt, wurden zwei Arbeiter angetroffen, die schon seit Jahren infolge ihrer Arbeit mit Blei bei der Herstellung von Fassungen der Fenster an Bleiintoxikation erkrankt waren. Die Versuche, diese Fenster statt mit Bleifassungen mit Holzsprossen auszustatten, scheiterten jedoch an dem Umstande, daß die zahlreichen Gärtner der Umgebung Wiens die Frühbeetfenster wegen des geringeren Gewichtes und der größeren Lichteinfallsflächen allgemein trotz der ständig notwendigen Reparaturen mit Bleifassung verlangen." (Wien III.)

„Von den im Aufsichtsbezirke bestehenden 3 Bleifabriken standen eine Bleiweißfabrik und die Miniumfabrik fast das ganze Jahr still. In der zweiten, in schwachem Betriebe stehenden Bleiweißfabrik ereignete sich 1 Fall von Bleilähmung mit einer Krankheitsdauer von 141 Tagen. Dieser Fall betraf einen Alkoholiker, welcher etwa $2^1/_2$ Monate nach Eintritt in die Fabrik erkrankte. Die Morbiditätsziffer betrug im Berichtsjahre in dieser Bleiweißfabrik 11,0% (gegen 9,4 bzw. 13,5% in den Vorjahren).

In der in lebhaftem Betriebe stehenden Bleihütte ereignete sich im Berichtsjahre kein Fall von Bleikolik, lediglich mehrere Fälle von Magendarmkatarrh mit einer Krankheitsdauer von 4—8 Tagen waren zu verzeichnen. Die Morbiditätsziffer betrug in der Bleihütte etwa 19%." (Klagenfurt.)

„Im Sinne des Handelsministerialerlasses vom 17. Juli 1912, Z. 28 657 ex 1911, wurde das Amt verständigt, daß in 2 Buchdruckereien 2 Arbeiter mit Anzeichen einer Bleiintoxikation behaftet vorgefunden wurden. Anläßlich der h. a. Inspektion einer Buchdruckerei wurde festgestellt, daß 1 Buchdruckerlehrling wegen Bleivergiftung (Anämie und Kolik) seit 6 Wochen in ärztlicher Behandlung steht." (Teplitz.)

„Bei dem im Sinne des Ministerialerlasses vom 17. Juli 1912, Z. 28 657 ex 1911, vorgenommenen amtsärztlichen Untersuchungen der Buchdruckereiarbeiter aller am Amtssitze befindlichen Buchdruckereien, an denen sich das Amt beteiligte, wurde nur bei 3 Personen schwacher Bleisaum festgestellt." (Tetschen.)

Schweiz.

„Die Bleivergiftungen betrafen 24 Maler, wovon 3 in Maschinenfabriken, 6 Schriftsetzer, 2 Arbeiter in einer Akkumulatorenfabrik und
2 in anderen Betrieben. Bleiweiß findet immer noch Verwendung.
Eine kleine Firnis- und Lackfabrik verbraucht im Jahr ‚noch fünf bis
sechs Wagenladungen‘. In die Betriebe, wo es seine letzte Verwendung findet, kommt es aber wohl nie mehr in Pulverform. Über die
Bleikrankheit bei Schriftsetzern äußert der Jahresbericht des schweizerischen Buchdruckervereins für das Jahr 1913 wie folgt: ‚Auffallend
ist die stets wachsende Zahl von Fällen von Bleikolik, sei es, daß die
Ärzte etwas freigebig auf Berufskrankheit schließen, sei es, daß die
Vermehrung der Setzmaschinen hierin einen schädigenden Einfluß ausübt; merkwürdig ist auch, daß, während früher die Heilung ziemlich
regelmäßig in höchstens 3—4 Wochen sich einstellte, sie sich jetzt oft
monatelang hinschleppt. Es ist schwer einzusehen, wie dies mit den
Fortschritten der medizinischen Wissenschaft in Einklang zu bringen
ist.‘ An den Setzmaschinen sind wohl überall Abzüge über den Schmelztöpfen vorhanden. Übrigens haben die Untersuchungen von Herrn
Prof. Dr. Otto Roth schon vor Jahren ergeben, daß keine derartige
Erhitzung des Letternmetalls stattfindet, daß Bleidämpfe in die Luft
gehen. Dagegen haben wir schon früher auf den Übelstand aufmerksam gemacht, daß immer sehr viele Abfälle von Letternmetall auf den
Boden gelangen und so Anlaß zu bleihaltigem Staub geben. Diese Abfälle sollten aufgefangen werden. Es ist ein Irrtum, zu glauben, Bleistaub gelange nicht in die Luft, weil er schwer sei. In einer Werkstätte, wo allerlei Gegenstände mit fein zerteiltem Blei überzogen werden,
haben wir Staub gesammelt, der sich in mehr als drei Meter Höhe über
dem Boden abgelagert hatte, und die chemische Untersuchung ergab,
daß er zu 50% seines Gewichtes aus Blei bestand. Zur Verhütung der
Bleikrankheit kann man nicht genug auf Reinlichkeit in den Arbeitsräumen und an der Person der Arbeiter dringen. An beiden Orten
läßt sich oft noch viel zu wünschen übrig.“ (1914—15, I. Kreis.)

„Wir haben einen Fall von chronischer Bleivergiftung eingetragen;
es handelt sich um einen Schriftgießer, der von einem sehr schweren
Anfall bereits im Jahre 1912 heimgesucht wurde. Nach erfolgter
Heilung begann er sofort wieder zu arbeiten, wechselte die Arbeitsstelle zweimal und mußte sich, im Jahr nach der ersten Erkrankung,
neuerlich krank melden. Mehrere Ärzte konstatierten die ausgesprochenen Anzeichen einer chronischen Bleivergiftung und rieten ihm die
Bleiarbeit aufzugeben, was für diesen noch jungen Mann einer bedeutenden Verdiensteinbuße gleichkommt. Die Frage der Verantwortlichkeit im zivilrechtlichen Sinne, die gestellt werden wird, dürfte
schwer zu entscheiden sein, denn wer kann bestimmen, in welchem
Maße der letzte Arbeitgeber für die Gewerbekrankheit, an der der
Betreffende leidet, zivilrechtlich verantwortlich ist. Es wird ein großer
Vorteil des Gesetzes vom 13. Juni 1911 betreffend die Versicherung
gegen Krankheiten und Unfälle sein, daß es ermöglichen wird, solche

Fälle zu regeln, ohne daß es nötig ist, nach dem Verantwortlichen zu suchen." (1914—15, II. Kreis.)

„An erster Stelle stehen immer noch die Bleierkrankungen, deren Zahl gegenüber der letzten Berichtsperiode wieder zugenommen hat. Reichlich zwei Drittel aller Fälle betreffen Maler, von denen wiederum mehr als zwei Drittel nicht in Fabriken, sondern in dem erweiterten Haftpflichtgesetz unterstellten Betrieben tätig waren. Daß aber nicht nur in diesen Kreisen vermehrte Sorgfalt und Belehrung nottut, zeigt die Verteilung der Fälle im Jahre 1913, wo die bleikrank gewordenen Maler in Fabrikbetrieben ihren Arbeitsgenossen in den Nichtfabriken die Wage halten. Als Ursache der Vergiftung bei den Malern ist zumeist die Verwendung bleihaltiger Farbe, im besondern von Bleiweiß angegeben; einmal wird Bleistaub genannt. Zur Illustrierung der Sachlage mag die Äußerung eines Krankenmöbelfabrikanten hier Platz finden, der versicherte, daß die Spitäler die Verwendung von Bleiweiß für chirurgische Möbel ausdrücklich vorschreiben.

Aus den Bleifarbenfabriken und Kabelwerken des Kreises kamen Bleierkrankungen nicht zur Anzeige, woraus nicht etwa geschlossen werden darf, daß die hygienischen Vorsichtsmaßregeln überall mit wünschenswerter Peinlichkeit zur Anwendung gelangen. Wenn z. B. diese Betriebe zum Teil immer noch eigener Badeeinrichtungen entbehren, wird man diesen Zustand nicht als vollkommen befriedigend ansehen wollen. Als vorbeugende Maßnahme werden in einer Bleifarbenfabrik den Arbeitern von Zeit zu Zeit elektrolytische Bäder geboten. Diese Behandlung wird in der neuesten Literatur empfohlen und soll überraschende Resultate ergeben.

Je eine Bleivergiftung wird gemeldet aus einer Ofen- und einer Emaillefabrik. In den keramischen Betrieben wird keineswegs bloß gefrittete Glasur verwendet, man hält die ungebundenen Bleioxyde aus verschiedenen technischen Gründen für durchaus unentbehrlich.

Durch metallisches Blei, Bleistaub und Bleidämpfe sind in Fabrikbetrieben 5 Vergiftungen verursacht und gemeldet worden. Davon entfallen 3 auf Buchdruckereien. In einem dieser Fälle wurde die Haftpflicht bestritten und die Ablehnung geschützt, weil der Erkrankte schon in früheren Jahren im Auslande bleikrank gewesen war. Außer den gemeldeten Erkrankungen bringt man bei Anlaß der Inspektionsbesuche stets noch weitere Fälle in Erfahrung, bei denen mit Recht oder Unrecht Bleivergiftung geltend gemacht wird, die aber mangels sicheren Nachweises keine Anerkennung finden. In einem derartigen Falle war für den Ausschluß der Bleivergiftung der Befund der Blutkörperchenuntersuchung ausschlaggebend.

Unter den mit Sicherheit als bleikrank Erkrankten befindet sich ein einziger Setzer. Es mag sein, daß man bei diesen Arbeitern ein größeres Verständnis für die Bleigefahr voraussetzen darf, als bei den übrigen Bleiarbeitern. Trotzdem sind die Offizinen, wo bei der Setzarbeit lebhaft geraucht wird, aus dem Gesichtskreis der Inspektionsbeamten noch nicht verschwunden.

Eine regelmäßige ärztliche Überwachung der Bleibetriebe hat bisher im dritten Kreise nicht Platz gegriffen.

Von den in der Tabelle (s. S. 3) aufgeführten Bleivergiftungen sind zwei Fälle, die Maler betreffen, mit Entschädigung für bleibenden Nachteil erledigt worden. Eine mit Tod ausgegangene angebliche Bleierkrankung wurde als Tuberkulose der Nebennieren erkannt und kam daher für die Statistik nicht in Betracht." (1914—15, III. Kreis.)

„In der Tabelle mag auffallen der starke Rückgang der Bleierkrankungen. Per Jahr ist nur je ein Fall zur Meldung gekommen. Der eine, vom Jahre 1915, betrifft einen Stereotypeur, der schon früher wiederholt bleikrank war und auf Grund dieser Antezedentien einen Entschädigungsanspruch nicht geltend machen konnte; der andere, von 1916, ereignete sich beim Verbleien nach dem Schoopschen Spritzverfahren. Der Fall gab Herrn Prof. Dr. O. Roth in Zürich Anlaß, Vorschläge für Schutzmaßnahmen bei dieser Arbeit auszuarbeiten. Die Verwendung einer Maske wird als unentbehrlich bezeichnet.

Aus welchen Gründen übrigens die Zahl der Bleierkrankungen in so auffälliger Weise zurückging, muß dahingestellt bleiben. Durch die geringere Tätigkeit im Bau- und Malergewerbe allein kann der Rückgang nicht bedingt sein, pflegten doch die Fabriken selbst auch ein regelmäßiges Kontingent zu den Bleikrankheiten zu stellen. Die Bleifarbenfabriken und die Kabelwerke des Kreises haben freilich auch in dieser Berichtsperiode nicht einen einzelnen Krankheitsfall zu verzeichnen. Daß die Verwendung von Blei und seiner Derivate zurückginge, darf man keineswegs schließen. Wir trafen es sogar in neuer Verwendung als Fassung für die Nadeln einer neuen Wirkmaschine, auf der sogenanntes Milanesegewebe hergestellt wird." (1916—17, II. Kreis.)

„Die chemische Industrie braucht Zinkstaub. Solchen stellt man jetzt bei uns her aus altem Dachblech. In einer Fabrik behauptete man, dieser Zinkstaub sei absolut rein. Wir konnten das nicht glauben und baten Herrn Prof. Dr. Otto Roth an der Eidg. Technischen Hochschule um Untersuchung einer Probe. Sie ergab 2,5% Bleigehalt und wir werden uns also nicht wundern, wenn aus den Zinkstaubfabriken Bleivergiftungen gemeldet werden." (1916—17, IV. Kreis.)

„Die beiden Bleikrankheiten, von denen die eine tödlichen Verlauf nahm, waren auf die Verwendung von Bleiweiß zurückzuführen; beide betrafen Maler." (1916—17, IV. Kreis.)

England

(s. a. unter „Anhang" auf S. 254).

1914.

„Der Vergleich der Zahlen (s. Tab. II) zeigt, daß eine Verminderung der Fälle bei den Industrien im Laufe der Jahre aufgetreten ist, wo periodische ärztliche Untersuchung gefordert wird und wo Absaugung am Orte der Entstehung der Schädlichkeit eingeführt ist, also bei den unter 1, 7, 8, 14 genannten Industrien, daß umgekehrt die Besserung eine geringe ist, wo diese Maßnahmen nicht gut anwendbar sind (4, 5, 15, 16, 17). Ausnahmen bilden scheinbar Industrie 13 von der erstgenannten, 6 von der letzten Gruppe. Nichts kommt auf diese Art deutlicher zum Ausdruck als die Tatsache, daß Bleierkrankung hauptsächlich die Folge der Einatmung von Bleirauch und -Dampf (gleichgültig ob metallisches Blei oder Bleiverbindungen) ist, während die Aufnahme durch die Haut und das Essen mit ungewaschenen Händen ganz in den Hintergrund gedrängt ist."

„Eine Untersuchung über die Löterei im Hinblick auf §§ 74 und 75a des Gesetzes vom Jahre 1901 ist im Regierungslaboratorium im Gange und es sind schon bemerkenswerte Fortschritte gemacht worden. Ich bringe die gewöhnlichen Tabellen, die die Erkrankungshäufigkeit bei den einzelnen Arbeitsprozessen in der keramischen Industrie zeigen. Sie sind bemerkenswert, da sie zeigen, daß Absaugung, wenn sie gut eingerichtet und in Betrieb ist, den größten Anteil an der Verminderung der Morbidität durch Staub beim Verpusten, beim Aufspritzen von Farbe und Glasur hat. Die Zahlen in Spalte 2 (nach der geschätzten Zahl der Arbeiter für 1912) übertreffen vermutlich die Zahl der tatsächlich im Berichtsjahre beschäftigten Personen.

„Dr. F. Shufflebotham zu Newcastle-Lyne beschreibt 14 Fälle von Bleivergiftung (10 davon waren Arbeiter in der keramischen Industrie), die zu seiner Kenntnis gekommen waren, unter Leuten, die in die Armee eingereiht worden waren. Der Beginn der Symptome schwankte zwischen 3 und 7 Wochen nach der Einstellung und wird der Steigerung des Stoffwechsels durch die veränderten Lebensbedingungen zugeschrieben. In einem Falle, betreffend einen Glasierer, der vom Gewerbearzte vor zwei Jahren von der Bleiarbeit suspendiert gewesen war, wurde Entlassung aus der Armee nötig. Dieser litt an Neuritis und anderen Symptomen.

Dr. K. W. Goadby untersuchte die Wirksamkeit des elektrischen Zweizellenbades nach Oliver. Bei seinen Versuchen wurde der Arbeiter, die Füße in der Anoden-, die Arme in der Kathodenzelle, von einem Strome von 20—40 Milliampère bei einer Spannung von etwa 20 Volt durchflossen. Die Zellen enthielten eine Salzlösung. Nach Dr. Goadbys Versuchen ist das Blei im Körper als Albuminat enthalten und wird vom elektrischen Strom nicht angegriffen, bevor es aus seiner organischen Bindung befreit ist, nur dann, wenn dies geschehen und ein geeigneter Elektrolyt vorhanden ist, kann eine Ausscheidung stattfinden; es besteht aber kein Beweis, daß das Blei im Körper in ionisierter Form vorhanden ist. Die Versuche sprechen nicht dafür, daß das Blei, wenn es überhaupt in den peripheren Geweben enthalten ist, durch Elektrizität ausgeschieden werden kann. Goadby sagt ferner: ‚Eisen ist auch der Elektrolyse ausgesetzt; wenn Olivers Annahme von der elektrolytischen Ausscheidung durch Zweizellenbäder des Bleies richtig ist, dann muß auf diese Weise auch das Eisen des Hämoglobins ausgeschieden werden.‘

Tab. VI. In den einzelnen Zweigen der keramischen Industrie gemeldete Fälle.

		Zahl der Beschäftigten 1912	Im Jahre 1914 gemeldete Fälle						Zahl der gemeldeten Fälle im Jahre			Durchschnitt		
			Porzellan	Steingut	Ziegel	Jett u. braune Fayence	Sanitäre Artikel	Summe	1913	1912	1911	1907 bis 1910	1903 bis 1906	1899 bis 1903
Taucher	M.	823	—	8	—	—	1	9	7	18	16	17	18	26
	F.	169	—	—	—	—	—	—	4	—	6	6	4	7
Taucher-Gehilfen	M.	509	—	1	—	—	—	1	1	3	2	3	3	7
	F.	341	—	—	—	—	—	—	5 ·	6	14	13	18	17
Verputzer	M.	140	—	—	—	—	—	—	1	1	—	1	2	3
	F.	501	—	—	1	1	—	2	8	15	15	15	18	30
Summe	M.	1472	—	9	—	—	1	10	9	22	18	21	23	36
	F.	1001	—	—	1	1	—	2	17	21	35	34	40	54
Einsetzer	M.	2559	1	7	—	—	—	8	21	12	17	16	12	33
	F.	110	—	1	—	—	—	1	1	1	2	1	1	1
Majolika-Maler	M.	22	—	—	—	—	—	—	—	1	—	—	—	—
	F.	313	—	—	—	—	—	—	1	3	4	6	8	10
Grundierer	M.	45	—	—	—	—	—	—	—	1	1	1	—	1
	F.	150	—	1	—	—	—	1	—	1	2	1	1	4
Farben-Aufstauber	M.	7	—	—	—	—	—	—	—	—	—	—	—	—
	F.	98	—	—	—	—	—	—	—	—	—	—	1	4
Emailfarben- u. Glasur-Aufbläser	M.	55	—	—	—	—	—	—	—	2	—	—	—	1
	F.	296	—	3	—	—	—	3	3	11	2	3	3	2
Farbenerzeugung, Farbmühlen, Farbenreiben	M.	369	—	—	1	—	—	1	7	1	8	5	5	6
	F.	58	—	—	—	—	—	—	1	—	1	1	1	1
Andere bleigefährdete Personen	M.	364	1	—	—	—	—	1	2	2	1	2	1	2
	F.	151	—	—	—	—	—	—	—	2	1	1	2	4
Hauptsumme	M.	4893	2	16	1	—	1	20	39	41	45	44	41	80
	F.	2192	—	5	1	1	—	7	23	39	47	45	57	80
	M. u. F.	7085	2	21	2	1	1	27	62	80	92	89	98	160

Auch Dr. W. H. F. O x l e y, Gewerbearzt in Poplar, kam nicht nur auf praktischem Wege, sondern auch durch Versuche, angestellt mit Dr. A. W. S t e w a r t im Königlichen Institute für öffentliches Gesundheitswesen, zu dem Schlusse, daß die elektrische Behandlung ohne Einfluß auf den Bleisaum sei und das Blei nicht zur Ausscheidung aus dem Körper bringe. Er ist ,gezwungen anzunehmen, daß eine solche Behandlungsmethode bei Bleiarbeitern keinen praktischen Wert hätte'. Auch ich war zu diesem Schlusse gezwungen, und zwar mit großem Bedauern, als ich die Betriebe besucht hatte, in denen die beschriebene Behandlung der Bleivergiftung durchgeführt wird."

„Im Jahresberichte pro 1909 habe ich 6638 Fälle von Bleivergiftung analysiert, über die in den Jahren 1900—1909 berichtet worden war, 1. hinsichtlich Zu- oder Abnahme der Zahl bei jeder einzelnen der 18 Industriearten, 2. hinsichtlich der Schwere und 3. hinsichtlich der Anzahl der Anfälle (d. i. ob es die 1., 2. oder 3. Erkrankung war oder chronischer Saturnismus), 4. hinsichtlich der Symptome. Nach dieser Zeit wurde mit Rücksicht auf die Erweiterung bestimmter Verordnungen die Gruppierung der Industrien etwas modifiziert und der großen Anzahl von Berufen, in denen Blei als mögliche Krankheitsursache auftritt, etwas mehr angepaßt. Während die 18 Hauptgruppen unverändert blieben, wurde die Unterteilung einzelner davon ziemlich weit getrieben. So erfolgte eine Gruppierung der unter „andere Industrien" subsumierten Berufe in 13 Untergruppen. In diesen fünf Jahren 1910—14 wurden Berichte über 2742 Fälle erhalten und diese erlauben vergleichende Untersuchung mit den 6638 der Periode 1900—1909. Wenn auch bei einer Krankheit wie Bleivergiftung gewisse Irrtümer in der Berichterstattung unvermeidlich sind, so lassen sich doch die offiziellen, Jahr für Jahr publizierten Zahlen mit Nutzen untereinander vergleichen. Die vom Gewerbearzte nach seinen Erhebungen gesammelten und berichteten Daten liefern die Grundlage der Tabellen. Die Fälle schließen ein alle Erkrankungen von Personen, über die in einem Jahre berichtet wurde und für die in den vorangegangenen 12 Monaten keine Meldung erfolgt ist. Kein Name erscheint zweimal in einem und demselben Jahr. Bei der Gruppierung der Zahlen ist am wichtigsten die Einbeziehung in die Gruppen „schwer" und „dritte oder chronische Erkrankung".

Vergleicht man die Tab. VII mit den S. 198—199 des Jahresberichtes für 1909[1]), den ich aus Platzrücksichten hier nicht publizieren kann, so ergibt sich eine Verminderung der Zahlen für „schwere Anfälle" in allen 18 Industrien mit Ausnahme der keramischen Industrie. Bei der Feilenhauerei ist der relative Anteil der schweren Fälle von 48,9 in der Vorperiode auf 19,2%, in der Bleiweißerzeugung von 27,2 auf 16,4, in Malerei- und Farbenfabriken von 27,9 auf 9,0% und in „Malerei im Dienste anderer Industrien" von 31,4 auf 19,1% gefallen. Das Verhältnis der chronischen Fälle zur gemeldeten Gesamtzahl fiel bei der Druckerei von 17,4 in der Periode 1900—1909 auf 6,3 in der Berichtsperiode, bei den Feilenhauern von 44,8 auf 21,2% und ist auch bei einigen anderen Gruppen, wiewohl minder bedeutend, hinabgegangen. Zur Untersuchung der Ursache dieses Rückganges der schweren Fälle

---

[1]) Brezina, Internat. Übers. usw. f. d. Jahr 1909, Wiener Arbeiten a. d. Geb. d. soz. Medizin, herausg. v. L. Teleky, III. Heft, S. 2.

Tab. VII. Ergebnisse der Berichterstattung über

	Zahl der Fälle		Davon schwer		Davon 1. Anfall		Kolik usw.	
	M.	F.	M.	F.	M.	F.	M.	F.
1. Metallhütten	200	—	35	—	146	—	139	—
2. Messingindustrie	33	4	7	1	24	4	26	4
3. Bleifolie u. Bleirohrerzeugung	33	—	8	—	30	—	32	—
4. Installation u. Löterei	148	10	27	—	110	9	111	8
5. Druckerei, Setzerei u. zugehörige Hilfsarbeiten	142	4	27	—	104	4	110	3
6. Feilenhauerei	52	13	10	—	30	9	23	10
7. Verzinnen u. Emaillieren	54	10	5	—	38	9	33	10
8. Bleiweißerzeugung	146	10	24	—	126	6	103	6
9. Messingerzeugung	39	—	3	—	31	—	33	—
10. Porzellan- u. Steingutindustrie	186	153	56	20	132	142	100	109
10a. Abziehbildererzeugung für Keramik	—	5	—	1	—	4	—	2
11. Glasschleiferei u. Glaspolieren	12	—	5	—	7	—	8	—
12. Emaillieren von Platten	56	5	10	1	46	5	47	5
13. Akkumulatorenfabriken	178	—	32	—	162	—	163	—
14. Farbenindustrie	100	—	9	—	83	—	78	—
15. Wagnerei	384	2	54	—	279	2	295	2
16. Schiffbau	153	—	30	—	126	—	128	—
17. Malerei im Dienste anderer Industrien	225	18	43	2	156	16	182	18
18. Andere Industrien	310	57	65	2	233	50	242	48
Summe 1910—1914	2451	291	450	27	1863	260	1853	225
Summe 1900—1909	5637	1001	1588	204	3800	799	4512	779

ist es nötig, die nächste Tab. VIII zu betrachten, die über die beobachteten Symptome Auskunft gibt. Gewöhnlich bestehen mehrere Symptome gleichzeitig und die betreffenden Fälle werden unter jede bezügliche Gruppe eingereiht. Die Gesamtzahl der Symptome geht daher weit über die Zahl der Fälle hinaus, das tut aber der Möglichkeit, die Zahl der Fälle bei jedem Einzelsymptom mit der Zahl der gemeldeten Fälle überhaupt zu vergleichen, keinen Eintrag. Die Erscheinungen,

Tab. VIII. Enzephalopathie.

	1914	1913	1912	1911	1910	1909	1908	1907	1906	1905	1904
Epilepsie usw.	4	4	9	6	6	12	15	14	11	12	15
Psychische Störungen	4	3	2	5	2	2	1	6	3	1	2
Neuritis optica	—	—	—	2	3	3	2	3	7	5	4
Summe	8	7	11	13	21	17	18	23	21	18	21

Bleivergiftung in den Jahren 1910—14.

Wichtigste Symptome

Anämie		Kopfschmerz		Lähmung		Nervöse Symptome		Enzephalopathie		Rheumatismus		Andere Symptome		Keine Angaben		Zahl der Erkrankungen auf 1000 Arbeiter			
M.	F.	M.	F.	M.	F.	M.	F.	M.	F.	M.	F.	M.	F.	M.	F.	1911	1912	1913	1914
65	—	17	—	32	—	10	—	3	—	33	—	20	—	2	—	17	23	9	13
19	3	1	—	6	—	1	—	1	—	1	1	2	—	1	—	—	—	—	—
12	—	5	—	3	—	1	—	—	—	6	—	3	—	—	—	—	—	—	—
40	2	17	2	21	—	6	1	2	—	27	1	14	—	7	1	—	—	—	—
43	2	20	—	17	—	6	—	1	—	16	—	9	—	9	—	0,5	0,6	0,3	0,4
21	6	5	2	10	—	1	—	2	—	5	—	4	—	4	1	3	2	3	2
																Emaillieren:			
21	1	3	—	6	—	11	—	—	—	10	2	1	—	2	—	22	5	10	14
																Verzinnen:			
																21	17	10	20
57	—	13	1	12	1	13	—	10	—	10	2	4	—	5	3	29	17	24	26
12	—	4	—	2	—	3	—	—	—	3	—	3	—	2	—	—	—	—	—
46	57	65	63	34	9	10	5	9	8	26	13	54	12	1	—	15	13	9	6
—	3	—	1	—	—	—	1	—	1	—	1	—	—	—	1	—	—	—	—
5	—	1	—	1	—	3	—	—	—	1	—	5	—	—	—	—	—	—	—
21	2	3	1	4	—	2	—	2	1	6	1	1	—	2	—	—	—	—	—
46	—	14	—	12	—	7	—	5	—	5	—	2	—	⌐	—	21	30	30	27
37	—	9	—	11	—	8	—	—	—	9	—	3	—	…	—	14	13	16	16
135	1	49	1	61	—	11	—	4	—	60	—	23	—	14	—	4	3	2	2
59	—	19	—	26	—	7	—	5	—	13	—	9	—	6	—	—	—	—	—
81	8	27	2	35	2	9	2	4	—	30	3	16	—	4	—	—	—	—	—
105	27	31	8	40	3	29	—	5	—	32	4	13	—	14	2	—	—	—	—
825	112	303	81	333	15	138	8	53	10	293	28	186	12	76	8	—	—	—	—
1473	325	539	255	1190	153	—	-	200	62	568	107	176	16	—	—	—	—	—	—

die im allgemeinen einen Fall zum „schweren" stempeln (abgesehen von den Todesfällen infolge chronischer Nephritis und Hirnblutung, die unter „andere Symptome" zusammengefaßt werden), sind Lähmung und Gehirnsymptome (Enzephalopathie). Die Tabelle zeigt, wie sehr diese Symptome in der Berichtsperiode gegenüber der Jahresgruppe 1900—1909 abgenommen haben.

Bei der Einschätzung des Symptoms „Lähmung" erschweren unscharfe Ausdrücke wie „Schwäche" oder „Verlust der Kräfte" die Gruppierung. In der Vorperiode wurden alle solche Meldungen als Lähmung angesehen, seit 1910 aber wurde es möglich, zwischen diesen und der eigentlichen Lähmung zu unterscheiden. Diese Unterscheidung erklärt zum Teil die Abnahme der Lähmungserscheinungen, denn in den letzten 5 Jahren wurden nur eigentliche Lähmungen unter diese Gruppe eingerechnet. Bei einer Krankheit, die soviel Schwäche hervorruft wie die Bleivergiftung, wird in der Regel eine gewisse Abnahme der Muskelkraft vorliegen.

Die Erzielung einer Abnahme der schweren Hirnsymptome ist ungemein wichtig, ihr Vorkommen muß als offenkundige Folge der Einatmung größerer Mengen von Bleistaub oder -Dampf angesehen werden und spricht daher für Mängel an den Schutzmaßnahmen.

Aus Tab. II ergibt sich die bedauerliche Tatsache, daß die fortgesetzte Abnahme der Vergiftungsfälle nicht von einem entsprechenden Sinken der Todesfälle begleitet war. Diese scheinbar merkwürdige Tatsache beruht darauf, daß heute häufiger als früher entsprechend dem Arbeiterentschädigungsgesetze von 1906 die Totenscheine von Arbeitern, die an Bleivergiftung litten, den Vermerk „Bleivergiftung‘‘ tragen, nicht allein bei Todesfällen an chronischer Nephritis, sondern auch aus nicht ganz klaren Ursachen bei Phthise und Pneumonie. Diese Tatsache allein gibt, obwohl die Einrechnung aller dieser Fälle die bemerkenswerte Abnahme in der Zahl der Fälle bei der keramischen Industrie nicht verdeckt hat, die Erklärung für die scheinbare Zunahme der Schwere der Fälle in der Periode 1910—14 (20,8 bzw. 30,1). Die folgenden Zahlen für Todesfälle nach dem Generalrapport zeigen deutlich den Abfall der Letalität der Bleivergiftung bis zum Jahre 1906, in welchem das Gesetz rechtswirksam wurde, und die seitdem erfolgte Zunahme. Die Zahlen für Bleitodesfälle 1900—13 lauten: 114, 101, 83, 90, 87, 78, 74, 92, 105, 91, 86, 110, 106, 81.

Die Tab. VII S. 48/49 zeigt ungefähr die Zahl der Erkrankungen pro 1000 unter den der Bleiwirkung Ausgesetzten in den wichtigsten Bleiindustrien.

Hüttenwerke. In den fünf Berichtsjahren ereigneten sich 200 Fälle, von denen 121 bei der Bleiverhüttung im engeren Sinne, 11 beim Entsilbern, 64 bei der Zinkverhüttung auftraten. Die Gefahr der Vergiftung liegt hier an der Einatmung von Staub und Dampf bei den Hoch- und Raffinieröfen, beim Entsilbern in dem vom Kupolofen entwickelten Dampf, da die Temperatur notwendigerweise hoch ist und vom Staub bei der folgenden Darstellung der Bleiglätte; bei den Zinkhütten in den Dämpfen aus der geringen Bleimenge (2—3%), die dem Zink beigemengt ist. Die relative Zahl der Lähmungen ist noch höher in den Zinkhütten als in den Bleihütten und beim Entsilbern. Die Bestimmungen, die im Jahre 1911 in Kraft traten und die periodische ärztliche Visitierung und lokale Absaugung soweit wie möglich vorschreiben, haben ihren Wert gezeigt, obwohl mit Rücksicht auf die Art, in der diese Arbeit notwendigerweise ausgeführt werden muß, lokale Staubabsaugung oft schwer erzielbar ist, insbesondere bei ungünstigem Wetter. Dr. G. Arbour Stephens, der Fabrikarzt von fünf wichtigen Zinkhütten, die unter die Bestimmungen fallen, hat viel gutes geleistet, indem er mit Nachdruck auf die Wichtigkeit gesunder Zähne als Schutzmittel gegen Bleivergiftung hinwies.

Messingindustrie ist entsprechend dem Vorkommen in der Industrie unterteilt in a) Poliererei, b) Leuchtererzeugung, c) Gießerei usw. Bei allen Legierungen von Messing wird ein kleiner (1—5%) Bleizusatz gemacht, um das Metall weicher zu machen. Beim Schmelzen wurden

in den letzten fünf Jahren 11 Fälle gemeldet, zweifellos durch Dampf-
inhalation, beim Polieren 19 von der geringen Bleimenge, die bei ungenügend wirkender Absaugung im abgeriebenen Staube enthalten
ist, bei der Leuchtererzeugung 7 Fälle. Allein aus Birmingham wurden
7 von den 19 Polierfällen gemeldet.

Die Bestimmungen über Messingindustrie haben durch ihre Forde-
rung lokaler Absaugung die Industrie stark umgestaltet. Im Jahre 1902
habe ich eine spezielle Untersuchung über die Gesundheit der Messing-
arbeiter in Birmingham angestellt und bei dieser Gelegenheit 233 Gießer
und 210 Polierer untersucht. Die Details dieser Untersuchung wurden
in dem Jahresberichte für 1905, S. 388—397 gegeben. Die Untersuchungen wurden in 21 Betrieben ausgeführt. Ich kam damals zu
dem Schlusse, daß die Gießerei mit mehr Gesundheitsgefahren verbunden
sei als das Polieren. Ungefähr 65% der Gießer erklärten, sie hätten
mehr oder weniger häufig an Erscheinungen wie Unwohlsein, Schwäche,
Zittern und Kältegefühl — charakteristisch für Gießfieber — gelitten.
Zeichen für Bleiaufnahme bestanden bei 4 Gießern und 16 Polierern. Die
Regulative zählen in Birmingham allein 860 Betriebe, von denen etwa
320 wegen der Größe des Luftraumes pro Person ausgenommen sind.

Viele kleine und ungeeignete Betriebe wurden in den letzten fünf
Jahren aufgehoben. Wenn ich auch in Birmingham zeitweilig einen
bewundernswerten Erfolg der Regulative sah, so habe ich doch erst
in diesem Jahre Gelegenheit gehabt, die Betriebe zu sehen, die ich bei
der ersten Inspektion besucht hatte. Ich fand in jeder Gießerei ausnahmslos ohne Rücksicht auf den Luftkubus irgendwelche Vorkehrungen
für Dampfabsaugung. Einzelne von den Gießereien waren eng und die
Zahl der Fälle von Gießfieber früher bedeutend, aber dieselben Leute,
die ich unter den alten Verhältnissen untersucht hatte, bestanden auf
der strikten Durchführung der Verbesserungen der Einrichtungen,
welche nunmehr erfolgt ist, Gießfieber ist sogut wie verschwunden,
dank der Absaugevorrichtungen.

Bleiplatten und Bleirohrerzeugung (3) ist entsprechend dem
Arbeitsvorgang unterteilt in Schmelztiegelarbeit (a) und sonstiges (b).
In den fünf Berichtsjahren wurden 16 Fälle beobachtet, die zur ersteren
Gruppe gehören und daher dem Staub zuzuschreiben sind, der beim
Abschöpfen des Gekrätzes emporsteigt; in der anderen Gruppe wurden
17 Fälle gemeldet, sie betreffen die Arbeit mit alten, schmutzigen
oxydierten Bleirohren, Zisternen usw.

Installation und Löterei (4) zerfällt in die Arbeit mit Bleiweiß
oder Minium (a), Löten (b), wozu außer der gewöhnlichen Löterei mit
dem Lötrohr auch das „Verbrennen" von Blei durch das Knallgasgebläse oder mit der Azetylenflamme gehört, Arbeiten, die in chemischen
Fabriken vielfach ausgeführt werden. Es werden 70 zur ersten und
88 zur zweiten Gruppe gehörige Fälle gemeldet, bei letzterer waren
9 Fälle Weiber betreffend. Das Azetylenverfahren ist relativ neu und
wird besonders beim Abbrechen von Schiffen verwendet. Mr. Evans
(Swansea) berichtet wie folgt.

„In der Regel werden vor dem ‚Einschmelzen' der Platten die Farben ‚abgeschliffen', gelegentlich aber wird unter schwierigen Verhältnissen, namentlich häufiger aus Bequemlichkeit diese Vorsicht unterlassen und infolgedessen ist dann die Vergiftungsgefahr bei dieser Arbeit, wenn sie in einem engen Raum durchgeführt wird, sehr groß."

Man hat versucht die Farbe durch Lösungsmittel wie Ätznatron und Ätzkali zu entfernen, doch war deren Wirkung ungenügend. Es folgt ein Bericht über Bleivergiftung durch Schweißen im Knallgasgebläse von Dr. Evans (Swansea).

„Das geschweißte Material bestand entweder aus reinem Blei, oder aus einer Legierung bestehend aus Blei, Antimon (7%) und Zinn in kleiner Menge. Beim Schmelzen reinen Bleies entwickelten sich keine sichtbaren Dämpfe oder Gase, bei Legierungen nur geringe Spuren weißen Rauches, namentlich Antimonoxyd, diese entstanden an der Oberfläche des Metalls in nächster Nähe der geschmolzenen Partien. Aus der Farbe der Flamme aber war zu ersehen, daß nur in geringen Mengen Antimondampf dabei war und in unsichtbarer Form entwich. Vermutlich entweichen beim Schweißprozeß im Knallgasgebläse auch kleine Bleimengen. Die Knallgasflamme hat reduzierende Eigenschaften und diese Tatsache sowie die der hohen Flammentemperatur machen es wahrscheinlich, daß etwas Blei vergast und für den in der nächsten Nähe Arbeitenden gefährlich wird."

Aus den Berichten ist zu ersehen, daß die Zahl der schweren Fälle bei Mennige und Bleiweiß relativ größer ist als bei der Löterei, dort 27,5 und 17,4%, hier 10,1 und 7,6%.

Druckerei (5) umfaßt 146 Fälle, 69 davon betreffen Handsetzer, 54 Stereotypeure, Elektro- und Linotypeure, 23 andere Arbeiter. In den letzten Jahren ist viel geschehen, um in dieser Industrie die Vakuumreinigung an Stelle des Ausblasens der Typenkästen mit Blasbälgen zu setzen. Folgender Bericht von Mr. Vorney (Nordwest-London) ist interessant.

„Ein Fall von Bleivergiftung wurde von einer Druckerei gemeldet; der Befallene war mit Kalktünchen und verschiedenen anderen Arbeiten beschäftigt. Der Betrieb ist in gutem Zustande und der Unternehmer war zunächst geneigt, die Vergiftung dem früheren Posten des Patienten zuzuschreiben. Es ergab sich aber, daß letzterer jüngst die Schmelzerei getüncht hatte, wo Bleiplatten für Lichtdruck gegossen und hergerichtet werden. Vor dem Tünchen hatte er die Wände abgebürstet. Eine Probe infolge Nachlässigkeit nicht entfernten Staubes von dieser Tätigkeit wurde von einem vorspringenden Rande nahe der Decke über dem Schmelztiegel entnommen und als reich an Blei gefunden. Die Bleimenge, die auf diese Art beim Abbürsten der Wände, Balken und Decke eingeatmet und verschluckt worden sein mochte, war genügend, um die Vergiftung zu erklären. Der Staub an solchen Orten soll nie durch Bürsten aufgewirbelt werden, überhaupt nicht auf trockenem Wege, sondern die Entstaubung sollte durch den Vakuumkleaner erfolgen."

Die Feilenfabrikation (b) ergab 53 Fälle bei den Feilenhauern und 12 bei den Härtern. Letztere Arbeit besteht im Härten des Stahls durch Eintauchen der Feile in ein Bleibad bei einer Temperatur, die

das Entweichen von Dampf ermöglicht (vgl. die Untersuchungen von
S. R. Bennett im Jahresbericht 1910).

Beim Verzinnen (7) wurden 64 Fälle gemeldet, 36 davon bei
Hohlwaren, die einen Überzug von gleichen Teilen Zinn und Blei enthalten, 18 beim Herstellen eiserner Trommeln und Fäßchen und 10 bei
Pferdegeschirrerzeugung (Geschirr, Gebiß, Stange), lauter Arbeits-
vorgänge, auf die sich das Regulativ von 1909 bezieht. Die Zahlen
für diesen Industriezweig sind nicht gut vergleichbar mit denen der
Vorperiode, da diese die Verzinnerei in der Hohlwarenindustrie sowie
beim Porzellanemaillieren für Bäder und Öfen umfassen, die nunmehr
unter „Emaillieren" eine neue Gruppe bilden. Studien wurden von
Dr. Collis angestellt, um den Effekt der Regulative bei der Hohlwarenindustrie und Pferdegeschirrfabrikation zu erheben. Er war
durch die bedeutenden Fortschritte auf diesem Gebiete zufriedengestellt.

Bleiweiß (8) und Mennige (9) und zwar nur die Betriebe, in denen
Bleikarbonat hergestellt wird, und die Fälle in Bleihütten, soweit sie
zur Mennigeerzeugung dienen. Mennigefälle dürften, seitdem der
Arbeitsprozeß unter das Regulativ für Bleihütten fällt, vermutlich
unter den dort vorgekommenen 200 Fällen gezählt worden sein (1).
Bleiweißfälle waren 156, Mennigfälle 39. Die starke Verminderung der
gemeldeten Bleivergiftungen aus der Bleiweißfabrikation (von 399 im
Jahre 1899 auf 29 im Jahre 1914) ist hauptsächlich zuzuschreiben: 1. bau-
lichen Verbesserungen, 2. dem Ersatz der Handarbeit durch Maschinenarbeit (Krane, Schienenwege, Aufzüge) zum Materialtransport, 3. Absaugevorrichtungen, wo beim Packen und Farbenmischen Staub entsteht,
4. der periodischen ärztlichen Untersuchung, 5. der Verringerung der
Ofenhöhe und Herstellung mechanischer Trockenöfen, 6. der Darstellung
der Bleiweißfarben durch direkte Mischung mit Öl noch im Stadium der
teigigen Konsistenz. Die Verringerung der Zahl der Mennigfälle ist auf
die Verwendung automatischer mechanischer Methoden zurückzuführen, bei denen das metallische Blei an einer Stelle in den Apparat
hineinkommt und die fertige Ware ihn an einer anderen verläßt.

Keramische Industrie (10). Der bedeutende Abfall im Jahre
1914 (28 Fälle gegen 260 im Jahre 1899) für diese große Industrie, die
über 60 000 Arbeiter umfaßt, von denen gewöhnlich etwa 7000 blei-
gefährliche Arbeit verrichten und 344 in der Abziehbildererzeugung
arbeiten, scheint in gewissem Maße durch den dieser Industrie schädlichen Einfluß des Krieges bedingt zu sein, viel mehr aber 1. den Verbesserungen in den Betrieben, so z. B. den Absaugevorrichtungen und
2. der zunehmenden Verwendung schwer löslicher und bleifreier Glasuren. Die Handhabung des neuen Regulativs für die keramische
Industrie ist im Kapitel XI (des Originalberichtes) von Mr. Pendock
und Mr. Werner mitgeteilt.

Glasschleiferei (11). In dieser Gruppe wurden 12 Fälle gemeldet.
Es ist dies eine Industrie, über die vom Komitee der verschiedenen
Bleiindustrien berichtet wurde, da die Bleivergiftung durch Verstreuen
von Schleifpulver (Bleioxyd), das zum Polieren des Glases nötig ist,

entsteht. Da der Aufforderung, Absaugevorrichtungen herzustellen, Folge geleistet wurde, ist die Zahl der Fälle in diesem Industriezweig nunmehr gering.

Emaillieren (12). Im ganzen 61 Fälle, von denen 10 durch Emaillieren von Metallplatten für Warnungssignale hervorgerufen sind (in dieser Industrie haben zum größten Teil schon bleifreie Glasuren das Blei ersetzt). 1 durch Emaillieren von Kupferbuchstaben, 3 von opaleszierenden Zeichen und 47 beim porzellanartigen Emaillieren von gußeisernen Wannen und Öfen. In der letztgenannten Industrie wird Glasurpulver auf die gußeiserne Wanne aufgestäubt, während diese für kurze Zeit rotglühend aus dem Ofen gezogen wird. Es ist hierbei schwer, durch Dunsthaube und Abzug die warme, Glasurteilchen mit sich führende Luft vollkommen abzusaugen. Kleine Gegenstände können mit Vorteil in automatisch schließenden Apparaten behandelt werden. Bleifreie Glasur kann verwendet werden, wo weiße Farbe gewünscht wird, für grün, purpur, gelb und rot der Gasöfen ist aber Blei gegenwärtig unersetzbar.

Elektrische Akkumulatoren (13). Es wurden 178 Fälle berichtet, die in folgende Untergruppen zerfallen: Gießen 17, Teiganmachen (-mischen und -anrichten) 52, Bleilöten 30, Putzen, Feilen, Bearbeiten mit der Drahtbürste, Reinigen 35, Austausch von Platten und Arbeit mit diesen 18, Schmelzen und Arbeit mit alten Akkumulatorplatten 8, andere Arbeiten, Formen, Fegen, auswärts Aufstellen usw. 18.

Bei dieser Industrie gibt es viel Arbeit mit Mennige, Glätte, Peroxyd, daher kommt der Gebrauch der Drahtbürste und Feile häufig vor; überdies muß der Arbeiter sein Gesicht dem Arbeitsstück nahe bringen. Seit kurzem wurde mit Erfolg darauf gedrungen, daß lokale Staubabsaugevorrichtungen bei der Bleilöterei und Feilerei eingeführt werden, Arbeiten, bei denen dies im Regulativ von 1902 noch nicht verlangt wird. Diese Industrie ist in fortwährender Entwicklung begriffen und in vielen Betrieben geht die Zunahme über die Leistungsfähigkeit der ursprünglichen Absaugeanlagen hinaus. So werden aus einem neuen Betriebe 1914 acht Fälle gemeldet, ein anderer, der im Jahre 1901 23 Fälle meldete, berichtet jetzt nur über einen Fall. Diese Tatsachen zeigen, daß die Abnahme in einem Falle leider durch ungünstige Verhältnisse in einem anderen, in dem die Fabrikation erst vor kurzem begonnen hat, ausgeglichen wird.

Farbenerzeugung (14). Die Zahl der Fälle beträgt 100, und diese wurden von Betrieben gemeldet, die unter den Bestimmungen für die Fabrikation von Farben mit trockenem Bleikarbonat und Mennige arbeiten oder wo Bleichromat durch Kochen erzeugt wird. Der Vergleich mit der Zeit vor 1907, als die Bestimmungen in Kraft traten, zeigt, wie wirkungsvoll diese gewesen sind.

Wagnerei (15). Die Summe der Fälle ist 386, von diesen betreffen 185 Personen, die beim Bau und Anstrich von Eisenbahnwagen, Maschinen oder Straßenbahnwagen, 78 von (b) Motorwagen, 21 von (c) Kinderwagen und 102 von (d) gewöhnlichem Fuhrwerk, Karren und

ähnlichem beschäftigt waren. Eine auffallende Zahl chronischer Bleivergiftungen war bei Gruppe a, c, und d mit Handlähmung einher-
gehend im Gegensatz zu Gruppe b, die eine relativ junge Industrie ist,
wo also noch nicht Zeit war, daß solche Symptome sich entwickeln.
Was die günstigen Bedingungen in der Motorwagenindustrie betrifft,
schreibt Mr. Good (Coventry): Obwohl die Herstellung von Motorwagen zu Coventry in den letzten Jahren enorm zugenommen hat,
sind die Vergiftungsfälle nicht besonders zahlreich und sie dürften noch
seltener werden, wenn künftig bleifreie oder bleiarme Farben in größerem
Ausmaße verwendet werden als früher. Eine große Firma entschloß
sich, von den bleihaltigen zu praktisch bleifreien überzugehen, als ich
zahlenmäßig zeigte, daß dort mehr Saturnismusfälle vorkommen als
in der ganzen übrigen Motorwagenindustrie von Coventry zusammen.
Viele Inspektionen mußten erfolgen wegen der zahlreichen Betriebe
zur Erzeugung von Schmalseitenwagenkörpern, die im letzten Winter
errichtet wurden. Die Besitzer dieser meist kleinen Betriebe waren
in der Regel unbekannt mit den Bleiersatzmitteln; sie konnten einigermaßen mit Bleifarben umgehen und ihre Resultate machten sie zögern
mit der Durchführung eines Wechsels. Das Vorgehen der oben erwähnten großen Firma wirkte jedoch in hohem Maße beispielgebend
in solchen Fällen.

Schiffsbau (16). Zusammen 153 Fälle, 46 davon aus den staatlichen Werften und 107 aus anderen. Nicht weniger als 29 Fälle stammten aus dem Distrikt Glasgow, die Mehrzahl davon in den letzten zwei
Jahren. Die Analyse der Zahlen ergibt, daß auf den staatlichen Werften
verhältnismäßig weniger schwere Fälle vorkommen als in den anderen,
zweifellos infolge der über diese Betriebe jetzt ausgeübten Kontrolle.
Auch in Glasgow haben Bemühungen in diesem Sinne stattgefunden.
In dieser Industrie treten die Vergiftungen durch die Sandpapier-
behandlung der angestrichenen Flächen in den Kabinen usw. auf,
beim Abkratzen -reiben alter Bleianstriche, oft in geschlossenen Räumen,
wie Doppelböden, Tanks, Bilgen u. a. gelegentlich durch den Dampf,
der sich entwickelt, wenn rotglühende Nieten in Löcher eingesetzt
werden, welche Garn, getränkt mit Mennige und Öl, enthalten.

Malerei im Dienste anderer Industrien (17) umfaßt 243 Fälle.
Bei den drei hierher gehörigen Industriezweigen (Wagenbau, Schiffsbau, andere Verwendung von Farben) kann eine Verbesserung nur durch
Verminderung der verwendeten Bleifarben eintreten, indem ein Ersatz
für Bleiweiß gefunden wird. Die Inspektoren, die über Fälle berichten,
erwähnen nicht selten das Aufgeben der Bleifarbenverwendung nach
dem Auftreten von Vergiftungen.

Andere Industrien (18). Es wurden 367 Fälle gemeldet. Die
Wichtigkeit, die Fälle unter diesem unbestimmten Titel einzuteilen,
hat mich bestimmt, sie tabellarisch zusammenzustellen und zwar für
die ganze Periode. Die nicht eingeklammerten Zahlen bedeuten Männer,
die eingeklammerten Frauen: a) Stahlfedernhärten 10 (0), b) andere
Arbeiten mit geschmolzenem Metall 87 (4), c) Metallsortieren 7 (0),

d) Arbeit mit Blei 10 (2), e) Geschoßerzeugung 2 (0), f) anderer Kontakt mit metallischem Blei 13 (14), g) Gummifabrikation 26 (0), h) Glasmachen 3 (0), i) Garne färben mit gelbem Bleichromat 6 (26), j) andere Bleiverbindungen 110 (6), k) andersartiges Verzinnen 7 (0), l) Faßbinderei 4 (0), m) Sonstiges 25 (5), Summe 310 (57).

Stahlfedernhärtung (a) wird in Sheffield ausgeführt, die Vergiftung tritt sowohl durch Rauch und Staub des Gekrätzes des Bleibades auf, in das die Federn getaucht werden, als auch durch das Abschilfern des zarten Häutchens beim Probieren unter hydraulischem Druck. Zu anderen Arbeiten mit geschmolzenem Metall (b) gehören die zahlreichen Vergiftungen beim Abschäumen, die anderwärts nicht untergebracht werden können. Hier finden sich auch die Fälle, die bei der Motorwagenindustrie vorkommen.

Dr. Collis hat 6 Betriebe gesehen und beschreibt sie folgendermaßen: „Ein halbkreisförmiger Streifen von Messing oder Weißmetall, etwa $^3/_8$ Zoll im Durchmesser, 6—8 Fuß lang, wird, die Konkavseite nach oben, in eine für diesen Zweck hergestellte Vertiefung gelegt. Die konkave Fläche wird entweder mit einer Zinkchloridlösung (hergestellt durch Neutralisieren einer salzsauren Zinklösung) angefeuchtet, wenn der Streifen aus Weißmetall besteht, oder, wenn er aus Messing ist, mit Ammoniumchloridkristallen bestreut. Das Ende eines in Rotglut versetzten Lötkolbens wird nun, nachdem es vorher in Ammoniumchloridpulver getaucht ist, mit einer Hand längs der Konkavität des Streifens entlang geführt, während dem Lötkolben folgend, eine geschmolzene Mischung von Blei mit Antimon oder Zinn aus einem in der anderen Hand gehaltenen Löffel auf die Konkavseite fließen gelassen wird. Wenn die Bleimischung mit dem Flußmittel in Berührung kommt, steigen Dämpfe empor, die den Arbeiter, wenn er das Gesicht darüber hält, in die Gefahr der Dampfeinatmung bringen. Bei der großen Länge des Metallstreifens ist lokale Dampfabsaugung. bevor der Dampf in die Luft des Raumes eintritt, schwierig. Der Prozeß ähnelt dem gewöhnlichen Verzinnen, es ist kaum daran zu zweifeln, daß die Dämpfe Bleichlorid in Gasform enthalten. 9 von 14 Arbeitern zeigten deutlich Symptome von Bleiaufnahme. Die Einatmung der Dämpfe kann aber leicht durch folgende Vorrichtung vermieden werden. Ein Schlauch oder Rohr wird an einem Ende mit einem Abzug am anderen mit einem Mundstück versehen, so daß stets Luftzug darin herrscht. Beim Aufschütten der Legierung entfernt sich der Arbeiter vom Ventilator und die aufsteigenden Dämpfe werden über ihn hinweg durch den Schlauch zum Ventilator geleitet.

Metallsortieren (c) begreift in sich die Fälle, die beim Sammeln von altem Bruchblei auftreten. Die beiden Gruppen „Bleiarbeit" (d) und anderer Kontakt mit Blei mögen gemeinsam besprochen werden. Hier liegen aber nur 39 von im ganzen 2742 Fällen vor, bei denen mit Wahrscheinlichkeit Arbeit mit metallischem Blei (und dadurch herbeigeführter Beschmutzung der Hände) die Krankheitsursache ist. Bei der Geschoßerzeugung (e) scheint mir eine wesentliche Bleigefahr in der Notwendigkeit der Abstufung der Geschosse nach Gewicht und Kaliber zu liegen, Arbeiten, wobei dann Bleistaub entsteht. Die Zahl der Fälle in den fünf Jahren ist auffallend gering. Beim Herstellen der Gummimischungen (g) wird fast immer Bleiglätte zum mineralischen Gemenge zugegeben, um ihm Widerstandsfähigkeit und andere Eigenschaften zu verleihen. Mitunter wird die Bleiglätte auf den Gummi aufgestreut, wenn er durch heiße Kalanderrollen geführt wird, ein Prozeß, bei dem Vergiftungen vorkommen müssen, wenn nicht lokale Absaugung vorgenommen wird. Die wenigen Fälle, die beim notwendigen Zusatze von Mennige zum Glassatz erfolgen (h), verlangen Zusammenfassung in einer eigenen Gruppe, da sie nicht unter „Glasschleifen" eingerechnet werden können, wo der zur Bleivergiftung führende Vorgang ein ganz anderer ist. Der Staub beim Ausklopfen von Garn, das mit gelbem Bleichromat gefärbt ist (i), gab Anlaß zu 32 Erkrankungen, von denen 26 Frauen betrafen. Ausführlich behandelt wurde diese Industrie in einem Jahresbericht; sie fällt jetzt unter das Regulativ. Andere Bleiverbindungen (j) umfassen 116 Fälle von Vergiftung durch Einatmen verschiedener Bleiverbindungen, die nicht zu anderen Gruppen gerechnet werden, in Staubform. Andere Verzinnarbeiten betreffen die wenigen Fälle (7), bei denen die Gefahr dieselbe wie beim eigentlichen Verzinnen ist, aber die hergestellten Waren nicht auf der Liste stehen. Bei der Faßbinderei (l) war ich vor einigen Jahren erstaunt über die Schwere der Bleisymptome, die beim Zertrümmern alter Tonnen auftraten, die Bleiverbindungen enthalten hatten. Ich hielt es daher für wünschenswert, diese Fälle in einer eigenen Gruppe zu vereinigen. Seit der Aufnahme des nassen Verfahrens scheint hier die Gefahr sehr vermindert zu sein."

Bronzieren. „Viele von den kleineren Druckereibesitzern haben diese Arbeit aufgegeben oder verwenden flüssige Bronze, das Bronzieren ist mehr in den größeren Betrieben konzentriert worden, die mit modernen leistungsfähigen Maschinen ausgerüstet sind und wo die Tische zum Handbronzieren Staubabsaugevorrichtungen besitzen. Die kleineren Firmen, die noch zu diesem Industriezweig gehören, haben tragbare Vakuumbronzierapparate, die bei entsprechender Überwachung zur Zufriedenheit arbeiten.

Infolge der Kostspieligkeit des Bronzepulvers hat die Bronzierarbeit seit Kriegsausbruch stark abgenommen. Alles Pulver wurde bisher aus Deutschland importiert und diese Bezugsquelle ist nunmehr verschlossen. Betriebe zur Erzeugung des Materials sind bisher im Lande nicht errichtet worden."

Handfeilenhauerei. „Es ist dies ein im Abnehmen begriffenes Gewerbe, sowohl im Distrikt Wolverhampton als im Distrikt Sheffield. In Wolverhampton soll dies auf Mangel an gewerblichem Nachwuchs beruhen, zum Teil auch darauf, daß Feilenhaumaschinen in weitem Ausmaße an Stelle der Handfeilenhauerei treten. In Sheffield haben in den letzten 12 Monaten 40 Feilenhauereien zu bestehen aufgehört, die Abnahme seit zwei Jahren beträgt 120. Mehrere Betriebe, welche

„Bleilager" verwenden, wurden in Sheffield entdeckt und die Unternehmer gewarnt. Vernachlässigung in der Versorgung mit Schürzen war die gewöhnlichste Art und Weise, in welcher die geltenden Bestimmungen übertreten werden, sowohl in Derbishire als in Wolverhampton. Mehrere Inspektoren haben Überkleider für Männer und Frauen als zweckmäßiger gegenüber den Schürzen empfohlen."

Farben. Im Berichtsjahre wurden nur wenige Übertretungen der Vorschriften gemeldet und die Zahl der Vergiftungen war gering, in der Regel waren sie Folgen eines Defektes in der Staubabsaugung. — Ein Fall in London-Ost war bedingt durch die Absaugung von den Tonnen mit Bleiweißpulver, wobei der Staub nach einem weiter unten gelegenen Dache ausgeblasen wurde. Bei windigem Wetter wurde der Staub aufgewirbelt und drang in den Betrieb ein; nunmehr wird er gesammelt. Ein anderer Fall war bedingt durch die mangelhafte Staubabsaugung einer Pulvermühle. In Lankashire, wo der größere Teil der Maler bleifrei arbeitet, wurden einige Unregelmäßigkeiten durch das Auftreten mehrerer Bleivergiftungen entdeckt. Diese wurden gelegentlich der periodischen ärztlichen Untersuchungen bemerkt und beruhten auf mangelhaften Waschvorrichtungen und Speiseräumen und unreinen Ablagestellen für die Straßenkleider. Die Absaugevorrichtungen, wiewohl wirksam, entsprachen nicht allen modernen Anforderungen. Im ganzen jedoch hat sich die Beobachtung der Vorschriften im Distrikt infolge der dieser Frage zugewendeten Obsorge gebessert."

Die geringe Zahl der Bleivergiftungen, 27 gegen 63 im Jahre 1913, in der Porzellanindustrie war zum Teil vermutlich dem flauen Geschäftsgang zuzuschreiben. Die Zahlen pro 1914 für den Distrikt Staffordshire (s. Originalbericht 1914) zeigen eine beachtenswerte Abnahme der Vergiftung bei den Verputzern (2 Fälle gegen 8 im Vorberichtsjahre), Majolikamalerinnen und bei der Steindruckerei, während bei den Ärographen eine Abnahme von 4 im Jahre 1913 auf 1 im Berichtsjahre erfolgt ist. Noch erfreulicher ist die Abnahme der Fälle bei den Jugendlichen: Im Vorjahre erkrankten 8, im Berichtsjahre nur 3 Mädchen unter 20 Jahren. Unter 24jährige Männer erkrankten 1914 überhaupt nicht.

Die Verordnungen haben nicht nur dort eine Verbesserung der Arbeitsbedingungen zur Folge gehabt, wo ungefrittete Glasur verwendet wurde, sondern auch zu ausgedehnterer Verwendung ungiftiger Glasur geführt. Die Zahl der ordinäre Töpferware erzeugenden Betriebe, in denen keine Bleiglasur verwendet wurde, betrug 1914 51, nicht über 5% lösliches Blei enthaltende Glasur wurde in 42, beliebige Bleimengen enthaltende in 18 Betrieben gebraucht. Die entsprechenden Zahlen für andere Töpferware betrugen 58, 48, 59. Überhaupt nicht glasiert wurde in 72 Betrieben. Das bedeutet einen großen Fortschritt in der Verwendung bleifreier Glasur. So erwähnten einige Gewerbeinspektoren, daß nunmehr Rockingham mit absolut bleifreier Glasur hergestellt wird.

Gelegentlich wurde Vernachlässigung der erneuten ärztlichen Untersuchung Jugendlicher beobachtet, in North-Staffordshire war es notwendig, auf die monatliche Untersuchung mit Blei Beschäftigter zu dringen und ein ärztliches Untersuchungszimmer zu beschaffen.

„In den Porzellanfabriken von North-Staffordshire scheint der frühere „slop", der ein recht unzweckmäßiges Überkleid ist, beiden Bleiarbeitern noch nicht verschwunden zu sein. Überkleider sind mitunter aus so porösem Stoffe gewebt, daß der Staub sie durchdringen kann." (C. R. Pendock und E. A. R. Werner, H. M. Gewerbeinspektoren.)

1918.

„Maßgebend für die Möglichkeit der Bekämpfung der Bleivergiftung in einer Industrie ist die Durchführbarkeit oder Undurchführbarkeit der Absaugung des Staubes und der Dämpfe. Im ersteren Falle sind große Fortschritte möglich, sonst nimmt die Zahl der Vergiftungen zu oder bleibt stationär. So sind die Zahlen pro 1915—18 zu bewerten, aber sie haben sich in dieser Zeit wesentlich geändert. Durch die Einberufungen der Männer hat die Frauenarbeit in der Bleiindustrie eine Zunahme erfahren. Das Blei benötigt in der Regel mehrere Monate oder Jahre, um seine Wirkung zu entfalten und das Fehlen der Zunahme von Vergiftungen bei Frauen ist darauf zurückzuführen, daß sie noch nicht lange genug bei der Bleiarbeit sind, vielleicht ist es aber ebenso berechtigt zu sagen, daß die zunehmende Sorgfalt, mit der Bleistaub abgesaugt wird, eine Assanierung der Arbeitsprozesse bewirkt. Die Zahl der Vergiftungen bei Frauen betrug 1912—13 und 1915—18: 70, 68, 25, 30, 45, 20. Überall wo unter Nachsicht der Bestimmungen über Frauenarbeitsverbot Frauen in Betriebe eingestellt wurden, hat man Bedingungen für ihre Zulassung festgestellt. So wurde in Bleiweißfabriken nur die Einstellung über 35jähriger Frauen und nur für 8 Stunden täglich, einschließlich der Mahlzeiten, erlaubt, auch wurde ihnen vor der Arbeit eine Mahlzeit gereicht. Ebenso wurde in Farbenfabriken die Herstellung besonders gut eingerichteter Eßräume, Kleiderablagen und Waschgelegenheiten verlangt. Die Unternehmer kamen diesen Bedingungen meist dem Wortlaut und dem Sinne entsprechend nach.

Die Zahlen für einige Berufe wie Bauarbeiter, Wagner und Emaillierer zeigen merklichen Rückgang, besonders aber die für Hausanstreicher, offenbar infolge Aufhörens dieser Arbeit während des Krieges. Andere Arten Anstreicherei änderten sich nicht in diesem Maße wie die Zahlen für „Anstreicherei im Dienste anderer Industrien" beweisen. Die Druckereifälle nehmen unter dem Papiermangel seit 1916 ab.

Sehr bald nach Kriegsbeginn wurde das Blei unter die Kontrolle des Munitionsministeriums gestellt. Es wurden bei Staatsaufträgen umfassend Bleihütten, Schrapnelerzeugung, Erzeugung von elektrischen Akkumulatoren, Bleiplatten und Bleirohrerzeugung, für die Herstellung von Säuren usw. keinerlei Einschränkungen vorgenommen, bei privaten Bestellungen aber fanden starke Einschränkungen statt. Die Hochkonjunktur im Bleihüttenwesen kommt in den Erkrankungszahlen zum Ausdruck. Von insgesamt 147 Fällen kommen 32 auf Zinkhütten. Die vergleichsweise hohen Zahlen für Installation und Löterei erklären sich durch die große Menge Blei für Bleikammern, die neu errichtet wurden, Fässer usw. für große Munitionsbetriebe. Die Bedingungen, unter denen die Leute, den Säuredämpfen ausgesetzt, arbeiten mußten, waren mißlich. Die Herstellung elektrischer Akkumulatoren für Unterseeboote und andere Kriegszwecke wurde ungemein intensiv Tag und Nacht betrieben, was die hohen Zahlen für 1915 erklärt. In dieser Industrie ist vielleicht mehr mit dem Material direkt zu hantieren als in anderen, so ist minutiöse Aufmerksamkeit auf die Einzelheiten der Absaugung an den verschiedenen Punkten erforderlich, wo Bleistaub auftreten kann. Studien über die Bewegungen der Arbeiter mit dem Arbeitsstück, um die Art, wie gefährliche Arbeiten durchgeführt werden, zu vereinfachen, würden die Sicherheit dieser Betriebe erhöhen.

Die Zahlen betreffend Bleiweiß, Mennige, Farben können zusammengefaßt werden. Das völlige Fehlen von Vergiftunegn bei der Bleiweißerzeugung im Jahre 1918 mag mit Rücksicht auf die 399 Fälle im Jahre 1899 befremden. Die Produktion war auf 50% der Vorkriegszeit festgesetzt, die Betriebe wurden im Jahre 1917 auf 6 Monate gesperrt, aber 1918 war die Arbeit intensiv genug, 60% der Vorkriegsproduktion wurden erreicht. Nach Mennige bestand große Nachfrage und die Zahlen pro 1916 und 1917 bewiesen das. Die für Glasuren in der keramischen Industrie freigegebene Bleimenge betrug 50% der normalen. Bei Betrachtung des Bleiverbrauches in den verschiedenen Industrien ist zu bedenken, daß auch der Bedarf Frankreichs und der übrigen Bundesgenossen gedeckt werden mußte.

Alle Vergiftungen bei Schrapnell- und Kugelerzeugung zählen unter ‚andere Industrien‘. Es sind nur wenige. Die Beschäftigung mit Blei selbst ist nur selten Vergiftungsursache. Von 10 gemeldeten Fällen betrafen nur 2 oder 3 Frauen trotz der großen Zahl derselben, die beim Kugelnprüfen beschäftigt waren. Fünf Erkrankungen traten auf durch Bleistaub, der von rasch rotierenden Rumplern aufstieg, in welche die Kugeln gegeben wurden, um sie zu glätten. Es ereigneten sich keine Fälle mehr, seitdem die Rumpler ummantelt oder der Staub abgesaugt wurde.

Verdoppelte Anstrengungen werden nötig sein um zu verhindern, soweit es möglich ist, daß im Frieden neuerlich wieder ein Anwachsen der Zahl der Bleivergiftungen stattfinde. In praktischer Hinsicht konnte man lernen, daß alle Bleigefahr von der Einatmung von Staub und Dampf kommt, diese abzusaugen oder ihr Entstehen zu verhindern heißt Bleivergiftung verhindern, hierbei dürfen jedoch die übrigen Hilfsmittel zur Bekämpfung der Bleigefahr nicht vernachlässigt werden, sowie die persönliche Reinlichkeit, periodische Untersuchung durch den Arzt zur Entdeckung der Frühsymptome, wodurch auch die Aufmerksamkeit auf die Stellen im Betriebe gelenkt wird, wo Dämpfe und Staub entstehen, Verbesserungen der Arbeitsprozesse, Bewegungsstudien und Forschungen nach Ersatz für dieses Metall.“

Niederlande.

1914.

Unter 54 angezeigten Fällen betreffen 30 bei 28 Personen die Bleiweißerzeugung, die sich zu 3, 10, 1, 14 auf die vier Fabriken verteilten.
2 Personen erkrankten zweimal, und zwar an Bleikolik. Von den
30 Meldungen fallen 18 auf Kolik, 2 auf einen zweiten Kolikanfall,
3 auf Kolik und Muskelschmerzen, 1 auf letztere allein, 1 auf Gelenkschmerzen. Zweimal wurden Bewegungsstörungen an einem Unterarm, einmal an beiden, zweimal Blutarmut gemeldet, Bleisaum 10 mal,
basophil granulierte Erythrozyten 6 mal, Gelbsucht einmal (wohl kaum
auf Blei zurückführbar — Ref.).

8 Fälle betreffen Bleivergiftung bei Hausmalern (dreimal Kolik,
dreimal Blutarmut, zweimal Bleisaum, dreimal basophil gekörnte
Erythrozyten, einmal Schrumpfniere).

Unter den Schriftsetzern wurden 4 Fälle gemeldet. Einer der Erkrankten soll sein Butterbrot in der Werkstatt mit schmutzigen Händen verzehrt haben. Wohl waren in den Lokalen, in denen mit Bleiverbindungen gearbeitet wurde, gute Waschgelegenheiten, aber es war
verboten, sie während der Arbeitszeit zu benutzen. 20 andere Arbeiter
im gleichen Betriebe zeigten bei der Untersuchung keine Bleisymptome.

Ein Fall von heftiger Bleikolik mit Bleisaum wird von einem Anstreicher auf einer Schiffswerft berichtet, der eiserne Platten mit Mennige anzustreichen hatte.

In einer Bleizuckerfabrik kam ein Fall, vermutlich durch Zentri-
fugieren von Bleizucker und darauffolgendes Trocknen vor, der Arbeiter
war durch $\frac{1}{2}$ Jahr damit beschäftigt gewesen.

In einer Lackfabrik ereignete sich ein Fall; der betreffende Arbeiter
hatte seit 1906 Zinkweiß aus einem über der Mischkufe befindlichen
Gefäß durch Herauskratzen in erstere umzufüllen, wobei sich dichte
Staubwolken entwickelten. Das Zinkweiß wird mit Linoleum und
Terpentin, nicht mit Benzin gemengt. Dem Zinkweiß ist eine gewisse
Menge Bleiweiß (3 Teile zu 168 Teilen) beigemischt. Seit 4 Jahren
klagte der Mann über Kopf- und Bauchschmerzen, Appetitlosigkeit,
hatte im Mai 1914 einen heftigen Kolikanfall und drei Tage Verstopfung,
nach fünf Wochen besserte sich sein Zustand. Bei Untersuchung durch
den Gewerbearzt war kein Bleisaum vorhanden.

Ein Arbeiter erkrankte beim Bloßlegen der ursprünglichen Zimmer-
arbeit in einer Kirche, er hatte deutlichen Bleisaum und im Blut basophil gekörnte Erythrozyten, im Harn Hämatoporphyrin. Andere
Arbeiter klagten über Müdigkeit und Darmbeschwerden.

Die übrigen Bleifälle traten auf bei je einem Arbeiter einer Maschinenfabrik, einem Bleigießer, einem Emaillefabrikarbeiter, einem
Mann, der Blei aus Schiffen auszuladen hatte.

Es wurden 200 Arbeiter der keramischen Industrie untersucht.
Gefunden wurden bei 38 Lungenleiden, bei 13 Abnormitäten des Herzens,
42 mal Blutarmut, 7 mal Eiweißgehalt des Harns, 11 mal Obstipation.

Gleichzeitig an Blutarmut und Obstipation litten 4, an Blutarmut mit Lungenerkrankung 9; die Mehrzahl derselben war beim Firnisofen beschäftigt.

Der Blutdruck war bei 3 von 116 untersuchten unter 31jährigen Arbeitern über 140—160 mm Quecksilber erhöht, von 41 Leuten zwischen 31 und 40 Jahren hatten 8 einen Blutdruck von 140 und 160 und je einer von 161—180 und 181—200 mm. Bei den 43 älteren Arbeitern (41—60 Jahre) war der Blutdruck 13 mal auf 141—160, 4 mal auf 161 bis 200 und einmal auf 200 mm erhöht. Die Untersuchung erfolgte mittels Quecksilbermanometer nach dem Verfahren von Riva Rocci und mit der 12 cm breiten Armmanschette nach v. Recklinghausen. „Nur 6 von den 200 Untersuchten brachten Klagen vor, die mit Bleivergiftung in Zusammenhang gebracht werden konnten. Diese wurden auf Bleisymptome untersucht und eine genauere Anamnese hinsichtlich der früheren und gegenwärtigen Beschäftigung und früherer Erkrankungen erhoben. Einer von diesen 6 Leuten schien tatsächlich an Saturnismus zu leiden, denn er hatte vor 3 Jahren an einer Lähmung der rechten Hand gelitten. Er arbeitete in einer Fabrik, die Glasur von viel höherem Bleigehalt verwendet als die übrigen. Man ist in diesem Unternehmen an keinen bestimmten maximalen Bleigehalt gebunden, da keine geschützten Personen daselbst beschäftigt werden."

Die folgenden Zahlen betreffen die Untersuchung von Arbeitern in den vier holländischen Bleiweißfabriken, im Originalberichte mit A, B, C, D bezeichnet. Als geeignet zur Arbeit wurden befunden im Jahre 1914: 60, 30, 43, 167, als nicht geeignet 4, 110, 9, 104 Arbeiter. Auf Grund des Gesetzes vom Jahre 1911, Art. 21 gingen Meldungen von Ärzten über Bleierkrankung ein bei den geeigneten 3, 6, 1, 12, bei den von der Arbeit ausgeschlossenen 0, 4, 0, 2. Die Gesamtzahl der Arbeiter in den vier Fabriken betrug im Berichtsjahre 462.

Folgende Bleisymptome wurden bei den Untersuchungen beobachtet: Bleikolorit allein einmal bei einem seit Jahren in der Fabrik tätigen, mit verschiedenen Arbeiten betrauten Arbeiter.

Bleisaum allein bei 64 Arbeitern, bald schmal, bald breiter.

Kolorit und Saum fand sich gleichzeitig bei 41 Arbeitern, von ihnen war einer wegen Bluthustens durch 12 Wochen im Krankenstande, bei der gleich darauf erfolgten Untersuchung waren jene Symptome beide verschwunden.

Zittern der Finger wurde bei 88 Personen, Zittern der Gesichtsmuskulatur bei einigen beobachtet.

Lähmung des 2., 3. und 4. Fingers beider Hände wurde bei einem Arbeiter gefunden, derselbe war seit acht Monaten in der Fabrik tätig. Einige Tage vorher litt er an Verstopfung und Gelenkschmerzen. Gelegentlich einer früheren Beschäftigung in der Fabrik (1901—1902) hatte er dreimal an Kolik gelitten.

Auch gelegentlich dieser Untersuchung wurden die Arbeiter vor der Gewohnheit des Tabakkauens gewarnt, nicht weniger als 83 Arbeiter pflegten unter der Arbeit Tabak zu kauen.

„Auch im Jahre 1914 kamen unter den Arbeitern der Bleiweißfabriken eine Reihe von Bleierkrankungen den Inspektionsbeamten
im Wege der Nachfrage zur Kenntnis, es waren 14 Fälle.

Von den 64 Arbeitern, bei denen Bleisaum ohne Kolorit beobachtet
wurde, hatten 3 an Kolik gelitten, desgleichen 8 von den 41 mit Saum
und Kolorit, einer von diesen an Kolik mit Gelenk- und Muskelschmerzen,
bei einem war der 2., 3. und 4. Finger beider Hände gelähmt gewesen.

Unter den 134 Arbeitern ohne Kolorit und Saum hatte einer Kolik
überstanden, mehrere andere hatten typische auf Blei zurückführbare
Beschwerden.“

Eine Tabelle des Originalberichtes gibt eine Darstellung der 28 gemeldeten Bleivergiftungen, ihrer Verteilung auf die vier Fabriken, die
Krankheitserscheinungen sowie der Blutbefunde, endlich die Länge der
Zeit, die der Erkrankte in der Fabrik gearbeitet hatte. In einem Teil
der Fälle ist als Resultat der Blutuntersuchung, Hämoglobingehalt und
basophil granulierte Erythrozyten angegeben, doch fehlt eine Bemerkung darüber, ob in den übrigen Fällen der Blutbefund normal war
oder nicht erhoben wurde.

„Als sicher kann angenommen werden, daß aus verschiedenen Ursachen nicht alle Fälle von Bleivergiftung unter den Arbeitern der Bleiweißfabriken bekannt geworden sind. Wahrscheinlich würden in dieser
Hinsicht mehr bekannt werden, wenn der Arzt die Arbeiter ohne Gegenwart dritter Personen untersuchen würde.

Der starke Arbeiterwechsel in den vier Bleiweißfabriken ergibt sich
daraus, daß von den 105 im Jahre 1912 der allgemeinen Untersuchung unterzogenen Personen im Jahre 1913 nur 69, 1914 gar nur
noch 42 in diesen Fabriken arbeiteten. Die Tabelle auf S. 328 des
Originalberichtes stellt die Resultate der Untersuchung im Jahre 1912
und ihrer Wiederholung bei den verbliebenen Arbeitern in den beiden
folgenden Jahren dar. Im Jahre 1912 wurde außer Bleisaum, Bleikolorit auch eine Untersuchung des Harns auf Eiweiß, Formelemente
und Hämatoporphyrin, des Kotes auf Blei (in einem Teil der Fälle)
und des Blutes auf Hämoglobinmenge, basophil granulierte Erythrozyten und spezifisches Gewicht vorgenommen. Im Jahre 1913 entfiel
die Blutuntersuchung, hingegen wurde der Blutdruck bestimmt. Im
Jahre 1914 fiel Harn, Blut- und Blutdruckuntersuchung weg. In allen
drei Jahren wurden vorgekommene Erkrankungen notiert. Basophile
Granulationen in den Erythrozyten fehlten in keinem Falle, waren
aber bei einigen Untersuchten nur vereinzelt vorhanden. In der Mehrzahl der Fälle wurde lediglich vermerkt, daß granulierte Erythrozyten
‚anwesend‘ waren, in 13 Fällen waren sie ‚zahlreich‘. Wie der Vergleich der einzelnen Symptome miteinander lehrte, war im allgemeinen
bei zahlreichen basophilen Granulationen auch der Bleisaum und das
Bleikolorit häufiger vorhanden bzw. deutlicher als in den Fällen mit
spärlicheren Basophilen, doch kann von eigentlichem Parallelismus nicht
die Rede sein. Von den 5 im Jahre 1912 oder 1913 Erkrankten waren
bei 4 zahlreiche Basophile, 3 hatten ‚deutliches‘ Bleikolorit, bei einem

war es ‚vorhanden‘, bei einem in Spuren, Bleisaum war in allen Fällen
vorhanden gewesen. Beziehungen zwischen Erkrankung und den besprochenen Symptomen und der im Stuhle gefundenen Bleimenge
(dieselbe betrug niemals mehr als 8,1 oder weniger als 0,2 mg pro 100 g
Fäzes) ergaben sich aus der Tabelle nicht. Hämatoporphyrin fehlte
fast nie, doch konnten sichere Bezeichnungen zwischen Titerhöhe und
anderen Symptomen nicht gefunden werden.“

1915.

Von den gemeldeten 29 Fällen waren 13 Personen (14 Fälle) in
Bleiweißfabriken beschäftigt, die Erkrankungszahlen verteilten sich
auf die vier Fabriken mit 3, 3, 0 und 8 Fällen. 6 Fälle betrafen Hausmaler, je zwei Schriftsetzer, Bleigießer und Schiffswerftarbeiter (durch
Abbrennen von Farbe bei einem Kriegsschiff), je einer einen Maschinenfabrikarbeiter, einen Farbmaler und einen Glashüttenarbeiter, der
mennigehaltigen Glassatz mischte. In 17 Fällen wird Kolik, 6 mal verbunden mit Muskelschmerzen, öfters Gelenkschmerzen, Bleisaum,
3 mal basophil granulierte Erythrozyten gemeldet, einmal „Bleiflecken
an der Schleimhaut der Unterlippe“.

Das Mengen des Glassatzes erfolgte in einer Glasfabrik auf sehr
primitive Weise, wobei sich viel Staub entwickelte. Der Mischung
wurde eine erhebliche Quantität Mennige zugesetzt. 11 Arbeiter wurden untersucht, die schon seit Jahren als Mischer tätig sind, einer,
seit 11 Jahren so beschäftigt, hatte Bleisaum und war anämisch, ein
anderer, seit $4^{1}/_{2}$ Jahren dabei, hatte Bleisaum. Die Fabrikleitung ver-
sprach, das Mischen künftig maschinell durchführen zu lassen.

Bei Hausanstreichern wurden 6 Saturnismusfälle gemeldet, und zwar
in 3 Fällen Kolik, einmal gleichzeitig heftige Muskelschmerzen, in
2 von diesen 3 Fällen hatte der Patient schon an Kolik gelitten. In
2 Fällen wurde Bleisaum beobachtet.

Bei einem Arbeiter auf einer Schiffswerft wurde Bleivergiftung beobachtet, die Ursache war das Abbrennen von Außenanstrich beim
Zerstören eines Kriegsschiffes. Der Patient hatte deutlichen Bleisaum
und klagte über allgemeine Müdigkeit, Schmerzen in der Brust und den
Gliedmaßen.

Bleivergiftung in Zinkweißfabriken. Ein Untersuchungs-
beamter der Gewerbeinspektion machte Mitteilung von Klagen über
Bauchkrämpfe und Gliederschmerzen unter den Arbeitern einer Zink-
weißfabrik. Der medizinische Gewerbeinspektor und der ärztliche
Fachmann des Gewerbeinspektorates stellten darauf Untersuchungen
in den Zinkweißfabriken an.

In jedem der beiden Betriebe wurden 12 Packer und Sieber untersucht, eine Arbeiterkategorie, die mit Zinkweiß in nahe Berührung
kommt. In der Packerei wird viel Staub erzeugt, besonders beim Füllen
der Fässer und beim Einfüllen ungleichartigen Zinkweißes in die Misch-
kiste.

Das Füllen der großen Fässer geschieht durch Einschöpfen, wobei der Arbeiter dicht am Fasse stehend und über dieses gebeugt mit einem Stock, den er in beiden Händen hält, das Mischgut umrührt. Das Rühren macht viel Staub, das Haar des Arbeiters bedeckt sich mit einer Schicht weißen Staubes. Einige von den Arbeitern verwenden einen Respirator.

In der einen Fabrik wurde bei 2 von 12 Arbeitern Bleikolorit und ein einem Bleisaum ähnlicher Saum am Zahnfleisch wahrgenommen, in der zweiten Fabrik Kolorit und Saum in 5 Fällen, Saum allein deutlich in 3, leicht in 2 Fällen. Klagen wegen Kolik wurden nicht vernommen. Mit Rücksicht auf die große Staubmenge, die sich beim Mischen entwickelt, muß dies auf mechanischem Wege geschehen. Die herrschenden Verhältnisse machten es unmöglich, eine Transport- und Füllvorrichtung aus Deutschland zu bekommen, in den Niederlanden aber besteht keine Firma für solche Einrichtungen.

Bleigefahr in einer Glasfabrik. Mit Rücksicht auf die Bleigefahr für die Arbeiter einer Fabrik, in der Birnen für elektrische Glühlampen hergestellt werden, wurde durch den medizinischen Gewerbeinspektor und den ärztlichen Fachmann der Arbeitsinspektion Erhebungen angestellt: Bei der Herstellung des Glassatzes wird eine erhebliche Menge Mennige verwendet. Das Mengen der Bestandteile erfolgt 6mal alle 12 Stunden, nach den an Ort und Stelle gewonnenen Anschauungen auf sehr primitive Weise. Sowohl beim Sieben über dem Mengtrog und beim Ausleeren des letzteren als auch beim Umrühren und Schaufeln wird viel Staub in die Umgebung verstreut. Nunmehr tragen die Arbeiter in letzter Zeit einen Schwamm als Bedeckung von Nase und Mund, da ein solcher Rat gegen Bleivergiftung erteilt worden war.

Untersucht wurden 11 Arbeiter, die zum größten Teil schon seit Jahren in der Mischkammer tätig waren. Ein Arbeiter, seit 11 Jahren bei dieser Beschäftigung, hatte Bleikolorit und Saum, auch sah er blutarm aus; ein anderer, der Bleisaum ohne Kolorit hatte, arbeitete seit $4^1/_2$ Jahren dort; ein dritter Arbeiter, seit 2 Jahren in der Mischkammer, früher Maler, klagte 3 Monate nach der Inspektion seinem Arzte über Erscheinungen, die vermutlich auf Bleivergiftung beruhen.

Bei der Erhebung erklärte die Direktion des Unternehmens, daß in einigen Tagen das automatische Mengen mit der Mischtrommel werde eingeführt werden, auch wurde oberhalb des Siebes eine Staubabsaugevorrichtung angebracht.

1916.

Es wurden gemeldet 7 Fälle aus den Bleiweißfabriken, auf die vier Werke mit 0, 1, 0, 6 Erkrankungen verteilt, 6 von Hausanstreichern, 1 Arbeiter von einer Schiffswerft, 2 von Druckern, 1 von einem Schriftsetzer, 2 von Bleigießern, 1 von einem Bauunternehmer, 3 von Schiffswerftarbeitern durch Kontakt mit Mennige. Meist wurde Kolik, einigemale Lähmungen und zwar a) einmal beiderseitige des Deltoideus

(Bleiweiß), einmal des Levator palpebrae (Hausmaler), sonst Muskel-Gelenkschmerzen; Auftreten basophiler Körnelung der Erythrozyten, im Urin Eiweiß und Zylinder gefunden.

Bleisaum und Anämie kam unter den Arbeitern einer Schiffswerft zur Beobachtung, die fortwährend mit Mennige in Berührung kamen, ferner bei einem 14jährigen Jungen durch Abkratzen von Mennige vom Tank eines Unterseebootes, bei einem 32jährigen Manne durch Arbeiten im Doppelboden eines Kriegsschiffes, bei einem 29jährigen im gleichen Schiff durch Nieten, wobei Mennige gebraucht wurde.

1917.

Es erkrankten 4 Arbeiter in den Bleiweißfabriken, 2 Hausmaler, 1 Maler einer Trambahngesellschaft, 2 Arbeiter in Bleiplattenbetrieben, je 1 Schriftsetzer und 1 Zinkweißfabrikarbeiter.

1918.

Es erkrankten je 2 Bleigießer, 1 Farbenfabrik-, 1 Bleiweißfabrikarbeiter und 1 Stereotypeur; letzterer, seit 30 Jahren in einem Betriebe beschäftigt, war an Retinitis und Skotom erkrankt, Tremor und Lähmungen bestanden nicht.

Monatliche ärztliche Untersuchungen der Arbeiter in den Bleiweißfabriken.

(1915.)

Die monatlichen Untersuchungen in den vier Bleiweißfabriken wurden fortgesetzt und fanden 6—10 mal in jeder Fabrik statt. Von den 1913 untersuchten 205 Arbeitern waren noch 27 vorhanden. Im ganzen wurde unter 272 Arbeitern Bleikolorit allein 4 mal gefunden, Bleisaum allein 26 mal, beide Symptome zusammen 42 mal (in einem Falle folgte zweimonatliche Erkrankung an Bleikolik), Fingerzittern 52 mal, 1 mal wurde Lähmung von je 4 Fingern beider Hände gefunden, und zwar letzteres bei einem Manne, der wegen Kolik seit 14 Tagen nicht gearbeitet hatte. Die Lähmung wurde eines Morgens plötzlich bemerkt. 5 Monate später konnte auch der Daumen nicht mehr voll gebraucht werden. Der Mann hatte durch viele Jahre in Bleiweißfabriken gearbeitet; er wurde nun als Matrose auf einem Motorboot der Fabrik verwendet. Nach einem halben Jahre war deutliche Besserung des Leidens aufgetreten, doch war die Kraft der Hände noch nicht normal. Bleisaum und Kolorit waren verschwunden.

Bei einem anderen Arbeiter der gleichen Fabrik, gleichfalls seit Jahren dort tätig, mit deutlichem Kolorit und Saum, trat im Jahre 1915 eine deutliche Lähmung an den Streckern aller 5 Finger der rechten und an 3 Fingern der linken Hand auf. Der Mann wurde zuerst anderweitig beschäftigt und kam dann in Spitalpflege.

Bei einem dritten Arbeiter zeigte sich nach 7 Wochen Arbeit eine leichte Lähmung von 4 Fingerstreckern der linken und rechten Hand nebst starkem Tremor der Gesichtsmuskulatur; vorausgegangen war einige Tage früher Bauchschmerz und Verstopfung. Auch Kolorit und Bleisaum waren sichtbar. Der Patient verließ 2 Tage später die Fabrik.

Auch im Jahre 1915 kamen Erkrankungen, die vermutlich auf Bleiarbeit zurückführbar waren, zum Teil durch Nachfragen zur Kenntnis der Gewerbeinspektion, diesmal waren es 9 Arbeiter.

Von den 26 Arbeitern mit Bleisaum ohne Kolorit hatte einer nach 7 Wochen Arbeit einen Kolikanfall, von den 42 mit Saum und Kolorit hatten 3 heftige, 3 leichte Kolik überstanden.

Die 85 Arbeiter ohne Kolorit und Bleisaum blieben frei von typischen Bleibeschwerden.

Von den 27 Leuten, die schon im Jahre 1912 untersucht worden waren, starb einer im Alter von 48 Jahren an unbekannter Todesursache. Er war durch 14 Jahre Bleiarbeiter gewesen und hatte Kolorit und Bleisaum, auch war ein Nieren- und Herzleiden konstatiert worden.

(1916.)

Aus äußeren Gründen konnten die Untersuchungen nicht allmonatlich, sondern nur 3—10 mal im Jahre stattfinden. Die Zahl der eingestellten Bleiarbeiter war der wirtschaftlichen Verhältnisse halber kleiner und betrug nur 256 in allen vier Fabriken zusammen. Von den 105 im Jahre 1912 Untersuchten waren noch 30 da.

Kolorit allein ward 3 mal, Bleisaum allein 27 mal, beide Symptome zusammen 16 mal zu beobachten. Von allen diesen Untersuchten verließen 1,0 bzw. 2 bald danach die Fabrik.

Von den 3 im Vorjahre berichteten Lähmungen hat sich die ersterwähnte unter Elektrotherapie langsam gebessert, der zweite Patient (Packer) leidet noch immer an der Lähmung und befindet sich im Krankenhause, beim dritten (Kalzinierofenarbeiter in der Mennigeabteilung) ist eine beiderseitige Deltoideuslähmung hinzugetreten.

Bei einem der 30 alten Arbeiter, der schon mehrmals bleikrank war, trat eine Lähmung der 5 Fingerstrecker links auf, dabei hat der Mann eine Arbeit, bei der die linke Hand viel angestrengt wird.

Durch Nachfragen des ärztlichen Gewerbeinspektors kamen 2 Fälle von Bleikolik unter dem Personal der vier Bleiweißfabriken zur Kenntnis der Behörden. Auf Grund des Art. 21 des Arbeitsgesetzes wurden von den verschiedenen Ärzten bei 6 Arbeitern zusammen 7 Bleierkrankungen gemeldet, bei 5 von diesen waren schon vorher sowohl Kolorit als Bleisaum vorhanden.

Um die Zahl der Bleiweißvergiftungen zu verringern hat die Distriktsbehörde von der Möglichkeit Gebrauch gemacht, die ihr nach Art. 246 des Arbeitsgesetzes hinsichtlich der Verkürzung der Arbeitszeit in den Vergiftungsgefahren ausgesetzten Betrieben zusteht, also auch in Fabriksräumen, wo Bleiverbindungen in Pulverform verarbeitet werden.

Daher wurde ab 1. Januar 1917 in den Bleiweißfabriken vorläufig die 8stündige Arbeitszeit eingeführt. Gegen diese Bestimmung haben sämtliche Fabrikanten Berufung eingelegt. Eine Entscheidung ist bisher noch nicht erfolgt.

(1917.)

Von den 1913 Untersuchten arbeiteten noch 20 in der Bleiweißindustrie. Die Gesamtzahl der Arbeiter in den vier Fabriken betrug 169, untersucht wurden gelegentlich der monatlichen Visitierungen (8 mal Fabrik A, 9 mal B und C, 2 mal D) im ganzen 127 Arbeiter. Gefunden wurde bei diesen niemals Bleikolorit allein, 43 mal Bleisaum allein, 3 Arbeiter hatten beide Erscheinungen nebeneinander. An Tremor der Finger litten 66 Personen, an Lähmung des 3., 4. und 5. Fingers der rechten Hand ein 46 jähriger Arbeiter. Der Mann, der übrigens auch Bleisaum hatte, verließ die Fabrik.

Die 20 seit dem Jahre 1913 alljährlich untersuchten Arbeiter, zu je 5 auf die vier Fabriken verteilt, im Alter von 26—69 Jahren (nur 4 unter 40, 5 über 60 Jahre alt), litten fast alle an stärkerem oder schwächerem Zittern der Hände, 7 hatten Bleisaum, einer Kolorit, nur 4 waren frei von Bleierscheinungen, darunter ein Zimmermann und ein Maschinist. Mehrere von diesen Arbeitern, durchweg jüngere, verließen während des Berichtsjahres die Fabrik.

Im Berichtsjahre waren 30 Arbeiter wegen Krankheit oder aus anderen Ursachen durch kürzere oder längere Zeit nicht bei der Arbeit. Bei dreien, die vorher Bleisaum gezeigt hatten, war er bei der Rückkehr verschwunden, bei 9 anderen geblieben. Angezeigt wurden 4 Bleierkrankungen. Alle Neueintretenden wurden auf die Gefahren der Bleivergiftung aufmerksam gemacht. Die als erkrankt Gemeldeten litten alle an Kolik, bei dreien war auch Bleisaum vorhanden, sie waren 6 Wochen bis $4^{1}/_{2}$ Monate als Bleiarbeiter tätig gewesen.

(1918.)

Die Zahl der Fabriken, in denen Bleiweiß erzeugt wird, ist auf drei zurückgegangen, die Gesamtzahl der dabei beschäftigten Arbeiter betrug 110, von diesen wurden 77 untersucht, unter ihnen 10, die von den 105 im Jahre 1913 Untersuchten noch übrig waren. Nach Art. 21 des Gesetzes von 1911 kam bloß eine Erkrankung zur Anzeige.

Die Untersuchung obiger 77 Arbeiter ergab: Bleisaum in 13 Fällen, Kolorit wurde nicht beobachtet, Tremor kam in verschiedenem Maße 22 mal, Lähmungen gar nicht zur Beobachtung.

Im Laufe des Jahres blieben 12 Personen aus verschiedenen Gründen durch kürzere oder längere Zeit von der Arbeit weg, in einem Falle war der vorher beobachtete Bleisaum bei der Rückkehr nicht verschwunden.

Der eine krank befundene Arbeiter hatte durch fünf Jahre vorher in der Fabrik gearbeitet, wo er zuletzt Nachtwächter war. Er gehörte nicht zu den monatlich Untersuchten.

Quecksilber.

Deutsches Reich.

Preußen.

„In der hygienisch gut eingerichteten Knallquecksilber- und Sprengkapselfabrik des Regierungsbezirks wurden schwere Erkrankungen infolge der Arbeit mit Quecksilber nicht beobachtet. Die tiefschwarze Verfärbung der Zähne, zeitweilige Verdauungsstörungen und Magenbeschwerden, Augenentzündungen und Hauterkrankungen sind wie andernorts auch hier festgestellt worden. Diese leichteren Krankheitserscheinungen traten aber verhältnismäßig selten auf. Juckende Hautausschläge und nässende Ekzeme sollen besonders bei Neulingen beobachtet worden sein. Bei der Verarbeitung von knallquecksilberhaltigen Zünd- und Knallsätzen haben sich im Feuerwerkslaboratorium in Spandau zahlreiche Fälle von Ausschlag gezeigt, die aber nicht zur Arbeitsunfähigkeit führten. Nach Versetzung der Erkrankten in einen anderen Betrieb ging der Ausschlag zurück und hinterließ selten Folgen. Ähnliche Erkrankungen sind auch in der dortigen Munitionsfabrik beim Abknallen unbrauchbarer Zündhütchen aufgetreten. Von den hiermit beauftragten Arbeiterinnen erkrankten einige an einer Art Mundfäule. Die Fabrik vereinbarte deshalb mit dem Reichsgesundheitsamt die üblichen Gegenmaßnahmen, die erfolgreich wirkten. Im allgemeinen waren die Krankheitserscheinungen aber durchweg belanglos. Da auch an anderen Stellen mit Quecksilber gearbeitet wurde, wurde dieser Tätigkeit besondere Aufmerksamkeit zugewendet. Im Dynamowerk der Siemenswerke, das mit Quecksilber gefüllte Apparate bauen wollte, wurde die ärztliche Überwachung des Gesundheitszustandes gefordert, da das Einfüllen und das Reinigen des Quecksilbers die Arbeiter gefährden konnten. Auch in den beiden Ammonpulverfabriken des Bezirkes bestand die Gefahr einer Quecksilbervergiftung. Um nachzuprüfen, ob das gepreßte Ammonpulver die vorgeschriebene Dichtigkeit besitzt, wurde das spezifische Gewicht der Preßkörper auf einer Bodeschen Wage durch Untertauchen in Quecksilber festgestellt. Da hierbei Quecksilbertröpfchen von den Pulverkuchen auf den Arbeitstisch fallen und verdunsten, wurde in der Pulverfabrik der Siemens-Schuckert-Werke die ganze Wage in einen mit Absaugung versehenen Abzugsschrank gesetzt. Die Arbeitsöffnung war so tief angebracht, daß die die Wage bedienende Arbeiterin nur mit den Händen in den Schrank griff, während der Kopf außerhalb desselben blieb, ein Einatmen von Quecksilberdämpfen also vermieden wurde. Die Ammonpulverfabrik der A.E.G. war dabei, ähnliche Umbauten für ihre Wagen zu bauen. Inzwischen sind beide Pulverfabriken stillgelegt worden. Erkrankungen durch Quecksilber sind aus beiden Anlagen nicht bekannt geworden." (RB. Potsdam.)

„In einer Metallgießerei, in der Lagerschalen für den Eisenbahnbedarf mit einer quecksilberhaltigen Lagermetallegierung gegossen wurden, hatten die dabei beschäftigten Frauen offenbar infolge der Einwirkung von Quecksilberdämpfen (? — Ref.) unter Übelwerden und Schwindelanfällen zu leiden. Durch Herabsetzung der Schmelztemperatur und Bedeckung der Schmelze mit einer Ätznatronschicht gelang es, die Verdampfung des Quecksilbers erheblich einzuschränken.“ (RB. Magdeburg.)

„In einer Sprengkapselabteilung war eine verhältnismäßige Häufung von Zahnfleischentzündungen durch die Einwirkung des Quecksilbers zu beobachten, gegen die Mundausspülungen mit Wasserstoffsuperoxyd verordnet wurden. Gesundheitsschädigungen, die einen Wechsel der Beschäftigung nötig erscheinen ließen, wurden hier nicht beobachtet.“ (RB. Merseburg.)

„Von den in der Sprengstoffindustrie benutzten Stoffen ist zunächst das Knallquecksilber zu erwähnen. Bei seiner Herstellung sind Gesundheitsschädigungen nicht beobachtet worden. Diese traten erst bei der Verwendung der fertigen Masse in den Presseräumen auf, in denen der Knallsatz durch mechanische Pressen in die Zündhütchen gedrückt wird. Der hierbei sehr mäßig sich bildende, unmittelbar kaum wahrnehmbare Staub setzt sich auf der Haut namentlich des Gesichtes und der Handrücken fest, und zwar hauptsächlich im Sommer, wenn die Hautoberfläche mit einer Schweißschicht bedeckt ist, und verursacht bei besonders hierzu veranlagten Personen die Entstehung von Knötchen und Geschwüren, die manchmal bis auf die Knochen reichen. Es wurden Schleimhautentzündungen in Nase und Mund beobachtet, die bei längerer Einwirkung geschwürartigen Charakter annahmen. Auch Zahnfleischentzündungen und Schwärzen der Zähne stellten sich ein. Wirklich schwere Vergiftungen kamen jedoch nicht vor. Geschlechtskranke Arbeiter bekamen sofort einen nässenden Ausschlag im Gesicht; dies ist so oft beobachtet worden, daß ein Irrtum für ausgeschlossen erklärt wird (? — Ref.). Als Vorbeugungsmittel sind zu nennen sorgfältige Hautpflege, bei staubenden Arbeiten Tragen von Wattebäuschchen in der Nase und gute Mund- und Zahnpflege.“ (RB. Düsseldorf.)

„In Knallquecksilberanlagen sind die Arbeiter beim Nitrieren des Quecksilbers den gefährlichen nitrosen Gasen ausgesetzt; die Gefahr ist jedoch stark gemindert durch den Umstand, daß der Arbeiter den Nitrierraum während der eigentlichen Reaktion verläßt. Beim Waschen und Trocknen des Knallquecksilbers bestehen keine Gefahren. Beim Weiterverarbeiten klagen die Arbeiterinnen über Kopfschmerzen, Magenschmerzen, Kratzen im Hals und Reizung der Augenschleimhäute. Der Anlaß zu diesen Reizungen liegt wahrscheinlich an den flüchtigen Ätherverbindungen. Besonders schädigend wirken das Mischen der Zündmasse und das Einstreichen der feuchten Masse in die Pillenplatten. Die Hände der Arbeiterinnen werden dadurch stark angegriffen, und es entstehen Hautausschläge, auch wurde beobachtet, daß einer Mischerin zwei Nägel an den Fingern fehlten. Nach den langjährigen Erfahrungen des behandelnden Arztes sind diese Schädigungen in erster Linie auf das Knallquecksilber zurückzuführen. Erleichtert wird die Bildung von Hautausschlägen dadurch, daß die mechanische Reibung beim Mischen und beim Einstreichen des Satzes sowohl die Satzbestandteile als auch jeder beliebige Krankheitserreger (Schmutz und dergleichen) an der stark geschwächten Hautschicht nicht mehr das Hindernis findet, das eine normale Hautschicht sonst bietet. — Die Leute, die Ausschußzündhütchen durch Abbrennen vernichten, sind, wenn sie die entstehenden Dämpfe einatmen, zweifellos stark gefährdet und Quecksilbervergiftungen ausgesetzt. Diese Gefahren sind in dem Werk des Bezirkes durch die Einrichtung eines vom Schießofen getrennten Schießhauses beseitigt, so daß die Abgase des Schießofens durch eine Esse ins Freie geführt werden." (RB. Erfurt.)

Bayern.

„Der einzige Fall einer unbedeutenden Erkrankung durch Einwirkung von Quecksilber ist auf das als Ersatz für Zinnlot manchmal verwendete Quecksilber (sog. Raulot) zurückzuführen." (München.)

„In der neu errichteten Azetonfabrik, in der große Mengen Quecksilber bei der Herstellung von Azeton aus Azetylen ständig umlaufen bzw. in einen Kreislauf mit Umbildung zu Quecksilberoxyd und Rückbildung zu Quecksilber eingeschaltet sind, sind schwere Quecksilbervergiftungen mit sehr ernsten Erscheinungen aufgetreten. Auch hierüber hat der Landesgewerbearzt eingehende Untersuchungen gepflogen." (Ob.-Bayern-Land.)

„In den Patronenzerlegungsbetrieben, in denen die Zündhütchen abgeknallt wurden, traten vereinzelt Gesundheitsstörungen der Arbeiter infolge ungenügender Absaugung der quecksilberhaltigen Abgase auf. Abhilfe wurde veranlaßt." (Schwaben.)

Kleinere Staaten.

„An Quecksilberverätzung ist ein Photographenlehrling erkrankt und gestorben." (Sachsen-Weimar.)

Schweiz.

„Von den beiden durch Quecksilber verursachten Vergiftungen erfolgte die eine beim Reinigen von metallischem Quecksilber, die andere beim Arbeiten mit galvanischen Bädern." (1914—15, III. Kreis.)

England
(s. a. „Anhang" S. 258).
1914.

„4 von den 10 Fällen des Jahres 1914 ereigneten sich bei der Herstellung von Thermometern, 2 durch Knallquecksilberdampf beim Füllen von Zündern, 2 bei der Filzhuterzeugung, und zwar 1 beim Formen, einer bei einer Schneidemaschine, je einer bei der Zyanquecksilber- und Quecksilberoxydfarbenfabrikation. Die beiden Filzhut-

fälle wurden auch im Vorjahre konstatiert, von dem einen sagt Dr.
F. G. Tylecote: ‚Er war im vorigen Jahre unter Behandlung von
dem Anfalle rasch hergestellt, und in diesem Jahre ebenfalls'. Die
Thermometerfälle ereignen sich nach Ansicht des Mr. Verney (Lon-
don NW.) beim Austreten großer Mengen Dampf beim Brechen der
Kugel, wenn das Quecksilber zum Heraustreiben der Luft erwärmt wird.

Dr. Paddock Bate, Gewerbearzt in Bethnal Green, hat eine Reihe
Jugendlicher periodisch untersucht. Dermatitis von Gesicht und Händen und Konjunktivitis traten bei Beschäftigung mit Knallquecksilber
auf, nicht aber Speichelfluß und Tremor. Die Beschäftigung vor dem
ersten Anfall dauert in der Regel 2—4 Monate. Der Grad der Empfänglichkeit entscheidet darüber, ob die Arbeit fortgesetzt werden darf.
Das Leiden ist nicht lebensgefährlich, mehr als das Quecksilber ist die
Säure für die Erscheinungen maßgebend.

Über die Quecksilberzyanidfälle sagt Mr. Verney: ‚Alle Maßnahmen waren getroffen: Überkleider, Handschuhe, Schutzbrillen,
täglich Milch, Absaugung, Gegengifte vorbereitet, die Leute während
des Mahlens vom Betreten der Räume ausgeschlossen'.‘‘

1918.

„Die Zahlen für Quecksilbervergiftung zeigen eine Zunahme für
1916 und 17, verursacht durch vermehrte Knallquecksilbererzeu-
gung beim Füllen von Zündern. Doch nur die Minderzahl der Fälle
war verbunden mit den gewöhnlichen Zeichen des Merkurialismus,
Speichelfluß, Zittern und nervösen Symptomen, die große Mehrzahl litt
an Dermatitis, ekzematösen Geschwüren an Gesicht, Nacken, Hand und
Unterarm sowie an Konjunktivitis und Entzündung der Nasen- und
Kehlkopfschleimhaut. Je feiner das Pulver, um so heftiger die Reizwirkung auf die Schleimhäute. Schon nach 2—3 wöchentlicher Arbeit
zeigen sich die Erscheinungen, nur wenige Leute, die mit dem Pulver
in Berührung kommen, entgehen der Einwirkung. Leider macht die
große Explosibilität der Substanz die Anwendung mechanischer Ventilation unmöglich, und die Arbeiten müssen so sorgsam erfolgen, daß kein
Staub sichtbar ist. Zur Verhinderung der Hautaffektion wurde 10%ige
Natriumhyposulfitlösung verwendet, in diese hatten die Arbeiter
ihre Hände mehrmals täglich zu tauchen. Die Konjunktivitis wurde
durch eine ebensolche 2%ige Lösung wirksam bekämpft. Im zweiten
Halbjahr 1916 betrug die Zahl der gemeldeten Fälle 345, im ersten
Halbjahr 1917 nur 232. Nach den Beobachtungen des Dr. Skelton
war der Gebrauch von Handtüchern zum Schutze gegen Erkrankungen
wirksamer als alles andere. Der Genannte erstattet ferner einen Bericht über das Verfahren bei der Verwendung des Knallquecksilbers,
um es in Zünder zu füllen und einzupressen. Hier sind 255 Weiber
beschäftigt, 55 davon in der Mischhütte, 200 in der Maschinenwerkstatt.
Männer gibt es bei dieser Arbeit nicht.

Die Mischung für die Zünder, welche Knallquecksilber enthält,
wird von Hand hergestellt und der Chef des Betriebes sagte, daß seiner

Meinung nach die Handmischerei ein vollständigeres Gemenge von gleichmäßigerer Beschaffenheit erziele als die Maschinenmischerei, während diese weniger Arbeiter benötige. Die Zahl der Arbeiterinnen stieg von Kriegsbeginn rasch an bis auf 500, die Arbeit wurde in drei Achtstundenschichten durchgeführt. Nach Ansicht der Betriebsleitung ist die große Zahl von Hauterkrankungen und Bindehauterkrankungen während der ersten Zeit auf die allgemeine Überanstrengung zurückzuführen.

Vor dem Mischen werden Fußboden und Bänke gewaschen, nachher wird die Mischung in einem Raume flach ausgebreitet um zu trocknen, bis der richtige Feuchtigkeitsgrad erreicht ist; bei zu scharfer Trocknung wird das Pulver mit Wasser bespritzt. Es wird dann von Hand in Mulden in einer Platte gefüllt. Hierauf wird eine andere Platte mit Kappen entsprechend den genannten Mulden über die erste gestülpt und beide umgedreht, dann mit einem Hammer die obere Platte geschlagen, so daß die Mischung in die Kappen fällt. ‚Die gewöhnlichste Folge der Beschäftigung sind Konjunktivitis und Dermatitis sowie die »Pulvergeschwüre«. Es ist merkwürdig, daß die Augen bei der Arbeit mit einem feuchten Pulver besonders angegriffen werden; die Staubbildung bei dieser Arbeit wäre sehr gefährlich und wird peinlichst vermieden und ich glaube, daß die letzte Ursache der Augenaffektion und des Erythems im Gesicht das Scheuern mit dem Finger während der Arbeit ist. Die »Pulvergeschwüre« treten an der Seite der kleinen Fingers besonders gern auf und müssen auf den Schweiß zurückgeführt werden, der die Haut den scharfen Pulverkristallen und den anderen Bestandteilen des Pulvers zugänglich macht.‘ ‚Schutzbrillen und Respiratoren werden nicht verwendet und sind mehr schädlich als nützlich, erstere wurden früher getragen, von den Mädchen aber gehaßt, sie schaden vielleicht durch Reiben. Eintauchen der Hände in Natriumhyposulfitlösung vor dem Waschen ist nützlich, auch zur Augenreinigung (für letztere eine schwächere Lösung).‘ Offenkundig sind bei der Arbeit mit dem hautreizenden Pulver gute Waschgelegenheiten und reichliche Handtücher wichtig, und an solchen scheint es früher gefehlt zu haben. Die wöchentlich verwendete Zahl von Handtüchern in dem Betriebe betrug für die am 14. Dezember 1917 endende Woche 2, für die bis 2. Februar 1918 26, bis 2. März 1918 98 Handtücher, ferner bis 13. Juli 117 Handtücher. Die Waschgelegenheiten bestehen aus 30 Waschbecken in dem einen Waschraum und 28 Warmwasserausläufen in dem anderen. Die Handtücher werden täglich gewechselt und von einem Wäscher außerhalb des Betriebes gewaschen; derselbe hat nie an einer Hauterkrankung gelitten. Die Arbeitsüberkleider werden erst gewechselt, wenn sie abgetragen sind.

Ein Arzt kommt allmonatlich und untersucht alle verdächtigen Fälle, die auf Quecksilber zurückgeführt werden können. Auf sein Zeugnis hin wird den von der Arbeit Ausgeschlossenen Entschädigung in halber Lohnhöhe gezahlt.

Er teilte mir aus seinen Notizen folgende Zahlen mit: März 1918 10 Fälle, April 1918 4 Fälle, Mai 1918 4 Fälle, Juni 1918 3 Fälle, bis 16. Juli 1918 6 Fälle. Es waren lauter Bindehautentzündungen und Rachenaffektionen. Niemals hat er eine Quecksilbervergiftung gesehen, die auf Knallquecksilberaufnahme zurückführbar gewesen wäre; die Zahl der Fälle hat sich rasch vermindert. Auch er hat beobachtet, daß die Mehrzahl der Erkrankungen des Halses sich im Winter ereignet hat, und daß nicht alle auf das Pulver zurückzuführen seien.

Früher als die Erzeugung von Knallquecksilber ungemein intensiv vor sich ging und drei Schichten pro Tag gemacht wurden, war die Zahl der Fälle hoch, seit 22. Mai 1917 aber, wo nur mehr in zwei Schichten gearbeitet wurde, begann die Anzahl zu sinken, eine weitere Abnahme fand statt, als seit 31. Juli nur in einer Schicht gearbeitet wurde. Entsprechend der Abnahme der Fälle ging auch die Zahl der eingestellten Arbeiterinnen zurück, während die Zahl der verwendeten Handtücher zunahm."

Die Zahl der eigentlichen Quecksilbervergiftungen von Einführung der Anzeigepflicht 1899 bis jetzt verteilt sich wie folgt: Thermometererzeugung 45, Knallquecksilber 54, Hutmacherei 27, Elektrizitätsmesser 24, Kürschnerei 19, chemische Industrie 19, Feuervergolden 12, Ausfüttern von Bonbonformen 4, Quecksilberlampen 3, Bronzieren 3, Kartenmalen 3, Photographieren 2, sonstige 2.

Das Auftreten der Quecksilbervergiftung ist wie das der Bleivergiftung von der Menge des absorbierten Metalls abhängig, bedeutungsvoll ist die Erzeugung wissenschaftlicher Instrumente, dahin gehört auch die Herstellung von Körperthermometern, die, beschrieben in dem Berufe ‚Glasbläserei‘, einen wichtigen Industriezweig bildet. Diese Industrie war sehr beschäftigt und stand während des Krieges unter der Kontrolle des Munitionsministeriums. Zahlreiche Lehrlinge beiderlei Geschlechts wurden aufgenommen, eine sehr erfreuliche Tatsache mit Rücksicht auf die für das Gewerbe nötige Geschicklichkeit, wenn nur die Gesundheitsgefahren vermieden werden könnten. Dieser Umstand wurde den Fabrikanten selbst fühlbar, wenn die Eltern ihren Kindern den Eintritt in die Lehre nicht erlauben wollten, und selbstverständlich waren sie in Sorge, die Arbeitsbedingungen in den Betrieben zu verbessern. Schon unter den gemeldeten Fällen waren einige solche jugendliche Personen, während andere bei der Untersuchung im Betriebe Zeichen von Quecksilberaufnahme boten. Die Bedingungen, unter denen diese Arbeit, in hohem Maße zu Clerkenwell zentralisiert, ausgeübt wird, bieten einer Verbesserung der Methoden bedeutende Schwierigkeiten.

Die Aufnahme der Dämpfe ist eine ausgiebige, und es wird mechanische Ventilation wegen der Gefahr des Springens des heißen Glases als unmöglich angesehen. In letzter Zeit wurde diesbezüglich für die Thermometererzeugung ein Ausweg gefunden. Ein Komitee von Unternehmern geht daran, die Bedingungen zu fixieren für Ventilation, Reinlichkeit, Glätte der Oberflächen der Bänke, periodische ärztliche Untersuchung,

Garderobe, Eßräume, Waschvorrichtungen. Hierbei gebührt Mr. Byran und Mr. Quine von der Leitung des wissenschaftlichen Glasbläserkomitees großes Verdienst. 3 der Fälle ereigneten sich bei der Herstellung von Quecksilberdampflampen und 3 ungewöhnliche Fälle ereigneten sich dadurch, daß eine Mischung von Zinn und Quecksilber auf Zinnformen zum Backen von Zuckerwaren gerieben wurde. Dabei muß das Amalgam nach dem Aufbringen auf das Zinnblech gebürstet werden, wobei viel Staub auftritt, so daß 3 schwere Fälle auftraten. Diese Arbeit ist aufgegeben worden.

Ein anderer ungewöhnlicher Fall war der beim Schmelzen von Metallstäben in Tiegeln in einem Ofen, hierauf Zusetzen von Amalgam, Wiedererhitzen und Schütten des Metalls in Tröge. Dabei betrug der Quecksilbergehalt 9—10%. Beim Umschütten bestand Gefahr durch Überschäumen und Spritzen auf den Boden. Dr. Bridgle fand bei 7 von 12 seit 6 Monaten mit der Quecksilberarbeit beschäftigten Leuten Zeichen von Quecksilberabsorption. Exhaustoren und Gefäße für das Gekrätz wurden angeschafft. Hier wurde periodische ärztliche Untersuchung eingeführt."

Niederlande.

1915.

„Ein Arbeiter, seit sieben Jahren in einer chemischen Fabrik tätig, zog sich eine Vergiftung zu, als in letzter Zeit viel Sublimatpastillen erzeugt wurden. Er litt an akuter Mundschleimhautentzündung und an einer Hauterkrankung der Unterarme."

Sublimatverwendung bei der Erzeugung von Trockenelementen für Batterien bei elektrischen Taschenlampen. „Mit Rücksicht auf Art. 22 des Gesetzes betreffend Arbeiterschutz, womit weiblichen jugendlichen Personen die Arbeit in Räumen, wo mit Sublimat gearbeitet wird, verboten ist, hat der medizinische Fachmann der Arbeitsinspektion verschiedene solche Fabriken, die in letzter Zeit entstanden sind, besucht. Sie haben ihr Entstehen zum großen Teil günstigen Zeitumständen zu danken.

In einer der Fabriken wurde nach Untersuchung des Chemikers der Gewerbeinspektion in dem Gemenge, womit die Elemente gefüllt werden, 2,9% Sublimat nachgewiesen; bei einem späteren Besuch ergab sich die Verwendung eines halbprozentigen Gemenges für die Dauerelemente. Bei der ersten Inspektion litten einige Mädchen an Blasen und Geschwüren der Fingerkuppen, die dem Gehalt der Füllmasse von 20% Chlorzink zuzuschreiben war. Bei der zweiten Inspektion war eine automatische Füllvorrichtung angebracht worden, durch die der Kontakt der Hände mit der Masse ausgeschlossen war. Der sublimathaltige Anteil wurde überdies durch Männer eingefüllt."

1916.

„Im Transformatorhause einer Elektrizitätszentrale wurde durch einen ‚Quecksilberdampfgleichrichter' Wechselstrom in Gleichstrom umgewandelt, wobei vom Quecksilberdampfvakuum Gebrauch gemacht wird. Dabei wurde mehrmals am Tage die Pumpe für das Quecksilberdampfvakuum in Betrieb gesetzt und Quecksilberdämpfe verbreiteten sich in dem schlecht ventilierten Lokale. Um dieses Vakuum auf entsprechender Höhe zu halten mußte die Pumpe mehrmals täglich in Tätigkeit versetzt werden. Die dabei ausgepumpte Luft, beladen mit Quecksilberdampf, verbreitete sich im Arbeitsraume, Ventilationsvorrichtungen waren nicht vorhanden. Alle zwei Monate mußte 1 kg Quecksilber zugesetzt werden und diese Menge verdampfte zur Gänze. Der hier beschäftigte Arbeiter klagte über Lockerung der Zähne, Zahnfleischblutungen, Schwindel, Schlaflosigkeit, Durchfall. Es wurde eine Ölpumpe angeschafft, die den Dampf aus dem Lokal herauspumpte.

Andere Metalle

(s. a. unten bei „Hautkrankheiten“).

Deutsches Reich.

Preußen.

„In einem Chromatbetriebe hat die Zahl der Berufserkrankungen gegenüber der Friedenszeit nicht zugenommen. Im Jahre 1913 erkrankten von 90 durchschnittlich beschäftigten Arbeitern 19, im Jahre 1917 von durchschnittlich 51 Arbeitern 11 und 1918 von durchschnittlich 50 Arbeitern 5.“ (RB. Düsseldorf.)

Sachsen.

„Gießfieber, das sich in Frostgefühl, Nachtschweiß und Kopfschmerzen äußerte, ist in einer Armaturenfabrik vorgekommen. Eine bessere Entlüftung des Arbeitsraumes ist in Aussicht genommen. Auch in mehreren anderen Metallgießereien mußte auf bessere Lüftung der Räume gedrungen werden.“ (Bez. Dresden.)

„In der Zündstreifenabteilung der hiesigen Grubensicherheitslampenfabrik sind seit 1913 keine Phosphorerkrankungen mehr aufgetreten. Dagegen wurde das Gewerbeaufsichtsamt auf einen interessanten Fall in der Nickel-Kadmiumabteilung dieser Fabrik im Jahre 1914 aufmerksam. Dort werden Kadmiumplatten für elektrische Grubenlampen aus metallischem Kadmium auf Pressen hergestellt. Ein an der Kadmiumpresse beschäftigter Arbeiter erkrankte an Schwächeanfällen, Appetitlosigkeit und Brechreiz. Die Erscheinungen hielten 3 Wochen an. Nach dem Gutachten des Bezirksarztes war der Fall mit Wahrscheinlichkeit auf die Übertragung der giftigen Kadmiumoxydsalze auf den Magen zurückzuführen, die vermutlich entweder durch Einatmung des in Pulverform verwendeten Kadmiumoxydes oder durch das Einnehmen des Frühstücks mit beschmutzten Händen zustande gekommen sei. Da die Firma jedoch entschieden bestritt, daß Kadmiumoxyd oder Kadmiumsalze, wenn auch nur in geringeren Mengen, zur Verwendung gelangten, wurden Proben der Zentralstelle für öffentliche Gesundheitspflege in Dresden zur Untersuchung eingesandt. Diese stellte fest, daß der Kadmiumstaub, sogenannte ‚Poussiere‘, tatsächlich nicht aus reinem metallischen Kadmium bestand, sondern auch Kadmiumoxydstaub und unlösliche Kadmiumsalze in allerdings so geringen Spuren enthielt, daß Gesundheitsgefahren für die Arbeiter nicht zu befürchten wären.“ (Bez. Zwickau.)

Österreich.

„Während sonst die Vergiftungen durch Blei ihrer Zahl nach die erste Stelle einnahmen, haben im Berichtsjahr jene durch Zink größere Bedeutung erlangt. Ungezählte, bisher aus Messing oder Rotguß gefertigte Gegenstände wurden aus Zinkguß bzw. einer 80—90%igen Zink enthaltenden Legierung (sogenanntes Kriegsmetall) hergestellt. In den Metallgießereien trat dadurch das Gießfieber häufiger als vorher auf. In einem Falle, in welchem als Ersatz für Messing- und Weißblech verzinktes Eisenblech verarbeitet wurde, erkrankten die Arbeiter, welche diese Bleche autogen schweißten, an Zinkvergiftung.“ (Wien I.)

„In einer Metallgießerei erkrankten 2 Hilfsarbeiter an Gießfieber. Damit die beim Schmelzprozesse sich entwickelnden schädlichen Dämpfe direkt ins Freie geleitet werden können, ist, wie gelegentlich der Revision des Betriebes festgestellt wurde, der Umbau der Schmelztiegelöfen erforderlich.“ (Triest.)

„In einer Spenglerwarenfabrik des hiesigen Aufsichtsbezirkes werden Benzinbarrels in großem Umfange hergestellt. Beim autogenen Schweißen der aus verzinktem Eisenblech konstruierten Behälter entwickeln sich Zinkdämpfe in dicken Schwaden. Trotzdem diese Arbeit unter einem im Hofraum errichteten einfachen Flugdache, also sozusagen im Freien vorgenommen wird, erkrankten mit der Zeit alle hierbei beschäftigten Arbeiter an Gußfieber. Wenn auch diese Erkrankungen nur vorübergehender Natur waren, wiederholten sie sich dennoch immer wieder, sobald die betreffenden Arbeiter der oben genannten Beschäftigung oblagen. Das Gewerbeinspektorat hat veranlaßt, daß den Arbeitern geeignete Mundschutzmittel zur Verfügung gestellt werden und daß bei dieser Beschäftigung ein angemessener Wechsel der Arbeiter vorgesehen ist.“ (Wien V.)

England.

1914.

Chromgeschwüre. „Chromsäure und die Kalium- und Natriumbichromate verursachen eigentümliche Verletzungen, besonders Erosion des Nasenseptums durch Inhalation des Staubes, ferner ekzematöse Eruptionen oder Ulzerationen der Haut, wenn oberflächliche Verletzungen den Kristallen oder Lösungen das Eindringen durch die schützende Epidermisdecke in die Haut erlauben. Sie kommen vor:

1. Bei der Fabrikation des bekannten Chromgelb, -orange oder -rot, durch Aufeinanderwirken von Lösungen von Bleiazetat und Bichromat.

2. In der Färberei und Zeugdruckerei. Beim Färben von Baumwollgarn mit gelber oder roter Farbe werden die Strähne zuerst mit Kalkwasser aufgeweicht und nach dem Auswinden in Gefäße mit Bleiazetat gebracht. Sie kommen hierauf in eine verdünnte Lösung von Bichromat, die die Gelbfärbung der Fasern hervorruft. Die Behandlung wechselt je nach der gewünschten Schattierung der gelben Farbe. Bei der Kattundruckerei wird Kaliumbichromat zur Indigo- und Türkischrotfärbung verwendet, und auch für Chrombleifarben, indem zuerst das gewünschte Muster mit einer Bleiazetat enthaltenden Pasta aufgedruckt und dann der Kattun durch eine 2—5%ige Bichromatlösung gezogen wird. Bei der Anilinschwarzfärberei wird nach dem Behandeln mit salzsaurem Anilin der Stoff in ein Bad gebracht, das eine Bichromatlösung enthält.

3. Bei der Photographie und Steinätzerei.

4. Als Oxydationsmittel zur Herstellung von Teerfarben, besonders für Anthrazen und Alizarin, und in Schwefelsäure gelöst zum Bleichen von Öl, Talg usw.

5. Beim Gerben von Leder durch das „Zweibadverfahren". Hierbei werden die Häute zuerst mit einer Lösung von Chromsäure behandelt, die durch Zusetzen von Salzsäure zu Kaliumbichromat hergestellt ist, dann mit einer Natriumhyposulfitlösung. Die Gefahr der Chromgeschwüre ist am größten beim Herausnehmen der Häute aus dem ersten Bad, dem Aufspannen auf einem Holzbock zur Entfernung der überschüssigen Flüssigkeit und dann beim Ausspannen und Ausstreichen der übrigen Flüssigkeitsreste. Natriumhyposulfit wurde als nützlich zur Behandlung von Chromgeschwüren erkannt, und von dieser Tatsache kann praktischer Gebrauch gemacht werden, indem man die an Geschwüren leidenden Arbeiter von der Arbeit am Chrombad zum Hyposulfitbad versetzt.

6. In der französischen Poliererei, besonders zum Dunkelpolieren von Mahagony und Nußholz, dessen Struktur besser durch Bichromatbehandlung als durch irgendein anderes Mittel hervortritt. Die Flüssigkeit wird in der Regel durch Zeug, seltener durch eine Bürste aufgebracht.

7. Als Bestandteil von Sicherheitszündern, sowie zur Herstellung farbigen Glases und Porzellans.

Wirkungen auf die Haut. Bichromatlösungen greifen die unverletzte Haut nicht an, die geringste Kontinuitätstrennung aber, besonders wo sie dünn ist, über den Knöcheln und zwischen den Fingern, genügt, damit der Zerstörungsprozeß einsetze, und hat er einmal begonnen, dann dringt er durch das weiche Gewebe in die Tiefe, wenn nicht Maßregeln ergriffen werden, um den Kontakt mit der Flüssigkeit zu verhindern. Der Lieblingssitz dieser trägen Geschwüre oder ‚Chromlöcher‘, wie die Arbeiter sie nennen, ist entweder an den Knöcheln oder an der Nagelwurzel, aber auch an anderen Stellen der Hand kommen sie vor. Das Gewebe in der Umgebung der Geschwüre ist wallartig erhoben, verdickt und verhärtet, stets unterminiert, das Zentrum verschorft. Wenn der Schorf entfernt wird, so zeigt sich das gelbe Granulationsgewebe des Geschwürsgrundes. Der Durchmesser der Geschwüre beträgt in der Regel nicht mehr als 3 mm, die Zahl der schmerzhaften Geschwüre kann groß werden, wenn die Betriebsaufsicht lax ist. Fast immer findet man kleine Geschwüre oder Narben nach solchen an den Händen der Chromgerber und Färber. Vordringen der Geschwüre bis zum Gelenk und Verlust von Fingern, wie dies von früheren Autoren beschrieben ist, sind heute kaum zu beobachten. Mitunter setzt bei empfänglichen Individuen beim ‚Zweibadverfahren' anstatt der Bildung der beschriebenen Geschwüre die Eruption ausgebreiteter Blasen an den Händen, Unterarmen, mitunter auch an den Füßen und Fußknöcheln ein, diese ist von heftigem Jucken begleitet. Beim Garnfärben wird die Geschwürsbildung gewöhnlich um die Handknöchel, an der Handfläche in der Falte zwischen Daumen und Zeigefinger und am Handgelenk und Unterarm gefunden. Gelegentlich ergreift das Leiden andere Körperteile, wie Gesicht und Rücken. Empfänglichkeit spielt eine große Rolle bei Erkrankungen ekzematöser Natur, die Haut mancher Personen reagiert viel intensiver auf bestimmte Reize wie z. B. Chrom als bei anderen Menschen. Erfahrung allein kann entscheiden, ob eine bestimmte Person die Arbeit weiter verrichten darf oder nicht. Wo die Chromerkrankung ernste Form annimmt ist stets entweder Mangel jeglicher Maßnahmen oder Unwissenheit auf Seite der Befallenen als Ursache zu finden. Neu eingestellte Arbeiter leiden meist mehr als erfahrene, die das schmerzhafte Leiden schon kennen. Jugendliche von 14—15 Jahren, die die Arbeit beginnen, können sicher sein zu erkranken, wenn die Aufsicht nicht streng ist. Die Schmerzen und die Belästigung durch Chromgeschwüre sind beträchtlich. Sie sind niemals lebensbedrohend, doch habe ich in einem Jahre 6 Leute gesehen, die durch 3—9 Wochen wegen Chromerkrankung arbeitsunfähig waren. Gerade dann, wenn das Leiden nicht so arg ist, daß es Arbeitsunfähigkeit bedingt, können bis zur Heilung Monate vergehen.

Maßnahmen zur Verhütung. In Betrieben, wo Bichromate verwendet werden, ist es nötig, daß eine verantwortliche Person da ist, die in erster Hilfe ausgebildet ist und täglich die kleinen Schrunden und oberflächlichen Hautabschürfungen behandelt, wie sie stets vorkommen. Ein Arzt, der die periodische ärztliche Visitierung in einem Bichromatbetriebe nach dem Regulativ vornimmt, schreibt wie folgt:

„Da die Chromlöcher gewöhnlich durch geringfügige oder unbemerkte Verletzungen der Handoberfläche entstehen, dringe ich darauf, daß der Vorarbeiter die Hände jedes Arbeiters täglich auf Zeichen eines gereizten Zustandes prüft, diese Stellen werden dann gewaschen und mit Pflaster bedeckt. Es ist, wie ich glaube, wichtig, daß jeder Arbeiter den Nutzen der anfänglichen Unterdrückung der Chromgeschwürbildung einsieht. Sie können sich innerhalb eines einzigen Tages entwickeln, obwohl die ätzende Wirkung des Chroms nach einem oder zwei Tagen zunächst nicht bemerkbar ist.

Um ein Chromloch abzuschließen und vor dem weiteren Kontakt mit der Flüssigkeit zu bewahren, verwende ich eine Salbe aus Zink oder Borax mit etwas Leinen zum Zudecken des Geschwürs. Ich überdecke dann das Leinen mit Guttaperchagewebe, dessen Ecken ich durch leichtes Erwärmen oder durch etwas Chloroform erweiche und dann auf die Haut presse. Als weiteres Schutzmittel kann man noch Heftpflaster darüber verwenden. Man muß darauf schauen, daß die Leute die Behandlung fortsetzen und die Geschwüre geheilt werden, sonst ist es unvermeidlich, daß sie von der Chromarbeit wegversetzt werden, bis die Heilung eingetreten ist."

Wenn ein Geschwür voll entwickelt ist, so behandeln manche Ärzte es mit erweichenden Kataplasmen oder Boraxumschlägen, nehmen gelbe Quecksilberpräzipitatsalbe oder reinigen das Geschwür mit Wasserstoffsuperoxydlösung und behandeln dann weiter mit einer Ichthyolsalbe unter einem absolut wasserdichten Pflaster.

Wo in einem Betriebe die Arbeiter mit Bichromatlösung in Berührung kommen, so z. B. in der Chromgerberei beim „Zweibadverfahren" oder in der Färberei, ist es unerläßlich, daß die Hände und Arme aller Arbeiter täglich inspiziert und sofort auch die kleinsten Verletzungen bedeckt werden, damit sie mit der Lösung nicht mehr in Berührung kommen. Dazu ist Kollodium unersetzlich, wenn dieses aber, wie an den Knöcheln der Finger nicht angewendet werden kann, muß im Verband ein wasserundurchlässiges Pflaster oder ein gut passender Kautschukfingerling verwendet werden. Bei der Chromgerberei sind Gummihandschuhe, die über die Ellbogen reichen, sehr nützlich, aber es wäre ein Irrtum zu glauben, das Tragen derselben mache die Behandlung kleiner Verletzungen überflüssig. Ich habe sie in der Regel in gutem Zustande und abgetragen gefunden, aber das Zurückhalten des Hautstoffwechsels verursachte öfters Schädigungen der Haut. Nur wo Disziplin und Überwachung vollkommen sind, kann man die Gummihandschuhe beiseite lassen. Ersatz für sie etwa durch Lederhandschuhe ist völlig unzweckmäßig. Periodische ärztliche Untersuchung der in einer Chromgerberei Beschäftigten ist nützlich und fördert den Gebrauch reiner Kleidung, ist auch eine Kontrolle für die Art und Weise, wie der Vorarbeiter die Überwachung durchführt und verhindert, daß Chromgeschwüre zu einer Ursache langdauernder Arbeitsunfähigkeit werden.

Endlich ist Einreiben der Hände und Arme mit Fett oder speziellen Salben zweifellos ein Schutzmittel für die Haut. Folgende Salbe ist in einem großen Gerbereibetriebe seit langem in Gebrauch[1]).

Petrolatum (paraffinum molle) 3 Teile,
Lanolin 1 Teil.

---

[1]) Diese Salbe wurde von Dr. Levi, Chemiker der Lederfirma Pfista & Vogel, Milwaukee empfohlen. Sie wird folgendermaßen hergestellt: Schmelzen auf dem Wasserbad oder Herd; nach dem Schmelzen und Mischen 10—15 Tropfen 90% reiner Karbolsäure zusetzen zu je 400g der Mischung. Einfüllen in ein Glas oder irdenes Gefäß und Festwerdenlassen zum Gebrauch. Die Salbe wird wie folgt verwendet: Man lasse den Arbeiter mit Wasser und Seife gründlich die Hände und Arme reinigen, dann mit warmen Wasser abspülen und solange die Haut noch feucht ist, die Salbe auftragen. Einreiben, bis die ganze exponierte Haut von Salbe bedeckt ist durch 2—3 Minuten, dann ein Tuch nehmen und trocken reiben, die Haut fühlt sich dann trocken und nicht

Eine andere antiseptische Salbe, von Dr. Collis angegeben, die sehr erfolgreich verwendet wird, ist aus 1360 g Mineralfett, 169,8 g Paraffin und 42,6 g Zyllin zusammengesetzt.

Bei der Behandlung schwerer papulöser Ekzeme, die durch den Kontakt mit Ammoniumbichromat bei der Kunstdruckätzerei auftraten, war die Applikation gleicher Teile Zink- und Borsäurewassers sehr zweckmäßig, doch pflegen solche Fälle bei neuerlicher Einwirkung der Schädlichkeit zu rezidivieren, und es erhebt sich die Frage, ob die Arbeit fortgesetzt werden soll. Folgende Vorsichtsmaßregeln mögen zusammenfassend anempfohlen werden.

1. Tägliche Inspektion der Hände und Arme aller Arbeiter, die mit Chrom irgendwie in Berührung kommen.

2. Sofortiges Bedecken der kleinsten Hautaufschürfungen nach vorherigem Waschen in fließendem Wasser a) durch Auftragen von Kollodium auf Stellen am Handrücken und Unterarm, wo die Haut nicht gespannt werden muß oder b) an den Stellen wo dies der Fall ist wie an den Fingern und am Handgelenk, durch Auftragen einer einfachen Bedeckung Boraxleinen oder Zyanidgaze unter einem undurchlässigen Verbande. Dieser ist täglich zu wechseln.

3. Tragen langer guter Gummihandschuhe; das Tragen derselben macht die Behandlung der Verletzungen nicht überflüssig.

4. Beistellung einer Salbe, mit der sich die Arbeiter die Arme einschmieren können.“

Arsen

(s. a. unter „Hautkrankheiten“ auf S. 234).

Deutsches Reich.

Preußen.

„Es ist von Interesse, die Gesundheitsverhältnisse in einem Arsenhüttenwerk, für welches ausschließlich männliche Personen in Betracht kommen, kurz darzustellen. Frauen waren nur mit dem Waschen von Arbeitskleidern und mit anderen nicht unmittelbaren Betriebsarbeiten beschäftigt; sie sind deshalb in der nachstehenden Statistik nicht berücksichtigt. Die Beschäftigung Jugendlicher ist untersagt. Im übrigen ist die Zulassung von Arbeitern von ärztlicher Tauglichkeitsbescheinigung abhängig.

Von den Krankheitsformen, die das Arsen und seine Verbindungen durch Staub und Dämpfe hervorrufen, traten am meisten Erkrankungen der Haut und der Schleimhäute infolge von Ätzwirkungen der arsenigen Säure auf; sie zeigen sich als pustelige und knötige Ausschläge und

---

fettig an. Lanolin wird von der Haut absorbiert, das Petrolat bildet auf der Oberfläche einen dünnen Überzug. Die Applikation zweier chemisch indifferenter Stoffe verhindert die Wirkung des Chroms auf die Oberfläche, das absorbierte Fett hemmt seine Wirkung, wenn das Petrolathäutchen an einer Stelle eine Lücke haben sollte.

Tab. IX.

Jahr	Zahl der Versicherten	Gesamtzahl der Krankheitsfälle	Zahl der Arsenerkrankungen	Gesamtzahl der Krankheitstage	Zahl der auf Arsenerkrankungen entfallenden Krankheitstage	Krankheitsfälle auf 100 Versicherte	Krankheitstage auf 1 Versicherten	Krankheitstage auf 1 Krankheitsfall
1913	107	79	7	774	68	73,8	7,2	9,8
1914	91	71	4	606	23	78,0	6,6	8,5
1915	64	100	25	1181	301	156,2	18,4	11,8
1916	116	209	39	2728	423	180,2	23,5	13,0
1017	137	317	111	4298	1462	231,3	31,4	13,5
1918	148	248	56	3559	789	167,6	24,0	14,3

Geschwüre, zuweilen auch als Furunkulose; es entstehen ferner Reizungen der Luftröhre, die zu Bronchialkatarrh und chronischem Kehlkopfkatarrh führen; von den Reizungen der Schleimhäute sind Lidbindehaut- und Nasenschleimhautentzündungen mit Durchlöcherung der Nasenscheidewand am verbreitetsten. Diese Erscheinungen sind als spezifische anzusprechen, wenngleich die Erkrankungen der Atmungsorgane ihre Entstehung auch anderen Ursachen verdanken können; soweit sie nach ärztlicher Feststellung unzweifelhaft auf Arsen zurückzuführen waren, sind sie in der Nachweisung besonders berücksichtigt. Die Dauer der Erkrankungen verlängerte sich besonders im Jahre 1916 und bezifferte sich noch 1917 und 1918 auf das Doppelte und Dreifache gegenüber 1913. Die mit großer Steigerung der Produktion einhergehende vermehrte Einstellung von Arbeitern, unter denen auch zahlreiche Kriegsgefangene waren, hat auf die Erkrankungen Einfluß gehabt. Arbeiterwechsel wirkt besonders deshalb ungünstig, weil Neueingestellte nicht die gebotene Vorsicht verwenden und die erforderliche Sauberkeit beobachten, auch den Arzt nicht rechtzeitig in Anspruch nehmen und dessen Weisungen nicht gehörig befolgen. Nicht unwesentlich war ferner, daß die Arbeiter, zumal in der letzten Zeit des Krieges, fast gar keine oder nur beschädigte Unterkleidung besaßen, und daß auch die von der Hütte gelieferte Arbeitskleidung schließlich nicht mehr rechtzeitig ersetzt werden konnte und schadhaft überwiesen werden mußte; Kleidung und Unterkleidung boten deshalb nicht mehr den genügenden Schutz gegen Erkrankungen, ein Umstand, der überhaupt manchmal in gleicher Richtung wirksam gewesen sein mag. Für die Arsenhüttenarbeiter hatten hiernach die durch den Krieg verursachten Änderungen und Störungen unzweifelhaft gesundheitliche Nachteile im Gefolge. Die gesundheitlichen Maßnahmen konnten infolge der stürmisch geforderten Steigerung der Erzeugung und der durch Kriegsnotwendigkeiten bedingten Umstellung des Betriebes nicht friedensmäßig durchgeführt werden, obgleich das Erreichbare geschehen ist." (RB. Breslau.)

"Durch das Einatmen von Arsenwasserstoff wurde ein Arbeiter getötet, als er ein mit Schwefelsäure gefülltes Faß öffnete. Der Arsenwasserstoff, der nachweisbar in der Schwefelsäure enthalten war, hatte sich in der oberen Wölbung des anscheinend nur unvollkommen durch Schütteln mit Wasser gereinigten Fasses gesammelt." (RB. Schleswig.)

Bayern.

(Kasuistik s. a. oben unter "Allgemeines" auf S. 1.)

Arsenvergiftungen wurden bekannt "bei Arbeiten an der Mischmaschine, in welcher die Masse zur Herstellung von Unterkörpern (Rauchentwicklern) zubereitet wurde. Diese Erkrankungen sind jedoch nur dann in Erscheinung getreten, wenn Arbeiter bei öfters vorkommenden Bränden des Mischgutes der Einatmung des Rauches ausgesetzt waren. Weiter konnten bei der Unterkörperherstellung lästige Reizerscheinungen der Haut, nicht selten Geschwüre an unbedeckten Körperteilen der in Frage kommenden Arbeiter wahrgenommen werden."

"In einer chemischen Fabrik, die während des Krieges die Fabrikation des zur Stahlveredlung dienenden Ferrovanadiums aufnahm, erkrankten 9 Arbeiter, der Betriebsleiter und ein Werkmeister an Vergiftungen. Einer der Arbeiter starb nach wenigen Tagen. Diese anfänglich ungeklärten Fälle sind nach einwandfreien Untersuchungen darauf zurückzuführen, daß sich bei gewissen Arbeitsvorgängen Arsenwasserstoff entwickelte. Um solche Vorkommnisse unmöglich zu machen, wurde angeordnet, daß der gefährliche Fabrikationsprozeß (Zementationsverfahren) in einer gasdicht schließenden Apparatur durchgeführt wird, die den Austritt auch von geringsten Spuren Arsenwasserstoff in die Arbeitsräume ausschließt." (Nürnberg-Fürth.)

"Von Krankenkassen sind zwei Meldeblätter über gewerbliche Erkrankungen eingelaufen: In einer Kristallglasfabrik zog sich ein Arbeiter, der Arsenik in einem eisernen Tiegel zerkleinerte, ein Ekzem zu, das sich über Gesicht und Hals verbreitete. In einer Lederfabrik erlitt ein Arbeiter eine Ätzwunde an der Hand beim Beizen von Häuten; die Beize dürfte arsenige Säure enthalten haben." (Niederbayern.)

Eigenartige gewerbliche Schädigungen ergaben sich schließlich durch Verwendung von feingepulvertem metallischem Arsen, welches für gewisse Zwecke zur Verwendung kam. Es handelt sich in der Hauptsache um Reizerscheinungen der Haut und der oberflächlichen Schleimhäute, die je nach persönlicher Disposition und besonders im Sommer auftreten. Die Verhütungsmaßnahmen fallen mit der Staubverhütung und größtmöglichster Reinlichkeit des Arbeiters selbst und der Arbeitsweise zusammen. Allgemeinvergiftungen wurden nicht beobachtet, hingegen traten in einigen Fällen Erstickungserscheinungen sowie Andeutungen von akuter Arsenvergiftung auf, wenn sie bei Entzündung des arsenhaltigen Gemisches gewaltige Rauchmassen entwickelten und die Arbeitsräume erfüllten. Dauerschädigungen wurden jedoch nicht beobachtet." (Dr. Koelsch.)

Sachsen.

„Zwei Todesfälle sind in einer chemischen Fabrik durch Arsenwasserstoffvergiftung vorgekommen. Beide Fälle waren auf die Verarbeitung arsenhaltiger Schwefelsäure zurückzuführen. Die Säure war als „technisch rein" aus Österreich bezogen worden. Es wurde angeordnet, vor der Verwendung im Betriebe von jedem Faß Schwefelsäure eine Probe auf Arsengehalt untersuchen zu lassen." (Dresden.)

Österreich.

„In einer Schwefelsäurefabrik erkrankte ein Arbeiter, welcher mit der Reinigung der Flugstaubkammer beschäftigt war, unter den Symptomen einer akuten Arsenvergiftung. Infolge Nichtbenützung eines Mundschutztuches bzw. Respirators gelangte arsenhaltiger Flugstaub in die Verdauungsorgane des Arbeiters." (Wien V.)

England.
1914.

„Der Bericht enthält zwei Fälle, welche die beiden Arten der Arsenvergiftung illustrieren, Einatmung von Arsenwasserstoff und Kontakt der Haut mit einem arsenigsauren Salze. Im ersten Falle findet rasche Zerstörung der roten Blutkörperchen statt, das Hämaglobin verteilt sich im Blutserum und unter dem Bestreben der Leber und der Nieren es aus diesem auszuscheiden, kommt es zu intensiver Gelbsucht. Im zweiten Falle findet eine reizende Wirkung auf die Haut statt. Der tödliche Fall von Arsenwasserstoffvergiftung ereignete sich nach Mr. Crampton folgendermaßen:

»Die Vergiftung scheint eingetreten zu sein beim Reinigen eines der Saturatoren zur Herstellung von Ammoniumsulfat in Erdölwerken. Die Saturatoren sind aus Holz, innen mit Blei ausgekleidet, sie müssen alle 6 Wochen gereinigt werden. Der betreffende Saturator war Montag den 7. September außer Betrieb gesetzt worden, indem ungefähr um 6ʰ früh das Ammoniakgasrohr und die Absaugung abgestellt, die Tür geöffnet wurde. Ein drinnen befindlicher Flüssigkeitsrest wurde durch den Ejektor in der gewöhnlichen Weise wie sonst das Sulfat herausgetrieben. Der Erkrankte, welcher Vorarbeiter im Sulfathaus war, goß etwa ein halbes Dutzend Eimer Wasser in den Saturator, um etwa darin eingetrocknete feste Massen zu lösen und sich dadurch die Arbeit des ‚Abgrabens‘ zu ersparen, durch die möglicherweise der Belag des Saturators geschädigt werden konnte. Alles dies erfolgte anscheinend Montags. Am 8. September betrat der Erkrankte den Saturator mit einem Zinkeimer und entfernte das tagsvorher hineingeschüttete Wasser. Am 9. war er etwa eine Stunde im Saturator und ‚kratzte darin herum‘, dabei war ein junger Mensch sein Begleiter, der ihm eine Kerze hielt. Am 10. war er abermals darin, vor und nach dem Frühstück jedesmal 3/4 Stunden. An diesem Tage wurde ihm nach eigener Aussage etwa um 1ʰ unwohl bevor er zum Mittagessen nach hause ging. Er litt an Schmerzen in der Nierengegend und ein wenig im Rücken.

Er kehrte nach dem Essen zur Arbeit zurück, ließ dieselbe aber gleich wieder gehen; als er wieder zu hause war bemerkte er Rotfärbung seines Urins. Er wurde ins Krankenhaus zu Edinburg überführt, wo er am 14. September starb. Der Tod erfolgte an ‚Arsenwasserstoffvergiftung, akuter Nephritis, Lungen- und Gehirnödem'. Wieso dieses gefährliche Gas in den beschriebenen und ähnlichen Fällen entstand, ist unklar, am wahrscheinlichsten war der galvanisch verzinkte Eimer die Ursache; der Verwalter der Petroleumwerke glaubt, daß der Verstorbene zu lang, länger als nötig in dem Saturator zu verweilen pflegte. Er war 50 Jahre alt und wird als kräftiger Mann geschildert. In den Ölwerken war er über 8 Jahre beschäftigt. Zwei Jahre früher war er im gleichen Spital wegen der gleichen Art Vergiftung in Behandlung gewesen.

Eine Flüssigkeitsprobe aus dem Saturator war eine saure wässrige Lösung von Ammoniumsulfat und enthielt nach der Analyse des Regierungslaboratoriums 0,86% freie Schwefelsäure und ein wenig Salzsäure, Arsen in einer Menge von 0,23%. Der Niederschlag aus dem Saturator war dunkel und roch nach Teer, bestand aus unreinem Ammoniumsulfat und enthielt nur etwa 0,28% As. Der Eimer war rostig und bestand aus gewöhnlichem verzinkten Blech, doch die Hauptmenge des inneren Zinküberzuges war bereits weg. Das Zink gab zusammen mit der Säure Arsenwasserstoffdämpfe, ebenso der eiserne Boden des Eimers. Unter der Annahme, daß der Eimer bis zur oberen Grenze der verrosteten Fläche gefüllt wurde, betrug die Menge des Arsenwasserstoffs, die beim Kontakt mit der Säure in 10 Minuten sich verflüchtete, über 30 ccm. Es ist demnach anzunehmen, daß der Arsenwasserstoff von der Schwefelsäure im Saturator herrührte.«

Im Anschluß an diesen Fall wurden die Arbeitgeber in den Erdölbetrieben aufgefordert, abgesehen von den anderen Vorsichtsmaßregeln bezüglich Frischluft und Beschränkung der Aufenthaltszeit im Saturator daselbst, die Metalleimer durch hölzerne zu ersetzen als sicherstes Mittel zur Vermeidung derartiger Vergiftungen."

1918.

„Die Zunahme von 3 Fällen 1915 auf 30 im Jahre 1918 ist zum Teil auf die größere Zahl (9) der Vergiftungen zurückzuführen, über die weiter unten berichtet wird. Sie betreffen Arsenwasserstoffvergiftungen, aber vor allem die Herstellung von Arsentrichlorid für Kriegszwecke durch Behandeln einer Mischung von Kochsalz und Arsenik mit Schwefelsäure. Die Substanz wurde dann destilliert, als ölige Flüssigkeit kondensiert und in Fässer gefüllt. Die Anlage war schwer dicht herzustellen und das Arsentrichlorid entwich nahe dem Platze, wo der Arbeiter stand. Die Wirkung war heftige Hautreizung, Ekzem des Gesichtes, der Nase, der Hände und anderer Körperpartien, zu denen das Gas gelangen konnte, besonders Stellen, die zum Schwitzen neigten. Auch die Schleimhäute der Augen, Nase und Bronchien wurden affiziert.

Ein solcher Fall endete tödlich durch Einwirkung auf die Haut des einen Beines infolge eines Unfalls. Der Tod trat nach Prof. Delépine, der die Obduktion vornahm, durch Arsenvergiftung ein. Herz, Leber, Nieren, Pankreas und die Drüsen des Magens und Darms zeigten fettige Degeneration, auch wurde viel Arsen in den Organen gefunden. Es war unmöglich festzustellen, in welchem Umfange Arsenabsorption von der Haut aus stattgefunden hatte, doch meinte Prof. Delépine, es müsse eine gewisse Menge des Giftes frei durch Blut und Lymphgefäßsystem im Körper zur Verteilung gekommen sein.

Die Untersuchung der Haare und des Harns der Arbeitsgefährten des Verunfallten ergaben die Anwesenheit gewisser Mengen von Arsen und Anzeichen für Nierenaffektion. Wären die Untersuchungen fortgesetzt worden, so wäre es möglich gewesen zu bestimmen, inwieweit die Leute bei ihrer Beschäftigung verbleiben dürfen. Die Symptome der Arsentrichloridvergiftung sind ähnlich den uns bekannten bei arseniger Säure, besonders die Hauterkrankung, und ganz verschieden von den Vergiftungsbildern, die durch Einatmen von Arsenwasserstoff entstehen, Fälle die durch ihr unerwartetes Auftreten von Interesse sind und weiter unten von Dr. Bridge beschrieben werden. Immerhin haben die pathologischen Veränderungen von Leber und Niere eine gewisse Ähnlichkeit, die Beachtung verdient.

Zwei weitere Fälle von Hautulzeration ereigneten sich bei Leuten, welche mit arsenhaltigem Schlamm von Säurekühlern bei der Schwefelsäurefabrikation zu tun hatten.

Arsenwasserstoffvergiftung. Im Jahre 1914 ereigneten sich Arsenwasserstoffvergiftungen besonders bei der Herstellung von Zinksalzen und in chemischen Fabriken bei Arbeitern, die Säurerückstände aus Tanks oder Zisternen mittelst galvanisch verzinkter eiserner Hacken und Schaufeln aus Metall zu entfernen hatten. In den Jahren 1900—13 ereigneten sich ebenfalls einzelne Fälle in solchen Industrien wie bei der Tapetenerzeugung und in der Kunstgießerei beim Bronzieren. Aus den Jahren 1914—18 wurden folgende derartige Fälle berichtet: 2 Fälle (1 tödlicher) in Ölwerken beim Tankreinigen; 4 (2) Fälle in chemischen Werken bei derselben Arbeit. Je 2 (1) in der chemischen Industrie beim Erzeugen von Zinksalzen und beim Reinigen von Zink, endlich 2 Fälle beim Gießen und Bronzieren in Kunstgießereien.

1917 und 1918 führte die zunehmende Erzeugung von Ersatzfarben zum Auftreten anderer Fälle 5 (2), und die zu gewärtigende Zunahme dieser Industrie erhöht ihre Bedeutung. Bei dem Prozeß handelt es sich um Einwirkung von Salzsäure auf Zink. Dabei handelt es sich entweder um einen Reduktionsprozeß oder die Salzsäure wird im letzten Stadium der Fabrikation als Lösungsmittel für Zinkhydrat zugegeben, welches in einer früheren Phase sich gebildet hat, wobei noch Reste unveränderten metallischen Zinks da sind. Beim Auftreten der ersten Fälle war es fraglich, ob aus einer alkalischen Lösung Wasserstoff in Freiheit gesetzt werden kann. Die weitere Untersuchung zeigte, daß dies zweifellos sei.

Die Vergiftungen traten infolge des hohen Arsengehaltes der Säure in den letzten Jahren auf. Einer ereignete sich (tödlich) in einem seit 20 Jahren betriebenen Unternehmen (Zinkreinigung). Die Gefahr mag künftig durch Verwendung entarsenierter Säure vermindert werden, doch bleibt die Arbeit wegen des Arsengehaltes des Metalls gefährlich, wo immer Wasserstoff bei Gegenwart von Arsen in Freiheit gesetzt wird. Die Fälle zeigen, daß Verfahren auch dann, wenn sie in freier

Luft vor sich gehen, gefährlich bleiben können, und daß Absaugevorrichtungen in den Kesseln unter Umständen ungenügend sind, um die Gefahr abzuwenden. Zwei schwere Fälle ereigneten sich bei der Fabrikation von Zwischenfarben bei einem gedeckten Kessel, der eine Absaugevorrichtung hatte, bei der das Anemometer an der Öffnung, durch die der Säurezusatz erfolgte, 180—200 Zoll Geschwindigkeit pro Minute anzeigte. Vermutlich ist die plötzliche Entwicklung größerer Gasmengen bei zu raschem Zusatz von Säure die Ursache solcher Vergiftungen, wobei die Wirkung der Exhaustoren überkompensiert wird und Gas dem Arbeiter ins Gesicht strömt. Vollständige Ummantelung der Gefäße, in denen überdies negativer Druck herrschen muß, mit eigenen Speiseöffnungen, die mit Ventilen versehen sind, scheinen die vorliegende Schwierigkeit am besten zu lösen; wo dies aber nicht möglich ist, d. i. wo ein Metallgefäß nicht verwendet werden kann, muß eine viel stärkere Absaugung erfolgen als die oben angegebene.

Das Zeitintervall zwischen der Einwirkung des Gases und dem Einsetzen der Symptome ist schwer zu bestimmen, da es an Mitteln zur frühzeitigen Erkennung des Gases gebricht. Der Knoblauchgeruch, der demselben zugeschrieben wird, wurde von keiner der erkrankten Personen wahrgenommen. In der Regel mag es einige Stunden dauern, bevor die ersten Symptome bemerkbar werden. In einem Fall, wo Aufschäumen des Gefäßinhaltes das Entweichen von Gas vermutlich anzeigte, trat die Erkrankung sechs Stunden später auf. Hochinteressant ist die verschiedene Schwere des Symptomenbildes bei Leuten, die vermutlich in gleichem Maße der Giftwirkung ausgesetzt waren. Von zwei solchen Leuten erkrankte der eine gefährlich, der andere blieb symptomlos. Die Erklärung dieser Tatsache ist schwer.

Die Symptome waren in den berichteten Fällen die klassischen: Bauchschmerzen, Erbrechen, Durchfall, dann nach 18—24 Stunden Gelbsucht und blutig gefärbter Harn. Die 6 tödlichen Fälle endeten unter Anurie, die Erkrankungsdauer war 4—8 Tage. Die Pathologie der Arsenwasserstoffvergiftung wird aufgefaßt als Blutvergiftung, wobei das Gift in die Erythrozyten eindringt, gefolgt vom Versagen der Leber und Nieren die Trümmer der Blutkörperchen zu entfernen. Andere gasförmige Gifte, die auf die roten Blutzellen wirken, bewirken raschen Tod unter Asphyxie und es ist unklar, warum die Einatmung von Arsenwasserstoff so langsam wirkt. Weiteres Licht auf diese Erscheinungen wurde geworfen durch Beobachtungen an einem tödlichen Falle des Jahres 1917:

Die Leichenerscheinungen waren für das freie Auge wenig auffallend. Einige Organproben, Herrn Prof. Delépine geschickt, ergaben degenerative Veränderungen an Leber und Nieren. Viele Leberzellen enthielten Vakuolen, andere, besonders an der Leberpforte waren pigmentiert, das rotbraune Pigment war in Form feiner Körnchen vorhanden, die keine Reaktion auf Eisen gaben. Auch an den sezernierenden Zellen der Niere wurde Vakuolisation und Degeneration beobachtet. Nach Delépine ist die Nekrose der Nierenepithelien weiter fortgeschritten als die gewöhnliche histologische Untersuchung erkennen läßt und möglicherweise hat das Gift die gewöhnliche Reaktion des Protoplasmas verändert. In 200 g Lebersubstanz waren 0,01 mg arsenige Säure enthalten, also 0,0878 mg im ganzen Organ. Diese Beobachtungen sprechen für Veränderungen, die der Arsenwasserstoff in den Leber- und Nierenzellen verursacht, und daß auf diese die Krankheitssymptome zurückzuführen sind. Vermutlich geht das Arsen, das in die roten Blutzellen gelangt, eine organische Bindung ein, die in Leber und Nieren eindringend, besonders die Drüsenzellen affiziert. Eine solche Auffassung würde die Vergiftungsfälle erklären, welche mit Gelbsucht nach der Einführung von Arsenverbindungen in den Blutstrom einhergehen. Die Ungleichheit der Symptome kann darauf zurückzuführen sein, daß einmal arterielles, einmal venöses Blut das Gift aufnimmt, indem der Sauerstoff vielleicht wichtig für die Entstehung einer giftigen Verbindung ist.

In einem weiteren Falle enthielten 100 ccm Harn 0,79 mg arseniger Säure am sechsten Erkrankungstage, in einem folgenden 0,035 mg am elften Tage. Die beiden Fälle endeten nicht tödlich. Harnuntersuchungen bei gesunden, jedoch den Arsenwasserstoffdämpfen ausgesetzten Arbeitern gaben keine klaren Resultate, es wurden nur Spuren von Arsen unter 0,01 mg pro 100 ccm gefunden, die als bedeutungslos anzusehen sind. Die Untersuchungen sollen fortgesetzt werden. Die periodische Harnuntersuchung bei gefährdeten Personen ist sicherlich von großem Wert als Präventivmaßregel. Zunahme über ein gewisses Maß im Harn mag ein Vorgang sein, der gegen die kumulative Wirkung des Giftes gerichtet ist, oder anderseits, was wahrscheinlicher ist nach den an Schwerkranken gewonnenen Resultaten, die Arsenausscheidung erreicht hohe Werte, wenn die sezernierenden Zellen geschädigt sind, wenn also die Krankheitssymptome sich entwickeln. Die Unschädlichkeit der Arbeit bei diesen Prozessen hängt von der Wirksamkeit der Schutzmaßnahmen gegen ein Entweichen des Gases ab.

Eine interessante Studie über Blutbeschaffenheit bei 30 Arsenwasserstoffvergiftungen im Unterseebootkrieg hat im Jahre 1916 der Militärarzt F. S. Dudley angestellt. In allen Fällen war die Erythrozytenzahl vermindert, 2 mal auf 2, 12 mal auf 2—3, 10 mal auf 3—4, 4 mal auf mehr als 4 Millionen reduziert. Die Leukozytenzahl war kaum verändert. In Harn, Haar, Finger- und Zehennägeln war Arsen nachweisbar. Die Fälle gingen in Genesung aus. Nach der ersten Reise, auf welcher die Symptome auftraten, schien es klar, daß mit Arsen verunreinigte Schwefelsäure zur Herstellung der Akkumulatoren gedient hattte. Nach der Entarsenierung der Säure waren bei der nächsten Erhebung die gleichen Symptome zu beobachten. Die Untersuchung der Metallplatten der Akkumulatoren ergab einen Gehalt von 0,2% Arsen, dieser war Ursache der Vergiftung gewesen. Die Platten waren seit der Aufstellung der Batterie im Jahre 1911 nicht gewechselt worden und wenn früher keine schweren Erkrankungen auftraten, so war dies nur dem Umstande zuzuschreiben, daß nach der Ladung immer gelüftet wurde und daß es früher nie nötig war durch viele Stunden unterzutauchen. Sofort nach der Entdeckung der Vergiftungsursache wurden alle Batterien aus dieser Klasse von Unterseebooten ausgewechselt.“

Niederlande.

1914.

„An ‚Arsenpemphigus‘, d. i. Blasen im Gesicht, erkrankte ein Arbeiter in einer Glasfabrik, der arsenhaltige Stoffe abzuwägen hatte. Durch wiederholte Erkrankung war die Gesichtshaut bereits verdickt.“

1918.

„Eine Erkrankung wurde bei einem Kürschner konstatiert.“

Phosphor.

England.

1914.

„Die Berichte enthalten keinen Vergiftungsfall; folgender kurzer Bericht des Dr. Collis über gewisse, vielleicht durch Phosphorwasserstoff verursachte Erkrankungen sind beachtenswert. ‚Schwere Folgen wurden vermutlich verhütet durch eine Untersuchung, die ich hinsichtlich einer neuen, jüngst aus Frankreich eingeführten Methode zur Herstellung von Wasserstoff anstellte. Bei diesem Verfahren wird Ferrosilizium mit Ätznatron gemischt, ein komplexes Silikat wird gebildet und Wasserstoff wird frei. Vorhergehende Untersuchung der Natur des Ferrosiliziums hat ergeben, daß dieses keine reine Substanz ist und daß es beim Feuchtwerden Phosphorwasserstoffgas abgibt. Dieses Gas ist ungemein giftig und hat schon ernste Erkrankungen unter den Passagieren von Schiffen mit Ferrosiliziumfrachten verursacht. Auch in der untersuchten Anlage zur Wasserstofferzeugung hatte niemand eine Ahnung von der Gefahr durch Ferrosilizium, glücklicherweise passierte nichts; doch die Beschäftigten litten an Kopfschmerz, Schwindel, Trockenheitsgefühl im Rachen, Brechreiz, Durchfall, allgemeines Unwohlsein, lauter Symptome, die zuerst auf verdorbene Nahrung zurückgeführt wurden. Da aber diese Erscheinungen mit denen übereinstimmen, die nach der Aufnahme kleiner Phosphorwasserstoffmengen beobachtet wurden und der produzierte Wasserstoff wie Azetylen roch, ein Geruch, der auch dem Phosphorwasserstoff zukommt, war kein Zweifel, daß diese Entwicklung von Wasserstoff mit erheblicher Gefahr verbunden sei und unter folgenden Vorsichtsmaßregeln durchgeführt werden müßte: a) Ätznatron und Ferrosilizium müssen getrennt lagern, b) Ferrosiliziumlager müssen sorgfältig trocken gehalten werden, c) niemand soll mit Händen oder Kleidern, die durch Ätznatron beschmutzt sind, mit Ferrosilizium arbeiten, d) Abfallmaterial von den

Wasserstofferzeugungstanks soll in geschlossenen Leitungen an die
freie Luft befördert werden. e) wenn Gas entwickelt wird, soll für ausgiebige Ventilation gesorgt werden, f) alle Beschäftigten sind vor den
Gefahren der Gasinhalation zu warnen.'

Die Methode wird nur an zwei Orten angewendet, die Arbeiter wurden vollständig unterrichtet."

1918.

„Seit 1915 ereigneten sich 11 Fälle von Phosphornekrose in der
einzigen Fabrik in der Phosphor erzeugt wurde. Bis auf diese Fälle
herrschte gewissermaßen Immunität durch mehrere Jahre. Obwohl
die Zahl der zu Kriegszwecken mit Phosphor in Berührung gekommenen
Arbeiter beträchtlich war, wurde nur ein Fall von anderwärts als von
der Phosphorerzeugung gemeldet, die übrigen betrafen lauter alte
Phosphorarbeiter. Bei der Phosphorfabrikation wurde in den letzten
Jahren statt der früheren, meiner Meinung nach, weit zweckmäßigeren
Untersuchung der Arbeiter durch einen Zahnarzt eine solche durch
den praktischen Arzt durchgeführt, der dem Zahnarzt lediglich Bericht erstattete wenn er Behandlung für notwendig hielt. Nach dem
ersten Falle (derselbe verlief tödlich) wurde ein Zahnarzt von der Firma
mit der Verpflichtung aufgenommen, die Zähne aller Phosphorarbeiter
in Ordnung zu bringen. Dieser ordiniert zwei Nachmittage im zahn-
ärztlichen Ambulatorium des Betriebes und untersucht vierteljährlich
das Gebiß der Arbeiter. Letzteres Vorgehen hat zur Entdeckung der
Nekrosefälle nach Entfernung erkrankter Zähne geführt. Seit Juli
1918 wird über keinen weiteren Fall berichtet. Mr. Thomas (Wallsall)
berichtet über die Phosphornekrose wie folgt:

»Mit 3 Ausnahmen traten alle Fälle im Zusammenhang mit der Kondensor-
Anlage auf. Diese liegt hinter den Öfen in einem großen luftigen Gebäude.
Die Phosphorarbeiter zerfallen in 2 Kategorien, Ofen- und Kondensorarbeiter.
Unter ersteren fand sich keine Erkrankung, sie haben nichts mit Phosphor zu
tun, werden aber von Phosphorpentoxyddämpfen und brennendem Phosphor
belästigt, wenn der Ofen undicht wird. Obwohl im gleichen Hause mit den
Kondensorarbeitern, scheinen sie die Phosphordämpfe nicht im nennenswerten
Maße zu erreichen, vielleicht deshalb, weil die heiße Luft um den Ofen sie
wie eine Schutzwand umgibt. Viel mehr Leute sind bei dem Kondensor mit
Phosphor und Phosphorschlamm in Berührung. Beim Entleeren der Kondensatoren fließt der rohe Phosphor durch eine Syphonvorrichtung in flüssigem
Zustand aus und wird unter Wasser in eisernen Kästen aufgefangen, wo er
erstarrt. Dann wird er herausgenommen, die Reste, genannt Phosphorschlamm,
auch herausgehebert und neuerlicher Behandlung zugeführt. Bei diesen Prozessen entweichen Dämpfe, aus niederen Oxydationsstufen des Phosphors bestehend, und desgleichen aus dem auf den Boden verspritztem Phosphorschlamm.
Infolge der zahlreichen Entstehungsstellen der Dämpfe ist es kaum möglich
sie abzusaugen. Die Firma bemühte sich die Kondensatoren zu verbessern
und den Fußboden zu drainieren. Statt Holz wurde Beton zu den Kondensatoren verwendet, der Boden zwischen den Kondensatoren erneuert.«

So konnten die Phosphorspritzer leicht weggespült werden. Überdies wurden die Seiten des Gebäudes geöffnet, so daß die allgemeine
Ventilation verbessert wurde. Mit den verbesserten Kondensatoren

gleichzeitig wurden verbesserte Arbeitsmethoden eingeführt, so daß die Berührung mit dem Phosphor (Phosphorschlamm) und der Kontakt des rohen Phosphors mit der Luft vermindert wurde. Die Dampfmenge in der Luft war viel geringer, jedoch bestand noch das Bedürfnis nach Verbesserung. Nach den angestellten Versuchen wird es in Zukunft möglich sein, Phosphor und Phosphorschlamm aus dem Kondensator zu entfernen, ohne daß Dämpfe an mehr als ein oder zwei Punkten entstehen, daselbst können sie leicht durch Absaugung entfernt werden."

„Zwei Fälle ereigneten sich bei der Herstellung amorphen Phosphors aus gelbem. Die Menge der Dämpfe ist gering, sie entstehen an bestimmten Stellen, können daher leicht abgesaugt werden. Derzeit ist eine befriedigende Absaugung im Gange."

Niederlande.

1917.

„Ein Fall von ‚Kesselgasvergiftung' wurde nach Art. 21 des Arbeitergesetzes gemeldet. Die Erhebungen ergaben folgendes: Ein 27jähriger Arbeiter reparierte am 8. Februar einen Defekt eines Dampfkessels durch Schweißen in der Azetylensauerstoffflamme. Dabei wurde der Azetylenentwicklungsapparat „Sirius" gebraucht. Das Kesseleisen wurde durch einen anderen Arbeiter vorgewärmt. Ob der Befallene von dem Gas direkt getroffen wurde, wissen weder die Meister der Firma noch der Fabrikarzt anzugeben. Abends 8 Uhr fühlte er sich krank, nachts um 12 Uhr verspürte er Hustenreiz, am nächsten Tag um 11 Uhr war starke Dyspnoe vorhanden, die Temperatur 38° C, allgemeine Bronchitis, mittags und abends starke Zyanose, Temperatur 38° C, dann zunehmende Dyspnoe und Tod. Das Bewußtsein war bis zum Schluß erhalten.

Der vom Patienten gehandhabte Azetylenapparat wurde nachträglich untersucht, das ausströmende Azetylen roch nach Knoblauch. Als Quelle des Azetylens soll amerikanisches Kalziumkarbid verwendet worden sein. Verschiedene Untersucher haben berichtet, daß dieses Phosphorwasserstoff enthält und zwar 0,02—0,06%. Wieviel davon im vorliegenden Falle aus dem Kalziumkarbid in Freiheit gesetzt worden war, läßt sich nicht feststellen. Auch H_2S und CO wurden als Verunreinigungen des Azetylens angegeben."

Schwefelwasserstoff.

Deutsches Reich.

Preußen.

„Zwei Vergiftungen durch Schwefelwasserstoffgas kamen in einer chemischen Fabrik vor. In einem Falle hatte der Getötete, der mit Reinigungsarbeiten beschäftigt war, verbotswidrig ein Ventil geöffnet, aus dem Schwefelwasserstoff austrat. Es wurde angeordnet, daß solche

Reinigungsarbeiten nur im Beisein eines Vorarbeiters vorgenommen werden dürfen. In dem anderen Falle war Schwefelwasserstoff infolge Überdrucks aus einem Wasserverschluß ausgetreten. Eine auf den Wasserverschluß gesetzte Kappe war abgebrochen. Es wurde verlangt, den Wasserverschluß so einzurichten, daß austretendes Schwefelwasserstoffgas über das Dach abgeleitet wird. Weiterhin erlitt ein Arbeiter einer Akkumulatorenfabrik bei der Reinigung der Schwefelwasserstoffentwicklungsapparate eine tödliche Gasvergiftung. Die Reinigung sollte stets von zwei Arbeitern in einem besonderen Raume, der auch als Filtrierzimmer diente und dem eigentlichen kleineren Schwefelwasserstoffraume gegenüberlag, vorgenommen werden. Am Unfalltage wurde jedoch der kleinere Raum zum Reinigen der Behälter benutzt, um die Luft des größeren Raumes, in dem noch anderweitig gearbeitet wurde, nicht zu verpesten. Nach Beendigung der Reinigung hatte der Arbeiter einen Apparat vor das offene Fenster gesetzt und mit Schwefeleisenstücken gefüllt; dann hatte er sich mit dem Einfüllen von Salzsäure beschäftigt. Er war wahrscheinlich bei dieser Arbeit ohnmächtig geworden und wurde so aufgefunden. Wiederbelebungsversuche und künstliche Atmung vermochten ihn nicht mehr zu retten. Vermutlich hatte er zu viel Salzsäure eingefüllt, so daß die Gasentwicklung zu stark geworden war, und der den Abschlußhahn haltende Gummistopfen durch den Gasüberdruck herausgedrückt wurde. Bei dem Versuch, den Stopfen wieder zu schließen, atmete der Arbeiter das Gas ein. Verbotswidrig hatte er die Apparate allein gereinigt. Zur Verhütung künftiger Unfälle wurden der Einbau eines Saugzugs in den vorhandenen Abzug und die Benützung dieses Abzugs beim Reinigen und Füllen der Apparate vorgeschrieben. Ferner sollten über dem Fußboden mehrere ins Freie führende Öffnungen angebracht und die Arbeiter durch mündliche Anweisung und deutlich lesbaren Anschlag angehalten werden, das Reinigen und Füllen stets zu zweit vorzunehmen." (RB. Arnsberg.)

Bayern
(s. oben unter „Allgemeines" auf S. 1).

Kleinere Staaten.

„Beim Bau des fürstlichen Bades in Eilsen ließ der leitende Bauaufseher zwei Arbeiter in einen leer gepumpten Brunnenschacht des Schwefelbades zur Vornahme von Arbeiten auf der Sohle des Schachtes, wahrscheinlich aus Unkenntnis der Gefahr, ohne jede Vorsichtsmaßnahme einsteigen. Die Folge war, daß die Arbeiter durch Schwefelwasserstoffgase, die sich am Boden des Schachtes angesammelt hatten, betäubt wurden und später an den Folgen der Vergiftung starben." (Schaumburg-Lippe.)

In einer neu errichteten Schwefelfabrik, in welcher aus Schwefelkalzium und Chlormagnesiumlauge durch Zersetzung Schwefelwasserstoff und durch Verbrennung des letzteren Schwefel gewonnen wird, sind in der ersten Zeit, bis es auf Grund der gewonnenen Erfahrungen durch entsprechende Änderungen gelang, Undichtheiten und Gasaustritte vollständig zu beseitigen, infolge der Einwirkung des Schwefelwasserstoffgases häufiger Bindehautentzündungen aufgetreten, die jedoch später vollständig verschwanden. — In einer kleinen Lackfabrik sind bei Verwendung von Ersatzmitteln zum Verdünnen von Lacken usw. Gesundheitsschädigungen bei dem Unternehmer und den Arbeitern beobachtet. Bei ersterem hatte besonders das Augenlicht gelitten, so daß er längere Zeit in ärztlicher Behandlung war. (Anhalt.)

Österreich.

„Ein in der Praxis außerordentlich seltener Fall der Entstehung giftiger Gase ereignete sich in einer ansonst mustergültig eingerichteten und sehr sauber gehaltenen Lederfabrik. Die Firma verarbeitet unter andern indische Häute, welche, da diese in trockenem Zustande anlangen, in sogenannten Weichgruben einige Tage hindurch in Wasser aufgeweicht werden müssen. Hierbei löst sich von den Häuten mit dem Konservierungsmittel organische Substanz ab, welche sich am Boden des Geschirres in Form eines Schlammes lagert. Die Entleerung der Grube erfolgt durch eine Bodenöffnung, worauf das Reinigen derart vorgenommen wurde, daß ein Arbeiter in die Grube einstieg und daselbst mittelst Besen den Boden säuberte. Bei derart vorgenommener Reinigung eines Geschirres, welches einige Tage noch mit dem Weichwasser angefüllt belassen wurde, nachdem die Häute bereits gezogen waren, fiel der betreffende Arbeiter plötzlich tot zusammen und drei weitere Arbeiter, die Hilfe bringen wollten, wurden bewußtlos aus der Grube gezogen. Die Obduktion der Leiche ergab Vergiftung durch Kohlensäure und Schwefelwasserstoff. Eine vorgenommene chemische Untersuchung der Rückstände und Reaktionsgase wies gleichfalls diese Stoffe nach. Das Amt hat das Notwendige veranlaßt, daß in Gerbereien, welche indische Häute verarbeiten, die Reinigung der Weichgruben unmittelbar nach dem Ziehen der Häute auf eine Weise vorgenommen werde, welche das Befahren der Gruben entbehrlich macht." (Wien V.)

„Der Inhaber einer Baumwollwarendruckerei wollte schwarze Druckfarbe, wie in diesem Betriebe bisher üblich, durch Auflösen von Schwefelnatrium und Kupfervitriol in heißem Wasser herstellen. Beim Einschütten des ersteren trat plötzlich eine sehr heftige Gasentwicklung auf ,so daß der Betriebsinhaber nicht einmal mehr den Ausgang gewinnen konnte, sondern vor demselben besinnungslos zusammenbrach und erst nach mehreren Stunden durch einen Arzt wieder zum Bewußtsein gebracht wurde, welcher eine Schwefelwasserstoffgasvergiftung feststellte." (Trautenau.)

„In einer Lederfabrik wurde ein tödlicher Unfall durch schwefelige Gase, die sich in einem der Lohgeschirre angesammelt hatten, herbeigeführt. Die 4 Bé starke Lohbrühe bestand aus Eichenextrakt, Lohe

und Knoppern mit einem Zusatz von $1^1/_2\%$ Bisulfit und Natrium-
sulfid sowie ungefähr 7% Neuradol, welche Zusätze zweifellos die Bildung schwefeliger Gase verursacht hatten. Der Zusatz künstlicher
Gerbmittel zu den natürlichen Pflanzengerbstoffen und Extrakten
wurde späterhin durch die Kaiserliche Verordnung vom 16. Oktober
1916 verboten." (W.-Neustadt.)

Schweiz.

„In einer Gerberei, die gezwungen war, ‚amerikanischen Extrakt‘
als Gerbstoff zu verwenden, passierte ein nie vorher erlebter Unglücks-
fall. An einem heißen Tage wurde eine Gerbgrube geleert und beim
Ausschöpfen des Schlammes wurde der Mann bewußtlos und fiel hin.
Ein zweiter und nach ihm ein dritter, die zu Hilfe eilten, sanken ebenfalls zusammen. Doch konnten alle drei gerettet werden, an der frischen
Luft erholten sie sich bald. Man schrieb das Vorkommnis jenem Extrakt zu, ob mit Recht oder Unrecht, ist nicht ermittelt worden. Die
von Herrn Prof. Dr. Otto Roth später, allerdings unter anderen atmo-
sphärischen Verhältnissen vorgenommene Untersuchung in der nämlichen Grube gab keine genügende Aufklärung. Positiv nachweisbar
war nur ziemlich viel Schwefelwasserstoff, der sich in dem Schlamm
entwickelte und beim Umrühren in der Grube daraus frei werden mußte."
(1916—17, IV. Kreis.)

England.

1914.

„8 Fälle, davon 2 tödliche ereigneten sich beim Bedienen oder Reinigen von Reinigern in Gaswerken, 6 (davon 1 tödlicher) beim Reinigen
von Rohren oder Destillierblasen in Teerdestillierbetrieben, 5 in chemischen Betrieben (davon je einer in einer Entarsenierungsanlage und
in einem Ammoniumsulfatbetriebe) und einer beim Reinigen des Pump-
raumes in einem Gaswerk."

Chlor, Salzsäure.

Deutsches Reich.

(Bayern s. oben unter „Allgemeines" auf S. 1.)

Sachsen.

„Zwei Erkrankungen in einer Ursol und ähnliche Farbstoffe ver-
wendenden Rauchwarenfärberei hat der Bezirksarzt hauptsächlich auf
das starke Chloren der Hände zwecks Reinigung beim Färben zurückgeführt und Einschränkung des Chlorgebrauches beim Waschen angeordnet." (Chemnitz.)
„Der Betrieb der Chlorkalkfabrik einer elektrolytischen Anlage hat
sich in gesundheitlicher Hinsicht ungünstiger gestaltet, da durch den
Mangel an Blei und an Gummimanschetten die Reparatur der Kammern
nicht in der sorgfältigen Weise wie sonst ausgeführt wurde und beim

Ablassen des Chlorkalks in Fässer, die über die Fässer gezogenen Tuch-
manschetten leicht defekt wurden und nicht so gut anschlossen wie die
Gummimanschetten und die Arbeiter infolgedessen mehr der Einwirkung der Chlorgase ausgesetzt waren."

Österreich.

„In einer Wollwarenfabrik zog sich ein Arbeiter beim Bleichen von
Stücken mit Chlorgas durch Einatmen von Chlordämpfen einen Lungen-
katarrh zu." (Brünn.)

„Der Lehrling einer Wäschereinigungsanstalt zog sich eine Chlorvergiftung beim Eingießen von Ameisensäure in ein mit Javellescher
Lauge gefülltes Gefäß zu, welche Arbeit er im Auftrage des Meisters
vollführte." (Wien I.)

„Infolge Einatmens von Chlorgas bei der Erzeugung von chlor-
saurem Kali erkrankte in einer chemischen Fabrik ein Arbeiter an
akuter Bronchitis mit Atemnot und Kopfschmerzen." (Teplitz.)

Schweiz.

„Unter den Chlorvergiftungen ist ein Todesfall zu verzeichnen.
Der Fall spielte sich unter sonderbaren Umständen ab. Der betreffende
Arbeiter hatte zusammen mit einem andern Chlorflaschen auszuwechseln.
Nach Aussage des zweiten Mannes ereignete sich nichts bemerkens-
wertes bei dieser Arbeit. Sein Nebenmann ging nach Hause, schlief
unruhig und hatte etwas Husten, wie seine Frau angab. Am Morgen
trat er wie gewohnt zur Arbeit an, ohne Beschwerden zu äußern. Um
9 Uhr, beim Einnehmen der Zwischenmahlzeit, sank er plötzlich entkräftet zusammen und starb, ins Spital verbracht, nach 20 Tagen.
Die Autopsie gab außer charakteristischen Symptomen für Chlorvergiftung (? Ref.) keinen positiven Befund. Mangels anderer nachweis-
barer Ursache wurde auf Chlorvergiftung durch Einatmung des Gases
geschlossen." (1916—17, II. Kreis.)

England.
1914.

Die beiden gemeldeten Fälle ereigneten sich bei der Entwicklung
von Chlorgas in Alkaliwerken.

Schweflige. und Schwefelsäure.

Deutsches Reich.

Preußen.

„Da Gesundheitsschädigungen der Arbeiter zu befürchten waren,
wurde das Institut für Hygiene und Bakteriologie in Gelsenkirchen mit
der Untersuchung einer Zimmermannschen Trockenanlage beauftragt.
Es stellte fest, daß die Luft über den Darren geringe Mengen Kohlen-

oxyd enthielt. Ihr Gehalt an Kohlensäure und schwefliger Säure unmittelbar über dem Boden der Darren und in etwa 1,5 m Höhe über
diesen betrug 1,1 und 0,6—0,9%. Der Sauerstoffgehalt betrug an
diesen Stellen 14 und 14,1—16%. Mäuse, die auf bedeckter und unbedeckter Darre in verschiedenen Höhen von 10—60 cm und in Temperaturen von 35—54° C aufgestellt wurden, verstarben nach 4, 90 und
105 Minuten. Eine Maus, die 50 cm über dem unbedeckten Boden
der Darre in einer Temperatur von 23—34° C aufgestellt wurde, war
bei Beendigung des Versuchs nach 3³/₄ Stunden noch gesund. Es muß
jedoch hinzugefügt werden, daß diese Stelle von einem starken Luftstrom bestrichen wurde. Die Sektion der drei toten Mäuse und die
spektroskopische Untersuchung des Blutes auf Kohlenoxydhämoglobin
ergab keine Kohlenoxydgasvergiftung. Vermutlich ist die Todesursache
in den hohen Temperaturen und dem Gehalt der Luft an schwefliger
Säure zu suchen." (RB. Arnsberg.)

Sachsen.

„Ein Gewerkschaftskartell führte darüber Klage, daß die Arbeiter
an den Schwefelkiesöfen einer chemischen Fabrik durch Undichtheiten
an der Apparatur stark unter der Wirkung giftiger Gase zu leiden
hätten. Auf Veranlassung der Gewerbeaufsichtsbeamten wurde Abhilfe geschaffen." (Bez. Dresden.)

Österreich.

„Der durch die Verkehrseinstellung im August bedingte zeitweise
Stillstand einer Zellulosefabrik wurde dazu benützt, um die bisher in
Verwendung gestandenen und schwer dicht zu haltenden Kolben-
pumpen für die Sulfitlauge gegen direkt mit Elektromotoren gekuppelte
Zentrifugalpumpen mit automatischer Regulierung auszuwechseln.
Die Zentrifugalpumpen erfordern infolge der automatischen Regulie-
rung fast gar keine Bedienung und werden die Arbeiter nicht mehr wie
früher durch Säuredämpfe belästigt." (Klagenfurt.)

England.
1914.
„Ein Fall ereignete sich beim Reparieren eines Schwefelröstofens."

Nitrose Gase.
Deutsches Reich.
(Bayern s. oben unter „Allgemeines".)
Preußen.
„Das Einatmen nitroser Gase hatte einige Todesfälle zur Folge.
Leider sind die Arbeiter, obgleich sie ständig auf die Gefährlichkeit der
Gase hingewiesen werden, noch oft recht gleichgültig dagegen. So

verlor ein Arbeiter, der die Umgebung eines Abfallsäurebehälters von übergelaufener Säure durch Abspritzen zu reinigen hatte, sein Leben durch Einatmen der entstehenden Gase, weil er es unterlassen hatte, sich bei der Arbeit, die im Freien vorgenommen wurde, so aufzustellen, daß die Gase durch den herrschenden Wind von ihm fortgetrieben wurden. Er starb wenige Stunden nach beendigter Arbeit." (RB. Merseburg.)

„Durch nitrose Gase wurden 4 Arbeiter vergiftet. In 2 Fällen war nicht mit der Nachentwicklung von Gasen aus schlammigen Rückständen in einem Zisternenwagen und einem Apparat gerechnet, die ohne Atmungsmasken befahren wurden. Von den anderen Fällen ereignete sich der eine in einer Salpeterfabrik. Wahrscheinlich durch unrichtige Hahnstellung wurde versehentlich Salpetersäure dem offenen Vorratsgefäß für Salpeterlauge zugeleitet, wobei nitrose Gase in großen Mengen auftraten. Ein Arbeiter, der sich bemühte, den Säurezufluß abzustellen, erlitt eine tödliche Vergiftung. Die vierte Nitrosevergiftung erfolgte bei der Auswechslung einer Dichtung während des Betriebes in einer Salpetersäurefabrik. Zum Schutze gegen nitrose Gase war der Arbeiter nur mit einem Mundschwamm ausgerüstet, der bei der mehrstündigen Arbeit in den Dünsten keinen Schutz gewähren konnte. — Abgesehen von diesen schweren Fällen sind noch zahlreiche Erkrankungen durch nitrose Gase, in der Mehrzahl bei Dichtungsarbeiten und anderen Reparaturen, vorgekommen. Hierbei hat sich ergeben, daß der sogenannte Rüsselapparat A.M.G.-Apparat) der Drägerwerke in Lübeck, der wegen seiner bequemen Handhabung bevorzugt wurde, keinen zuverlässigen Schutz gegen nitrose Gase gewährt." (RB. Wiesbaden.)

„Ein anderer tödlicher Unfall in der Sprengstoffindustrie wurde dadurch herbeigeführt, daß ein Werkmeister beim Löschen eines Brandes in einem Lager für feuchte Nitrozellulose giftige Gase, vermutlich Stickoxyde, in erheblicher Menge eingeatmet hatte. Obwohl dem Meister bekannt war, daß in der Fabrik ein Sauerstoffeinatmungsapparat zur Verfügung stand, hat er bedauerlicherweise von dieser Schutzeinrichtung keinen Gebrauch gemacht." (RB. Schleswig.)

„In einer Wellblechfabrik waren zwei Arbeiter mit Beizen von Blechen beschäftigt. Beim Eintauchen in das frisch angesetzte Schwefelsäurebad entwickelten sich nitrose Gase, deren Einwirkungen der eine Mann nach zwei Stunden erlag, während der andere wiederhergestellt wurde. Es war nicht denitrierte Abfallsäure aus einer Sprengstofffabrik verwendet worden, die etwa 6% Salpetersäure und 0,5% Nitrokörper enthielt. Die gefährliche Beschaffenheit der Säure war der Wellblechfabrik nicht bekanntgegeben worden; den Arbeitern und dem Betriebspersonal waren die Eigenschaften der braunen Dämpfe fremd." (RB. Breslau.)

„Ein Arbeiter stieg gegen das ausdrückliche Verbot und trotz Verwarnung durch den Aufseher in ein Druckfaß, um es zu reinigen. Er atmete die aus dem aufgerührten Bleischlamm aufsteigenden nitrosen Gase ein und starb schon kurz darauf." (RB. Potsdam.)

„Durch nitrose Gase wurde ein Arbeiter getötet, der die aus einer zertrümmerten Korbflasche ausfließende Salpetersäure nach Anweisung des mit den Gefahren offenbar gar nicht vertrauten Meisters durch Sägemehl und Lumpen einzudämmen versuchte, wodurch die Bildung der giftigen Gase verursacht wurde. Ein anderer Arbeiter versuchte über den Erdboden geflossene Salpetersäure mit Wasser fortzuspritzen und blieb in den sich nun entwickelnden Dämpfen stehen, bis ihn ein Meister von seinem Platze verwies. Auf dem Heimweg nach beendeter Arbeitszeit bemerkte er ein Unwohlsein. Obwohl ihm sofort Milch und Sauerstoffeinatmung gereicht wurde, starb er am nächsten Tage. Unter ähnlichen Umständen verschied ein Arbeiter, der einen auszubessernden Denitrierungskessel auszuschöpfen hatte.“ (RB. Düsseldorf.)

Bayern.

„Erkrankungen von Nitrierarbeitern in der großen Schießwollefabrik des Aufsichtsbezirkes waren stets nur von kürzerer Dauer. Mit der Inbetriebsetzung der neuen Nitrieranlage waren nitrose Gase selbst in unmittelbarster Nähe der Nitrierapparate (Schleudern) kaum mehr wahrzunehmen. Beim Ausbrennen der Nitriertrommeln, das sich auch im Neubau öfters wiederholte, waren die Arbeiter angewiesen, den Arbeitsraum sofort zu verlassen, was auf kürzestem Wege nach den das Nitriergebäude umlaufenden Außengalerien erfolgen konnte.“ (Schwaben.)

Kleinere Staaten.

„Schwere innere Schäden erlitt auch ein Arbeiter in der Salpetersäurefabrik, der einen Ballon überlaufen ließ. Glücklicherweise bemerkte der Betriebsleiter von außen die roten Dämpfe und ordnete die sofortige Überführung des Mannes in das Krankenhaus an, wo er durch intensive Sauerstoffbehandlung gerettet wurde.“ (Mecklenburg-Schwerin.)

Österreich.

„Eine akute Bronchitis mit Atemnot und Kopfschmerzen zog sich ein Arbeiter infolge von Einatmung nitroser Gase beim Nitrieren von Tuluol zu, als er wegen Überschäumens eines Nitrierkessels den Zulauf der Mischsäure abstellten wollte.“ (Teplitz.)

„In einer Glühlampenfabrik stellte man zwei spät am Silvestertag eingelangte Kisten, in welchen sich, in Sägespänen verpackt, acht Glasflaschen mit je 10 l konzentrierter Salpetersäure befanden, nicht am normalen Lagerplatze, sondern nur schnell im Vorraume der Gelbbrennerei ab. Am Neujahrsmorgen gewahrte ein Beamter, daß die Säurekisten in Brand stünden und verständigte sofort die Feuerwehr. Beim Löschen des Brandes zogen sich ein Feuerwehroffizier und fünf Löschmänner Vergiftungen durch Nitrosedämpfe zu. Drei der Löschmänner starben.“ (Wien I.)

„Anläßlich der Besichtigung der Gelbbrennerei einer Metallwarenfabrik wurde wahrgenommen, daß die Reinhaltung des Zementfußbodens daselbst unter Aufstreuen einer großen Menge von Sägespänen erfolge. Die Betriebsleitung wurde auf die Gefahr aufmerksam gemacht, daß sich bei unachtsamem Umgang mit Salpetersäure leicht nitrose Gase in bedrohlicher Menge entwickeln könnten, worauf der bisher geübte Reinigungsvorgang streng verboten wurde." (Wien III)

Schweiz.

"Ein Todesfall ereignete sich durch nitrose Gase, die sich in großer Menge durch Bersten einer Salpetersäureflasche entwickelten, als der Verunfallte Sägespäne auf den Boden streute. Ein ähnlicher Fall ereignete sich im Jahre 1915 — er ist auf der Tabelle nicht verzeichnet — und hatte den Tod des Besitzers sowie schwere Erkrankung zweier Arbeiter zur Folge. Eine Untersuchung hat uns zur Überzeugung gebracht, daß die Verpackung der Flaschen oft zu wünschen übrig läßt, daß sie ferner oft durch langen Aufenthalt in feuchten Räumen leidet. Daher kommt der häufige Bruch der Glasflaschen, die gegen Gewalteinwirkungen mangelhaft gesichert sind. Infolgedessen haben wir die Aufmerksamkeit der mit der Aufsicht über die Anwendung des Gesetzes betrauten Behörde in den Kantonen Basel und Neufchâtel (deren Industrie häufig Salpetersäure verwendet) auf diesen Punkt gerichtet." (1914—15, II. Kreis.)

"Auf die Einwirkung von nitrosen Gasen, ‚roten Dämpfen', ist eine ebenfalls mit tödlichem Ausgange verlaufene Vergiftung zurückzuführen. Allerdings scheinen hier die Stickoxyde nicht in spezifischer Weise, sondern, eine bestehende chronische Entzündung der Verzweigungen der Luftröhre verschärfend, gewirkt zu haben. Es handelte sich um einen jungen Mann, der beim Gelbbrennen, das er schon seit längerer Zeit besorgte, Säuredämpfe einatmete, was ihn nach einigen Stunden zur Niederlegung der Arbeit nötigte. Er erholte sich jedoch bald wieder, ward den Rest des Tages in anderer Weise beschäftigt und konnte vom folgenden Morgen an wieder wie gewohnt arbeiten. Nach 14 Tagen erkrankte er an Lungenentzündung und starb nach weitern 7 Tagen. Das ärztliche Gutachten schloß auf ursächlichen Zusammenhang zwischen Salpetersäureeinwirkung und Lungenentzündung." (1916—17, II. Kreis.)

England
(s. a. „Anhang" S. 261).

1914.

"Voriges Jahr war ich erstaunt über das Ausbleiben jeglichen Berichts betreffs dieser Vergiftung. Von den 9 Fällen dieses Jahres ereignete sich einer (tödlich) beim Entfernen zusammengebackener Massen aus einem Gay-Lussakturm, einer beim Reinigen einer Retorte, einer betraf einen Lithographenlehrling von erst 16 Jahren, drei, darunter ein tödlicher, kamen vor beim Ätzen von Kupferwalzen für Kattundruck, und zwar traten sie deshalb auf, weil eine ungewöhnlich große Walze geätzt werden mußte, so daß der Abzug versagte. Der Chefinspektor für Alkaliwerke gibt in seinem Bericht pro 1916 die Mittel an, um die Gefahr der Arbeit in den Gay-Lussaktürmen auf ein Minimum zu reduzieren, und zwar wie folgt:

1. Der Turm ist mit starker Schwefelsäure zu waschen, um Nitrate zu entfernen, bevor er mit Wasser gewaschen und ausgedämpft wird. 2. Die Aufrechterhaltung eines Zuges nach abwärts, um von den bei der Arbeit Beschäftigten jedes Gas so gut wie möglich fernzuhalten. 3. Verwendung eines Sicherheitsrohres[1]). Nachdrücklich wurde verlangt, daß entweder ein Helm mit Luftzuführungsrohr oder Sauerstoffapparat getragen werde, wie er im Jahresberichte pro 1912 des Inspektors für gefährliche Industrien S. 165 beschrieben ist."

„Zahlreiche Fälle, die aber vermutlich nur einen kleinen Teil der wirklichen Zahl darstellen, ereigneten sich bei der Herstellung von Salpetersäure und bei den folgenden Nitrierprozessen zur Erzeugung von Explosivstoffen in der Kriegsindustrie. Im Jahre 1918 ist die Zahl stark herabgesunken gegenüber 1917, wo nicht weniger als 22 Fälle in der Salpetersäure-, 25 (5) in der Pikrinsäure- und Trinitrotoluolerzeugung sich ereigneten; 10 Fälle kamen vor bei Erzeugung von Schießbaumwolle, 4 (1) beim Bersten von Salpetersäureflaschen, 3 (1) beim Amalgamieren zweier Tanks im Innern mit Quecksilber, wozu Merkurinitrat diente. Im letzteren Falle war angeordnet worden, die Säure 4—5 mal mit Wasser zu verdünnen, damit keine Entwicklung von Dämpfen stattfinde.

Bei Verwendung einer schwächeren Lösung aber war die Arbeit im Tank größer, eine stärkere Lösung erlaubte raschere Arbeit. Zwei Leute arbeiteten abwechselnd in dem Tank, wo für beide gleichzeitig kein Platz war. Verwendung eines Absaugers für die Gase, verbunden mit Einpressung von Frischluft, was in solchen Fällen gewöhnlich erfolgt, war diesmal unterlassen worden. Hierfür sollte aber bei Reparaturarbeiten stets vorgesorgt sein.

Wenn ein Arbeiter durch 1 oder 2 Minuten in eine Atmosphäre von nitrosen Gasen gehüllt ist, so hat er das Gefühl von heftigem Zusammenschnüren in der Kehle, es erfolgen intensive Atembewegungen und dann mehr oder weniger Kollaps. Längeres Verweilen als 2 Minuten führt zu Asphyxie und tödlichem Ausgang. Bei einer Dauer von $1/_2$—2 Minuten erholen sich die Leute rasch an der frischen Luft und bald scheint es, als wäre jede Gefahr vorüber. Das sind die Fälle, wo wenige Stunden später Schmerzen und oft tödlicher Ausgang durch Lungenödem sich einstellt. Arbeiter, welche täglich kleine Mengen

---

[1]) Ein solches besteht aus einem Metalltrichter, dessen Hals als Einlaßrohr dient. Der Trichter wird durch ein Luftkissen an das Gesicht angepaßt (dieses kann leicht zum Gebrauch aufgeblasen werden, wie z. B. das in der Zahnheilkunde für Lustgas verwendete) und mit einem Riemen befestigt, der hinter dem Kopf festgeschnallt wird. Das Rohr ist 50 Fuß lang und wird von den Arbeitern verwendet, welche Bleikammern, Gay-Lussaktürme, Karbonatoren reinigen.

nitroser Gase einatmen, haben oft Husten und chronische Bronchitis. Oft während des Krieges wurden Merkblätter über die Vorsichtsmaß-regeln bei Nitrierungen und in Säurebetrieben, über die Verwendung von Sauerstoffhelmen, Durchführung künstlicher Atmung usw. an Unternehmer und Arbeiter verteilt."

Niederlande.

1917.

„Ein 32jähriger Laborant in einem Betriebe, wo das in Sumatra-benzin enthaltene Toluol zu Trinitrotoluol nitriert wird, hatte aus dem Nitrierkessel das Gemenge in das Säure- und das Trinitrotoluolreservoir überzuleiten; an diesem Tage blieben infolge ungünstiger Witterung die entweichenden Dämpfe im Arbeitsraum hängen und wurden in nennenswerter Menge eingeatmet. Abends lief der Mann, der sich unwohl fühlte, ungefähr 10 Minuten weit nach der Landungsbrücke eines Bootes. Auf dem Boot wurde das Leiden so arg, daß die Auf-nahme in ein Krankenhaus nötig wurde, wo er am folgenden Tage starb. Es ist dies ein typischer Fall für den Verlauf dieser Krankheit, indem sich aus den eingeatmeten Nitroverbindungen zusammen mit dem Wasserdampf der Ausatemluft Salpetersäure bildet, die dann aus-gebreitete Verätzungen des Lungengewebes setzt."

Kohlenoxyd, Rauchgase, Kohlensäure, Kohlendunst

(s. auch unter „Verschiedene Gifte" S. 208/9, „Ungeeignete Arbeitsräume"
S. 226, f. Bayern oben unter „Allgemeines" S. 1).

Deutsches Reich.

Preußen.

„In einer elektrotechnischen Fabrik, in der Rohre mit Hilfe von Schweißbrennern für Azetylensauerstoffmischungen geschweißt wurden, erkrankten 2 Arbeiter. Die auf Veranlassung des Gewerbeinspektors ausgeführten Luftuntersuchungen ergaben, daß die Raumluft erhebliche Mengen Kohlenoxyd enthielt. Für das Schweißen wurde daraufhin eine Maschine gebaut, die mit einem Abzug umkleidet und an einen Entlüfter angeschlossen war. Zur Beobachtung der Schweißarbeit und zum Schutze der Augen gegen Blendung und Hitze dienten blaue Glas-scheiben. Da in den Raum zudem noch Frischluft eingeblasen wurde, ergab sich ein einwandfreier Zustand." (RB. Potsdam.)

„Zu besonderer Beanstandung gab Anlaß die Trockeneinrichtung einer großen Gemüsetrocknerei, die Dr. Zimmermannsche Expreßdarren mit Koksofenheizung verwandte, wobei die Verbrennungsgase und die Wasserdämpfe in den Arbeitsraum gelangen. Die Arbeiterinnen im Darrenraum wurden derart von den Gasen belästigt, daß nach 4 Stun-den Arbeitsdauer 1 Stunde Erholungspause gewährt werden mußte."

„In einem Stahlwerk hatten sich 3 Arbeiter trotz des ausdrücklichen Verbotes in einem Raume schlafen gelegt, in dem Kontrollapparate für Hochofenkoks- und Mischgas aufgestellt sind. Durch das Beiseiteschieben der Apparate wurde wahrscheinlich ein Gummischlauch einer Gasleitung abgestreift, und die drei Arbeiter wurden durch die ausströmenden Gase getötet."

„Beim Reinigen der Gichtgasleitung eines Hochofenwerks ist ein Arbeiter durch Einatmen der Gichtgase tödlich verunglückt. Er war, obwohl ihm der Meister dies vorher ausdrücklich untersagt hatte, in die Gichtgasleitung gestiegen, um bequemer arbeiten zu können." (RB. Oppeln.)

„In einer Ammonpulverfabrik gerieten nachts 10 kg Holzkohle auf dem Läuferteller in Brand; das Feuer wurde von den beiden Bedienungsmännren rasch gelöscht; der eine von ihnen starb aber nach 2 Tagen; es lag die Möglichkeit einer Rauchgasvergiftung vor." (RB. Breslau.)

„Durch Einatmen von Generatorgas wurde in einer Glashütte ein Schürer getötet." (RB. Liegnitz.)

„In einer Hohlglashütte erlitt ein Arbeiter den Tod durch Gasvergiftung. Er wurde als Leiche in dem Schüttungstrichter einer Braunkohlengeneratorgasfeuerung aufgefunden. Wie er in den 50 cm über den Fußboden herausragenden Trichter hineingeraten ist, konnte nicht aufgeklärt werden." (RB. Frankfurt a. O.)

„Einer besonderen Erwähnung verdienen die im hiesigen Bezirk während des Krieges in großer Zahl errichteten Gemüsetrocknungsanlagen wegen der meist gewählten in gesundheitlicher Hinsicht nicht einwandfreien Art der Trocknung. Sie erfolgte dadurch, daß die mittelst eines Ventilators durch ein heißes Koksfeuer hindurchgesogene angewärmte Luft durch die Siebböden der mit zerkleinertem Gemüse oder mit Kartoffeln, Rüben, Wurzeln usw. beschickten Darrfelder gepreßt wird. Auf diese Weise treten mit den aufsteigenden Wrasendämpfen auch die Verbrennungsgase der Koksofenfeuerung in die Arbeitsräume ein, so daß die Gefahr der Einatmung schädlicher Kohlengase — Kohlenoxyds und schwefliger Säure — besteht. Die meist vorübergehend als Kriegsnotbauten in Schuppen und leerstehenden Fabrikgebäuden untergebrachten Anlagen sind auf Anregung der Gewerbeaufsichtsbeamten, soweit angängig, mit großen natürlichen und oft auch mit mechanischen Entlüftungsanlagen versehen worden. — Durch Vermittlung der Ortskrankenkassen ist es in mehreren Fällen gelungen, für die Erkrankungsgefahren der Gemüsetrocknungsanlagen einen Anhalt zu gewinnen. So wurde der monatliche Durchschnitt des Krankenbestandes in einer Anlage mit 11,1% in einer zweiten mit 20,5% festgestellt, während die durchschnittliche Erkrankungsziffer der Ortskrankenkasse nur 4% betrug. — Von einer anderen Ortskrankenkasse, deren Mitglieder eine Erkrankungsziffer von 3,55% aufwiesen, wurden für drei Trocknungsanlagen als Prozentsätze 19,07, 11,64 und 17,01% ermittelt. Dabei ergab sich die merkwürdige Tatsache, daß die Erkrankungshäufigkeit hiernach am größten — nämlich 19,07% —

in einer Anlage war, in der vorwiegend mit geschlossenen Apparaten gearbeitet wurde. — Auf Grund ihrer Erfahrungen neigen die Gewerbeinspektoren zu der Ansicht, daß Gesundheitsgefahren, die etwa durch Einatmung schädlicher Kohlengase entstehen könnten, in besonderem Maße nicht vorliegen, weil durch ein Übermaß der mit den Verbrennungsgasen durch die Ventilatoren eingeblasenen Luft, vermehrt um die durch die Lüftungsöffnungen, Dachreiter usw. eintretende Frischluft, eine hinreichende Verdünnung der Gase bewirkt wird. Die von den Ortskrankenkassen festgestellten hohen Erkrankungsziffern müssen daher im wesentlichen auf die in jenen Anlagen — wegen des wechselnden Arbeitens in warmen und kalten Räumen und infolge der Einwirkungen von Zugluft — besonders herrschenden Erkältungsgefahren zurückzuführen sein. In ähnlichem Sinne haben sich auch mehrere von den Gewerbeinspektoren befragte Kreisärzte geäußert." (RB. Schleswig.)

„Todesfälle sind beim Betriebe von Generatoranlagen durch Einatmung von Kohlenoxydgas wiederholt vorgekommen. Da sich in einem Falle über dem Kohlenfülloch eine Haube mit Abzugsrohr befand, und die Stochlöcher mit Dampfstrahlgebläse versehen waren, muß angenommen werden, daß der Verunglückte beim Beschicken des Generators und beim Reinigen der Ventile das Gebläse nicht in Betrieb gesetzt hatte. — In 2 anderen Fällen lag der Generatorschacht mit der Sohle etwa 3 m unter der Erdoberfläche, so daß er nur ungenügend entlüften war. Das erstemal konnte der besinnungslos gewordene zu Arbeiter noch gerettet werden, das anderemal hatten die Wiederbelebungsversuche nur bei einem Arbeiter Erfolg. Schon nach dem ersten Unfalle wurde eine ausreichende Entlüftung des Schachtes gefordert. Die Firma konnte der Aufforderung aber nicht Folge leisten, weil sie von dem Lieferer der Entlüftungsanlage im Stiche gelassen war. Inzwischen wurde eine wirksame Entlüftungsanlage eingebaut. Die Unfälle zeigen, wie notwendig es ist, die Forderungen in den Grundsätzen des Ministers für Handel und Gewerbe vom 5. Januar 1912 (MBl. S. 14) zur Durchführung zu bringen, wonach die Betriebsräume der Generatorgasanlagen höchstens 1,5 m unter der Eroberfläche liegen sollen. — Beim Öffnen des Entwässerungshahnes einer Rohrleitung für Kohlenoxydgas erlitt ein Arbeiter durch Einatmen des giftigen Gases den Tod. Der Hahn lag in einer gemauerten Grube auf dem Hofe einer chemischen Fabrik. Zu seiner Betätigung mußte sich der Mann hinlegen und in die Grube beugen. Dabei hatte er, obwohl mit der Anlage vertraut, das rechtzeitige Schließen des Hahnes versäumt. Die Grube wurde daher umzäunt, und eine Hebelvorrichtung angebracht, die es den Arbeitern ermöglicht, aufrechtstehend das Wasser aus der Rohrleitung abzulassen. Ein Sauerstoffatmungsapparat war in dem Betriebe vorhanden, die damit angestellten Wiederbelebungsversuche waren jedoch erfolglos." (RB. Potsdam.)

„Durch Gasvergiftung erlitten in einem Rohrkanal eines Hochofenwerkes 2 Arbeiter den Tod. Es muß angenommen werden, daß Hochofengase aus der Auspuffkammer der Gasmaschinen durch eine mehr als $1^1/_2$ m dicke Mauer- und Erdschicht hindurchgedrungen sind. Dieser Möglichkeit wurde für die Zukunft durch Vermehrung der Entlüftungsöffnungen in der Abdeckung des Rohrkanals und durch Schaffung einer Einrichtung zum Blasen von Frischluft in den Kanal entgegengewirkt." (RB. Arnsberg.)

„Das sehr giftige Hochofengas erforderte mehrfach Opfer. So bemerkte ein Schmelzer an einem außer Betrieb gesetzten, oben unterhalb der Gicht mit feinkörnigem Erz abgedeckten Hochofen, daß die Decke an einigen Stellen Gase durchließ. Er stieg, ohne sich anzuseilen, in den Ofen, um die Undichtigkeiten zu beseitigen, und brach bewußtlos zusammen. Ebenso ging es noch 4 Leuten, die die Rettung ihrer Mitarbeiter versuchten; alle fanden den Tod. — Bei der Ausbesserung eines Ventils einer Gichtgasmaschine, das bereits am Tage vorher auseinander genommen war, beugte sich der Maschinist in den Ventilkasten hinein und blieb in dieser Stellung tot auf der Maschine liegen; in dem Ventilkasten muß sich noch ein Rest Gas befunden haben." (RB. Düsseldorf.)

„Besonders in die Augen springende Übelstände zeigten sich bei einer Reihe solcher Anlagen, die erst während des Krieges, teilweise ganz hastig, von Kriegsgewinnlern errichtet oder in vorhandenen ungeeigneten Räumen untergebracht worden waren, und wo dabei alle Bestimmungen über Anmeldungen oder Einholung einer Bauerlaubnis außer acht gelassen waren. Dem Beamten, der bisweilen erst nach Jahr und Tag Kenntnis von der Anlage erhielt, wurde, wenn er die allgemein unzulängliche, gesundheitsschädliche Anlage bemängelte, immer entgegengehalten, daß es sich um ungeheuer wichtige Sachen handele, daß eine Unterbrechung im Interesse der Volksernährung nicht angängig sei, und daß man sich jetzt damit abfinden müsse. Das gilt z. B. von verschiedenen Gemüsetrocknereien nach dem Zimmermannschen Verfahren. Bei diesem Verfahren wird das zerkleinerte Gemüse in großen Kästen mit Siebboden ausgebreitet und von unten die Verbrennungsluft eines Koksofens hindurchgepreßt. Die Verbrennungsgase des Koks treten hierbei frei in den Raum und wirken ungemein belästigend auf die dort tätigen Arbeiterinnen. Abzugsschlote, die über den Kästen errichtet werden, helfen nicht viel. Das Verfahren im ganzen müßte fallen gelassen werden, zumal es recht gute andere Verfahren gibt, die den gerügten Übelstand nicht aufweisen."

„Infolge Lackmangels verwendete eine Metallwarenfabrik eine Bakelitlösung zum Lackieren von Gegenständen. Bei der hohen Temperatur, mit der der Überzug eingebrannt werden mußte, entstanden Rauchgase, die, eingeatmet, mehrfach Ohnmachtsanfälle bei den Arbeiterinnen hervorriefen. Durch Anschluß der Brennöfen an eine Entlüftungseinrichtung wurde der Übelstand beseitigt. Auch in den Anlagen, wo eiserne Zünder zum Schutze gegen Verrostung mit Chemikalien behandelt (brüniert) wurden, entstanden lästige, nicht unbedenkliche Dunst- und Staubabgänge, deren Beseitigung veranlaßt werden mußte." (RB. Bromberg.)

Sachsen.

„Ein Fall tödlicher Gasvergiftung kam bei der Reinigung eines mechanisch angetriebenen Drehrostgenerators (Bauart Thyssen) in einem Eisenhüttenwerke vor. Die mit der Reinigung beschäftigten Arbeiter hatten unterlassen, die Gasleitung des Ofens abzustellen und die über dem Ofen befindlichen Stochlöcher zu öffnen. Infolgedessen hatte sich in dem befahrbaren Raume unter dem Ofenrost verdichtetes Gas angesammelt. Ein Arbeiter, der diesen Raum bestieg, brach unmittelbar danach ohnmächtig zusammen. Bei den sofort angestellten Rettungsversuchen wurden von 8 Männern außer dem zuerst Verunglückten noch 2 Personen tödlich vergiftet. Wiederbelebungsversuche hatten leider keinen Erfolg. Der Unfall hätte vermieden werden können, wenn die Arbeiter die für die Reinigung vorgeschriebenen Sicherheitsvorkehrungen und Maßnahmen beachtet und benutzt hätten. Der Unfall gab Anlaß, eingehende Verhaltungsmaßregeln zu erlassen und die Verwendung von Gasschutzmasken vorzuschreiben." (Bez. Dresden.)

Kleinere Staaten.

„Ein Arbeiter wurde morgens tot in einem Umkleideraum vorgefunden, den er als letzter am vorhergehenden Abend betreten hatte. Er war an Gasvergiftung verstorben; die Gase hatten sich von einem in der Nähe befindlichen Kupolofen nach dem Umkleideraum gezogen." (Sachsen-Weimar.)

Österreich.

„Infolge Einatmens des ausströmenden Leuchtgases beim Auswechseln von Gasrohren erlitt ein Arbeiter einer Bauunternehmung eine Leuchtgasvergiftung; der Schürer einer Glasfabrik sowie der Kesselheizer in einer Färberei und Appretur erkrankten, und zwar letzterer beim Putzen der Rauchkanäle, an Kohlenoxydgasvergiftung." (Reichenberg.)

„Ein Arbeiter, der sich abends allein in einer Metallgießerei aufhielt, wurde in der Nacht tot aufgefunden. Vermutlich hat Kohlenoxyd, welches der Trockenkammer entwich, nachdem der Arbeiter den Rauchabzug dortselbst verschlossen hatte, den Tod verursacht." (Wien I.)

„In einer Kunstfärberei hatten sich infolge schlechter Abdichtung eines Benzinfilters in einem unterirdischen Raume, woselbst Benzin unter Kohlensäure eingelagert wurde, Benzindämpfe und Kohlensäure angesammelt. Ein Vorarbeiter, welcher diesen Raum betreten hatte, fand durch Ersticken den Tod, während ein zweiter Arbeiter, der zur Rettung herbeigeeilt war, daselbst später ohnmächtig aufgefunden wurde. Angestellte Belebungsversuche waren von Erfolg begleitet und der Arbeiter erholte sich bald." (Triest.)

„Ein Arbeiter zog sich eine Gasvergiftung bei Inbetriebsetzung eines Sauggasmotors zu." (Reichenberg.)

„Ein Gruppenunfall ereignete sich in der Wassergasanlage einer Hohlglasfabrik durch Einatmen von Wassergas seitens zweier hier beschäftigter Arbeiter, von denen nur einer zum Leben zurückgebracht, werden konnte. Der eine tödlich verunglückte Arbeiter war beauftragt, das sich im Wasserabscheider des im Hofraum frei aufgestellten Gasbehälters angesammelte Kondenswasser in eine darunter befindliche Wasserabflußgrube abzulassen, wozu bloß eine Verschlußschraube dieses Wasserabscheiders zu lüften war. Nach wahrscheinlicher vollständiger Entfernung der Verschlußschraube und Entleerung des Wasserabscheiders atmete er das nunmehr frei ausströmende Gas ein, verlor das Bewußtsein und fiel in die angeführte, übrigens nur ganz niedrige Abflußgrube. Auch ein zweiter zur Hilfe herbeieilender Arbeiter wurde besinnungslos; durch weitere herbeieilende Arbeiter wurden die beiden Verunglückten aus dem Bereiche des Gasometers gebracht und die Gasausströmöffnung geschlossen." (Karlsbad.)

Schweiz.

2 Todesfälle sind „im Baugewerbe vorgekommen und durch Kohlenoxyd hervorgerufen worden. In einem Falle wurde der Mann in einer Schlafstelle tot neben einem Kohlenfeuer aufgefunden, das zur Vertreibung von Ungeziefer unterhalten worden sei, im andern wurde ein Maurer im Bau durch Feuerungsgase getötet, die infolge rückläufiger Zugwirkung in einem Kamin aus einem anstoßenden Raum zu seiner Arbeitsstelle drangen. 2 leichte Erkrankungen durch Kohlenoxyd kamen bei Gasarbeitern vor." (1914—15, I. Kreis.)

„Von den Kohlenoxydvergiftungen entfallen die meisten auf nachteilige Einwirkungen durch Gießereigase. Die Fälle konnten nicht recht aufgeklärt werden. Ein Todesfall ist auf die mangelhafte Kaminanlge in einem Aufenthaltsraum zurückzuführen." (1916—17, II. Kreis.)

„Die Tabelle verzeichnet 8 Fälle von Kohlenoxydvergiftungen, von denen eine den Tod zur Folge hatte. Im letzteren Falle hat der Arbeiter beim Reinigen eines Gasofens Gas eingeatmet. In 3 Fällen handelt es sich um Erkrankung von Bahnarbeitern infolge Einatmens von Rauchgasen in einem Tunnel. Die übrigen Fälle betreffen 1 Gasinstallateur, 2 Gasarbeiter und 1 Färbereiarbeiter." (1916—17, IV. Kreis.)

England.

1914.

Hochofengas. „Unter den gemeldeten 19 Fällen (4 Todesfälle) ereigneten sich 6 beim Chargieren von Kupolöfen, 8 (davon die 4 Todesfälle) bei Reinigungsarbeiten, besonders von Essen, die 3 restlichen durch Entweichen von Gas, indem dieses einmal durch den Boden in eine Grube eindrang, einmal durch den Wind in einen Kocher getrieben wurde, in dem ein Mann arbeitete.

Kraftgas. 4 von den 21 Fällen traten auf, als der Betrieb eröffnet wurde, 2 beim Beschicken, 8 beim Reinigen und Reparieren von Apparaten wie Skrubbern, einer beim plötzlichen Entweichen von Gas beim Herausziehen einer Klappe und 6 durch Entweichen von Gas aus der

Leitung entweder im Maschinenhause oder anderswo. 9 von den Fällen waren tödlich.

Leuchtgas. Von den 7 Fällen wurde in zweien Entweichen von Gas in einer Baumwollmühle infolge eines Fehlers im Regulator unter dem Fußboden als Ursache erkannt. In 3 Fällen gelangte das Gas in den Arbeitsraum, einmal bei Benützung eines Lötrohres. Einmal — dieser Fall hatte 14 tägige Erkrankung zur Folge — entwich das Gas aus einer Leitung während der Reparatur, einmal (tödlich) wegen Lockerung des Hahnes, nachdem das Gas den Reiniger passiert hatte.

Andere Quellen der Kohlenoxydvergiftung. 4 von den 14 Fällen ereigneten sich bei der Arbeit in engen, geschlossenen Räumen in Schiffen, die im Bau begriffen waren, wobei Anthrazit oder Koksfeuer zum Trocknen dienten, in einem Falle hatte der Arbeiter jede Lüftung abgesperrt, in einem Falle wurde Luft durch einen elektrischen Ventilator zugeführt. 1 tödlicher Unfall ereignete sich durch den Rauch eines Kohlenbeckens. 3 Unfälle, davon 1 tödlicher, ereigneten sich beim Durchtritt von Gas durch zerbrochene Ziegel des Rauchfanges eines Backofens unter ähnlichen Umständen wie unter den im Vorjahre erwähnten, 2 durch das Koksfeuer einer Galvanisiermaschine, 1 (mit chronischem Verlaufe) durch Schlafen über dem Dom eines Kessels in Stahlwerken, 1 beim Reparieren eines Schachtofens, 1 in einem Zementwerk.

Kohlendioxyd. Von den 3 Fällen ereignete sich 1 (tödlich) in einer Gärgrube einer Brauerei, durch die Unterlassung eines seit 17 Jahren daselbst angestellten Arbeiters, der dieselbe vor dem Betreten nicht mit Wasser ausgespült hatte, 1 Fall beim Reparieren eines Kohlensäurekompressors."

1918.

Hochofengas. Die Fälle ereigneten sich hauptsächlich beim Reinigen und Reparieren von Hochofenessen bei ungenügender Absperrung der Esse vom Hochofen während der Arbeit. Solche Fälle gab es 28 mit 5 Todesfällen. Vergiftung von Leuten, die an einer Esse arbeiteten, durch den von einer anderen herstammenden Gasstrom ereignete sich 3 mal, mitunter arbeiteten die Leute allein und wurden tot gefunden. Die Fälle beim Gichten von Hochöfen — 4 (2) — sind offenkundig seltener geworden als früher. Im Jahre 1912 waren es 11 Fälle.

Kraftgas. 3 Fälle in den 2 Jahren ereigneten sich beim Füllen, 16 beim Reinigen und Reparieren; 3 betrafen Leute, die in einiger Entfernung standen und auf die der Gasstrom geblasen wurde. Die Vergiftungsgefahr durch Gasströme unter dem Erdboden beschreibt Mr. Shuter (Leeds): »Zwei Frauen hatten sich in einer Glasflaschenfabrik nachts beim Telephon aufzuhalten. Sie wurden 2 Uhr 20 Min. nachts wohlauf gesehen, 6 Uhr 5 Min. früh waren beide tot. Die nächste Gasleitung war 30 Fuß entfernt, aber eine alte, außer Gebrauch gesetzte, wurde 6 Fuß weit gefunden. Beide waren verbunden, die alte jedoch abgeschlossen und bildete einen Blindsack. Es mußte etwas Gas durch die Ziegel des Bodens diffundiert und in die Kanzlei eingedrungen sein.«

Die letzten 12 Personen waren in einer Schmiede und in einer Schraubenfabrik beschäftigt, wo sie durch Gas von unterirdischem Feuer schwer geschädigt wurden. Es scheint, daß ein Gang aus Ziegeln undicht wurde. Das Gas entwich durch Sprünge der Bodenoberfläche und gelangte in den Arbeitsraum. Der Gewerbearzt berichtete, daß die schwersten Fälle nach ihrem Transport in Krankenhaus über kalte Füße, heftige Kopfschmerzen und Schwindel klagten. Alle Wärmflaschen des Spitals mußten aufgeboten werden, um die Blutzirkulation in den Extremitäten wieder zu heben.

Leuchtgas. 9 Fälle ereigneten sich in Gaswerken (4 tödlich) bei Reinigungs- und Reparaturarbeiten, 5 beim Rückschlagen der Flammen eines Muffelofens in einem Arbeitsraume (außer jenen 5 wurden noch 7 Leute leicht vergiftet), 10 Fälle bei einem Muffelofen mit unwirksamem Abzug. 2 Leute wurden tödlich vergiftet beim Reparieren eines Gasometers in einem chemischen Betriebe. Sie waren bei einer auswärtigen Firma beschäftigt, ihr Ausbleiben blieb unbemerkt, erst nach 2 Tagen fand man beim Suchen ihre Leichen am Boden des Gasometers.

Andere Quellen der CO-Vergiftung. Offene Koksfeuer in Becken waren Ursache von 4 (3) Fällen, Kalköfen 3 (2) mal, dann 1 tödlicher Fall bei einem Koksofen.

3 Fälle, darunter 1 tödlicher, ereigneten sich in einer Hütte, welche, roh aus Wellblech konstruiert, auf einem ,,Center-Meiler'' gebaut war und als Speiseraum während der Nachtschicht diente; der ,,Center-Meiler'' war einer langsamen Verbrennung ausgesetzt und das Gas hatte sich in der Hütte angesammelt.

Kohlendioxyd. ,,Solche Vergiftungen sind fast immer tödlich. Einer von diesen Fällen ereignete sich in einer Braukufe, 5 tödliche beim Ausladen von Getreide aus einem Schiffsraum und unter den Betroffenen gingen 3 beim Versuche, ihre Kameraden zu retten, zugrunde. Vor mehr als 200 Jahren sagte Ramazzini: »Wenn Weizen lange in einem engen Raume eingeschlossen war, entwickelt sich eine so schädliche Ausdünstung, daß alles getötet wird, was seinen Fuß vor die Türe des Raumes setzt, bis sie eine Zeitlang offen war, um die schädlichen Dünste herauszulassen«.''

Niederlande.

1914.

,,Ein chronischer Fall betraf eine 28jährige Plätterin. Sie war früher gesund, seit Verwendung des Gasbügeleisens (1914) klagt sie über Müdigkeit, Kopfweh, Schwindel, Magenschmerzen und Abmagerung.''

1916.

,,Ein 37jähriger Mann in einer Blechwarenfabrik hatte in einem engen Raume den ganzen Tag blecherne Gegenstände auf einem Gas-

ofen zu erwärmen und Farbe aufzuweichen. Es traten Krankheitserscheinungen auf, da ein Abzugsrohr fehlte. Ein weiterer Fall betraf
einen 21 jährigen Arbeiter, der an einem Sauggasmotor beschäftigt war,
wobei das entweichende Gas ihn betäubte. Durch künstliche Atmung
wurde er wieder zu sich gebracht."

1917.

„In einer Stahlgießerei ereignete sich ein leichter Fall; ein anderer,
auftretend beim Wegnehmen eines Laternenpfahls, war mit Bewußtlosigkeit verbunden. 3 Arbeiter erkrankten leicht in einem Betrieb,
wo aus unbekannter Ursache Sauggasflammen ausgegangen waren; aus
demselben Grunde erkrankte ein Arbeiter einer Maschinenfabrik."

1918.

„Es erkrankte ein Arbeiter durch Einatmen von Kohlendampf und
litt 14 Tage an Kopfschmerz und Schwindel."

Schwefelkohlenstoff.

Deutsches Reich.

Bayern.

„Eine Maschinenfabrik und eine Papierlackwarenfabrik verwendeten
für fehlendes Terpentinöl einen Ersatzlack, der sich aus etwa 85%
Schwefelkohlenstoff und 15% Nitrobenzol (das letztere zum Ver-
decken des Schwefelkohlenstoffgeruches) zusammensetzte. Es zeigten
sich gleich nach Verwendung bei den Arbeitern Vergiftungserscheinungen.
Der Gebrauch wurde sofort eingestellt. Von den Herstellern solcher
Ersatzlacke muß es als ganz unverantwortlich bezeichnet werden, eine
derartig giftige und dazu noch höchst feuer- und explosionsgefährliche
Substanz zu verkaufen, ohne den Käufer auf die Eigenschaften des
Stoffes hinzuweisen. Die beiden kaufenden Firmen brachten die Angelegenheit zur Anzeige bei Gericht." (Nürnberg-Fürth.)

„In einem Zünderbetrieb wurden Arbeiterinnen in einem Raume
beschäftigt, in dem Isolierlack verwendet wurde. Bei diesen Arbeiterinnen zeigten sich Geistesstörungen, die bei 3 von ihnen die vorübergehende Aufnahme in ein Krankenhaus notwendig machten. Wenn
auch der Verdacht nahelag, daß ein Schwefelkohlenstoffgehalt des
Lackes vielleicht die Ursache der Erkrankungen gewesen sein könnte,
so mußte doch nach den Aussagen der behandelnden Ärzte diese Krankheitsursache ausscheiden. Der Arbeitsraum war reichlich künstlich
entlüftet und die zu verarbeitende Menge war sehr gering. Die behandelnden Ärzte führten die Erkrankungen auf Einbildung der Erkrankung zurück. Nach einmaligem Auftreten der Krankheitserscheinungen
wurden später bei gleicher Arbeit niemals wieder Erkrankungen beobachtet." (Arnsberg.)

Österreich.

„Bei einem in einer Gummiwarenfabrik beim Kaltvulkanisieren von Gummistoffen mittels Chlorschwefel und Schwefelkohlenstoff beschäftigten Arbeiter trat eine Geistesstörung auf, welche nach etwa 14 tägiger klinischer Behandlung wesentlich gebessert war und auf eine Vergiftung durch Schwefelkohlenstoff zurückzuführen sein dürfte. Die betreffende Betriebsabteilung ist normalerweise ziemlich schwach beschäftigt, mußte jedoch infolge dringender Heereslieferungen äußerst forciert arbeiten. Bei diesem Umstande und angesichts der vorgekommenen Erkrankung konnte die in der Absaugung der Dämpfe durch Öffnungen im Fußboden bestehende schutztechnische Einrichtung nicht mehr als genügend angesehen und mußte vielmehr auf eine Vervollkommnung derselben gedrungen. werden. Zunächst wurden drei 8 stündige Schichten eingeführt, bei welchen sich eine effektive Arbeitszeit von $7^1/_2$ Stunden ergibt, ferner wird jedem hier beschäftigten Arbeiter täglich 1 l Milch verabfolgt. Da der Erkrankte — von Beruf Bernsteindrechsler — früher in Frankreich gelebt hatte und bei Kriegsausbruch geflüchtet war, könnte vielleicht auch dieses Moment bei der Erkrankung insofern mitgewirkt haben, als es sich möglicherweise um ein besonders disponiertes und wenig widerstandsfähiges Individuum gehandelt haben kann.‟ (Wien IV.)

„In der schon unter dem Schlagworte ‚Benzin‘ erwähnten Gummiwarenfabrik wurde in letzter Zeit das Vulkanisieren mit Schwefelkohlenstoff in erhöhtem Maße und unter besonders ungünstigen Umständen vorgenommen. Es wurde verlangt, daß den Arbeitern nach 2 stündiger Arbeitszeit eine entsprechende Ruhepause eingeräumt und daß dieselben in angemessenen Zeiträumen abwechselnd zu anderen Arbeiten, womöglich im Freien, verwendet werden.‟ (Reichenberg.)

„In den ersten Monaten des Berichtsjahres wurde das Amt von der k. k. II. psychiatrischen und Nervenklinik in Wien höchst dankenswerterweise verständigt, daß daselbst 6 Arbeiter einer Gummiwarenfabrik mit toxischer Geistesstörung Aufnahme gefunden haben. Da die Erkrankten beim Vulkanisieren von Gummistoffen mittels Schwefelkohlenstoff und Chlorschwefel beschäftigt waren, war ihre Erkrankung offenbar auf eine Vergiftung durch Schwefelkohlenstoff zurückzuführen. Die erste Erkrankung war dem Amte bereits gegen Ende des Vorjahres bekannt geworden und wurde in dem h. a. Berichte über das Jahr 1914 besprochen. Da die bestehenden schutztechnischen Einrichtungen der betreffenden Betriebsabteilung — Absaugung der Dämpfe durch Öffnungen im Fußboden — sich infolge des durch dringende Heereslieferungen bedingten forcierten Betriebes als unzureichend erwiesen hatten, wurde insbesondere auf die Anbringung einer Ummantelung der Stoffbahnen gedrungen, aus welcher die sich bildenden Dämpfe abgesaugt werden. Nach Durchführung dieser Maßnahmen, welchen sich vorerst technische Schwierigkeiten entgegengestellt hatten, konnte nunmehr ein Schwefelkohlenstoffgeruch in der Nähe der Arbeitsstelle kaum mehr wahrgenommen werden. Ferner wurde seitens der Fabrikleitung einem Arzte die Überwachung des Gesundheitszustandes der in dieser Abteilung beschäftigten Arbeiter übertragen, letzteren Arbeitskleider beigestellt und die Arbeitseinteilung so geregelt, daß in 8stündigen Schichten gearbeitet wird, wobei jede Schicht 2 Stunden vor der $^1/_2$stündigen Pause und $1^1/_2$ Stunden nach dieser beim Vulkanisieren, die übrige Zeit bei anderen Arbeiten verwendet wird. Seither sind dem Amte keine weiteren Erkrankungen aus der betreffenden Betriebsabteilung bekannt geworden." (Wien IV.)

Gechlorte und andere Verbindungen der Fettreihe, Anstrich von Flugzeugen

(s. a. unter „Kampfgase" S. 202).

Deutsches Reich.

Preußen.

„Der große Mangel an Benzin führte oft zur Verwendung nicht unbedenklichen Ersatzes beim Entölen und Reinigen von Metallteilen. Durch den Gebrauch von Trichloräthylen und Lauge wurden die Hände der Arbeiter verschiedentlich stark angegriffen, da Gummihandschuhe durch diese Mittel zerstört wurden und meist auch nicht erhältlich waren. In einem Falle waren die Schädigungen der Hände durch das Entfettungsmittel, anscheinend eine scharfe Lauge, derart, daß seine Weiterverwendung verboten werden mußte. Durch die Einatmung der Trichloräthylendämpfe wurden ferner mehrfach Betäubungen und starke Übelkeit hervorgerufen, so daß besonders anfällige Personen die Arbeit aufgeben mußten. In einer Fabrik wurden die öligen Zünderteile in luftdicht verschlossene Gefäße gebracht, dann das Trichloräthylen eingelassen und nach einer gewissen Zeit durch Erwärmung abgetrieben. Da beim Öffnen des Gefäßes noch ein Rest des dampfförmigen Entfettungsmittels vorhanden war und eingeatmet werden konnte, wurde durch die Apparate vor dem Abschrauben der Decke Frischluft geblasen oder gesaugt. Im übrigen wurde die Arbeit nur in geräumigen, hohen und reichlich entlüfteten Räumen zugelassen.

Nach dem Berichte meines Amtsvorgängers für 1913 (Diese Berichte pro 1913, S. 70) waren in einzelnen Flugzeugfabriken Anstreicher, die Flugzeugtragflächen mit Aviatol zu imprägnieren hatten, an Gelbsucht erkrankt. Der schädliche Bestandteil der Anstreichmasse war Tetrachloräthan. Der Versuch, diesen Erkrankungen dadurch vorzubeugen, daß man das Imprägnieren nur in besonders hohen und reichlich entlüfteten Räumen vornahm und die entstandenen Dünste am Boden unter gleichzeitiger Zuführung von Frischluft absaugte, blieb erfolglos. In der ersten Hälfte des Jahres 1914 traten trotz dieser Vorsichtsmaßnahmen noch weitere 10 Vergiftungsfälle, darunter 1 tödlicher, auf. Darauf wurde die Weiterbenützung von tetrachloräthanhaltigen Lacken durch eine polizeiliche Verfügung gemäß § 120 der GO.

untersagt. Die dagegen eingelegte Beschwerde wurde abgewiesen, da tetrachloräthanfreie Ersatzmittel zur Verfügung standen. Dieses durchgreifende Einschreiten bewirkte, daß die Lacklieferanten von der Verwendung des Tetrachloräthans gänzlich abkamen, und daß dieses Mittel nicht in die Kriegszeit hinübergenommen wurde, in deren Verlauf bei der ungeheuren Ausbreitung der Flugzeugindustrie die Vergiftungen zweifellos einen höchst bedenklichen, auch die militärischen Interessen schädigenden Umfang hätten annehmen können. So aber ist im Kriege unter den Anstreichern der zahlreichen Flugzeugfabriken des Bezirkes kein einziger Fall von Gelbsucht oder deren Vorerscheinungen mehr vorgekommen.

In einer Flugzeugfabrik wirkte der zum Imprägnieren und Kleben benutzte Azetatlack derartig reizend auf die Schleimhäute der damit tätigen Personen, daß ihnen das Wasser aus Nase und Mund lief, und daß sie an Augenentzündungen erkrankten. Es stellte sich heraus, daß dem als Lösungsmittel dienenden Ameisenäther Ameisensäure zugesetzt worden war. Nachdem dieser Zusatz verboten war, hörten die Erkrankungen auf. Durch Lacklösemittel sind im übrigen auch anderwärts mehrmals Arbeiter erkrankt. Die Vorfälle haben sich jedoch nicht wiederholt, nachdem man bei dem Lieferanten wegen der üblen Eigenschaften vorstellig geworden war." (RB. Potsdam.)

„In einer chemischen Fabrik verdampften infolge der Explosion eines kupfernen Behälters 125 kg flüssiges Brommethyl im Arbeitsraum. Die Arbeiter verließen schleunigst den Raum und betraten ihn erst wieder, nachdem sich nach ihrer Annahme die Dünste verzogen hatten. Dennoch erkrankten am nächsten Tage 4 Arbeiter, von denen 1 am 3. Tage nach der Vergiftung starb. Als nach 2 Wochen der Betrieb wieder aufgenommen wurde, erkrankten wiederum 6 Arbeiter, von denen 2 gestorben sind. Geringfügige Undichtigkeiten in der Apparatur und dadurch eingetretene Gasausströmungen, die in der chemischen Atmosphäre bei dem wenig ausgesprochenen Geruch des Brommethyls nicht bemerkt worden sind, müssen die Ursache der Vergiftungen gewesen sein. Der Vergiftungsgefahr ist durch Einbau der Apparatur und ihren Anschluß an eine mechanische Absaugung Rechnung getragen worden. Während des bisherigen 15jährigen Betriebes der Anlage hatte sich diese Maßnahme nicht als notwendig erwiesen. Bei den vorgekommenen Erkrankungen hat sich das Brommethyl als ausgesprochenes Gehirngift erwiesen, das in kurzer Zeit zum Tode führen kann." (RB. Wiesbaden.)

„Teilweise wurden durch die Einatmung der leicht flüchtigen Bestandteile schlecht gereinigten Naphthas sowie verschiedener Farben und Lacke in milderen Fällen Belästigungen, in schwereren Erkrankungen hervorgerufen. Bei der Herstellung von Zellonlack und besonders bei dessen Verwendung zum Anstrich von Flugzeugtragflächen in einer Flugzeugfabrik klagten die Arbeiter über Augen- und Kopfschmerzen, Hustenreiz, Appetitlosigkeit, Übelkeit, Schwindel- und Ohnmachtsanfälle. Die Erscheinungen hatten ihre Ursache in leicht flüchtigen Bestandteilen des Zellonlackes, wie Ketonen, Methylalkohol, Chloroform und dem als Lösungsmittel benutzten Ameisenäther, der sich bei längerem Stehen oder beim Erwärmen zersetzt und Ameisensäure ausscheidet, die besonders die Schleimhäute angreift. Die im Raume angebrachte Fußbodenentlüftung genügte bei der starken Verdunstung der Flüssigkeit auf den großen Tragflächen nicht. Die Arbeiter wurden deshalb vorübergehend auch in anderen Betriebsabteilungen und mit verkürzter Arbeitszeit beschäftigt. Etliche konnten aber auch so den Giften nicht standhalten und mußten mit der Arbeit aufhören." (Berlin.)

Bayern.

„Eingehendere Erhebungen, gemeinsam mit dem Vorstande des hygienischen Instituts der Universität verursachten die „in einem militärischen Betriebe in größerer Zahl aufgetretenen Erkrankungen durch Tetrachlorkohlenstoff, der als Beizmittel beim Imprägnieren von Pelzen benützt wurde. Als Krankheitserscheinungen konnten bei den Arbeitern Benommenheit und Anästhesie festgestellt werden. Krankheitserscheinungen traten ferner in einer Münchener Flugzeugfabrik bei einer größeren Anzahl von Arbeitern auf, die mit dem Lackieren und dem Anstrich von Steuerteilen und Tragflächen mittelst Zelluloidlack beschäftigt waren. Der Anstrich erfolgte mehrere Male nacheinander von Hand mittels Pinsel in geschlossener Halle; die hierzu verwendeten Lacke (Aviatol, Alanol) stellen eine Auflösung der nicht brennbaren Azetylzellulose in ihren Lösungsmitteln, d. h. gechlorte Kohlenwasserstoffe, wie Azeton, Chloroform. Tetrachlorkohlenstoff sowie insbesondere Tetrachloräthan dar. Letzteres steht sowohl bezüglich der Häufigkeit seiner Verwendung bei solchen Lacken als auch bezüglich seiner Giftigkeit an erster Stelle. In allen — insgesamt 9 — Erkrankungsfällen zeigten sich, wie durch eine eingehende Untersuchung von seiten des Landesgewerbearztes festgestellt werden konnte, nicht nur nervöse Erscheinungen, Nierenreizung, Anämie, sondern auch Übelkeit, Erbrechen, Leibschmerzen und schließlich eine besonders charakteristische Leberschwellung mit starkem Ikterus. In einem Falle, bei einem 19jährigen Tapezierer, trat später sogar der Tod ein. Die Obduktion der Leiche hatte akute Leberatrophie ergeben. In allen diesen Fällen handelt es sich zweifellos um gewerbliche Vergiftungen durch Tetrachloräthan. Jedenfalls ergibt die Erfahrung, daß bei der offenen industriellen Verarbeitung das Tetrachloräthan ein äußerst bedenklicher Körper ist, der schon nach relativ kurzer Beschäftigungsdauer schwere, selbst tödliche Erkrankungen des Arbeiters hervorzurufen imstande ist. Da es bereits Flugzeuglacke gibt, welche diesen giftigen Körper nicht enthalten, wird ein völliges behördliches Verbot der Verwendung solcher Lacke, wie Aviatol, Alanol usw., sowie überhaupt aller Tetrachloräthan enthaltenden Flugzeuglacke, für Friedenszeiten geboten erscheinen".

„In einer Stockfabrik verursachte der der Firma zum Polieren von Stöcken zur Verfügung stehende Spiritus — nach Angabe der Firma

Methylalkohol — bei den Poliererinnen heftiges Kopfweh, Anschwellen und Rissigwerden der Hände. Bei Verwendung von reinem Spiritus, den sich die Firma verschaffen konnte, traten die Erscheinungen nicht mehr auf." (Dr. Koelsch.)

„Bleistiftfabriken waren gezwungen, als Ersatzmittel zu Polierzwecken an Stelle von Äthylalkohol einen stark azetonhaltigen Methylalkohol zu verwenden. Dies hatte zur Folge, daß eine Anzahl Arbeiterinnen durch die entstehenden Dämpfe an akuter Augenbindehautentzündung erkrankte. Es wurde darauf hingewirkt, das Polieren der Bleistifte zu unterlassen oder zum mindesten möglichst azetonfreie Alkohole zu gebrauchen. Die Erkrankungen fanden damit ihr Ende." (Nürnberg-Fürth.)

In einem Azetonbetrieb traten vorübergehend äußerst schmerzhafte Augenentzündungen durch Aldehyddämpfe (Krotonaldehyd) auf, die auf anfängliche Mängel in der Einrichtung und auf Störungen zurückzuführen waren und durch entsprechende Maßnahmen bald wieder zum Verschwinden gebracht wurden. (Ob.-Bayern.)

„In Übelkeit, Schwindel und Blutandrang nach dem Kopfe bestehende Erkrankungserscheinungen wurden bei den Lackiererinnen einer Flugzeugfabrik beobachtet. Ihre Ursache war die Verwendung von Imprägnierungslack, der sich aus Azetatzellulose als festem Bestandteil und Ameisenäther bzw. Holzgeist als Lösungsmittel zusammensetzte, denen Milchsäureester und Triphenylphosphat zugesetzt waren, um dem Lack besondere Eigenschaften zu verleihen. Da Ersatz für diese Imprägniermittel nicht beschafft werden konnte, wurde die Lackiererei selbst in einem besonderen, mit ausreichender mechanischer Entlüftung versehenen Raume untergebracht. Die Absaugeöffnungen sind dabei unter den zu lackierenden Flugzeugteilen im Fußboden." (Ob.-Bayern.)

Sachsen.

„Die Arbeiter einer Flugzeugfabrik, die die Tragflächen strichen, klagten über Kopfschmerzen und allgemeine Übelkeit. Nach der Untersuchung des chemischen Beirates bestand die Streichmasse aus einer Lösung von Azetylzellulose in Methylalkohol. Außer einer ausgiebigen Entlüftung des Arbeitsraumes wurde der regelmäßige wöchentliche Wechsel der Belegschaft und die tägliche Verabreichung eines Liters Milch an jeden erkrankten Arbeiter veranlaßt." (Leipzig.)

Kleinere Staaten.

„Beim Überdestillieren von Trichloräthylen war von dem die Apparatur bedienenden Arbeiter unterlassen worden, das Kühlwasser der Kühlvorlage anzustellen; durch den Eintritt heißer Dämpfe in den Sammelbehälter zersprang das an diesem befindliche Standglas und die Dämpfe traten in den Arbeitsraum. Bei dem Bemühen, die Hähne des Standanzeigers zu schließen, sind der Meister und der Arbeiter von den Gasen betäubt worden." (Bremen.)

„Bei der Verwendung von Azeton und Azetonersatz, welche als Lösungsmittel für Farbe und Zellulose dienen, kamen in einem Betriebe unter neubeschäftigten Arbeiterinnen infolge Einatmung der Dämpfe öfters Fälle von Übelkeit vor. Nach Herstellung einer guten Raumlüftung ereigneten sich solche Fälle seltener." (Lübeck.)

Schweiz.

„Tod an Vergiftung mit Phosgen erfolgte durch Einatmen des Gases beim Öffnen einer Flasche." (1914—15, III. Kreis.)

„Im Jahre 1917 sind 2 Todesfälle durch Brommethylvergiftung gemeldet worden. In beiden Fällen scheint Unachtsamkeit und Unvorsichtigkeit bei Hebung von Störungen an der Apparatur die Ursache gewesen zu sein. Nach Vorschrift sollen Gasmasken mit Frischluftzufuhr benützt werden." (II. Kreis.)

Österreich.

„In einer Schlosserwarenfabrik wurde zum Entfetten der zu vernickelnden Metallteile anstatt wie bisher Benzin, Trichloräthylen verwendet, welches aber bei den Arbeiterinnen Kopfschmerz und Schwindel hervorrief, so daß wieder statt dessen Benzin zur Verwendung gelangte. Auch in der Fettextraktion einer Leimfabrik konnte dieses Ersatzmittel für Benzin nicht weiter benützt werden, da sich, um damit ökonomisch arbeiten zu können, eine Änderung der Apparatur als notwendig erwiesen hätte." (Trautenau.)

„In einer Wollwarenfabrik wurde ein Arbeiter durch das zur Ölextraktion verwendete Trichloräthylen betäubt und verletzte sich beim Sturze erheblich. Es wurde eine bessere Ventilation des Extraktionsraumes verlangt." (Brünn.)

England
(s. a. „Anhang" S. 259).
1914.

„Vergiftung mit Chlorderivaten von Äthan und Äthylen. Bevor die Tetrachloräthanvergiftung, deren wichtigstes Symptom die Gelbsucht war, mir bekannt wurde, wußte ich von Gelbsucht als einem Symptom bei gewerblichen Vergiftungen, das zunächst bei Arsenwasserstoffvergiftung, in chemischen Betrieben, sodann bei Absorption von Nitroderivaten des Benzols in Explosivstoffabriken vorkommt. Arsenwasserstoffvergiftung, von der mir in den letzten 15 Jahren 70 Fälle aus der Industrie zur Kenntnis gekommen sind, ist durch rasche Entwicklung innerhalb weniger Tage gekennzeichnet, ferner durch intensive kupferartige Gelbsucht von zweifellos hepato-hämatogenem Ursprung. Zunächst findet eine Zerstörung der roten Blutkörperchen mit nachfolgender vermehrter Bildung von Gallenfarbstoff aus dem in Freiheit gesetzten Hämaglobin in der Leber statt. Dadurch wird die Galle zähflüsiger und verstopft zeitweilig die Gallengänge. Die Symptome stellen sich mitunter innerhalb weniger Stunden ein. Die Gelbsucht durch Absorption von Nitroderivaten des Benzols ist von derselben Art und durch die hämolytische Wirkung dieser Verbindungen unter nachfolgender Methämoglobinbildung bedingt. Niemals sah ich Gelbsucht als Folge gewerblicher Phosphorvergiftung.

Ferner erinnere ich mich, eine Reihe von Frauen in einer Gummifabrik untersucht zu haben, die an Verdauungsstörungen litten, eine von ihnen auch an Gelbsucht. Sie verwendeten eine Mischung von Tetrachlorkohlenstoff und Chlorschwefel zu gleichen Teilen.

Die Chlorderivate des Äthans und Äthylens werden seit kurzem durch einen einfachen Prozeß gewonnen, und da sie weder entflammbar, noch verbrennbar, noch explosiv sind, eignen sie sich als Lösungsmittel für Fette, Harze und Gummi besser als Benzin, Schwefelkohlenstoff, Alkohol, Äther und Terpentin. Explosionen von Benzin aber in Industrieanlagen, von Naphtha und Schwefelkohlenstoff haben schon oft Menschenleben gekostet und viel Materialschaden verursacht, so z. B. in den großen Liverpooler Ölwerken.

Von diesen Methanderivaten ist das Trichloräthylen (C_2HCl_2) am meisten in Gebrauch, besonders zur Ölextraktion von Samen und zur Entfernung von Fettflecken beim Trockenreinigen. In einer Ölextrahieranlage, wo der Prozeß automatisch in geschlossenen eisernen Kammern vor sich ging, und die Bemühungen darauf gerichtet waren, die letzten Spuren von Trichloräthylen zu entfernen, bevor der Samen herausgenommen wurde, wurde kein Fall von Gelbsucht bei den dort beschäftigten 7 Männern beobachtet, jedoch waren die Augenbindehäute unrein und injiziert und einer von den Leuten hatte 6 Wochen bevor ich ihn sah, mit einem Anfall von Erbrechen das Krankenhaus aufsuchen müssen. Die Krankengeschichte des Falles war kurz zusammengefaßt: Heftiges Erbrechen, Aufgeregtheit beim Eintritt ins Spital, Störungen des Bewußtseins, er schien wie geblendet und hatte enge Pupillen. Der Zustand wurde als Epilepsie angesehen. Ein anderer Arbeiter, der am Boden des Reservoirs beschäftigt war, gibt an, einmal durch den Rauch bewußtlos geworden zu sein, und einer der Chefs litt einmal an heftiger Gallenkolik, und zwar am ersten Tage, an dem er die Aufsicht über den Betrieb übernommen hatte. Soweit mir bekannt, wird die Substanz nur in kleinen Mengen verwendet und ich kann nichts Näheres über ihre giftigen Eigenschaften sagen. Kein Fall von Gelbsucht ist mir gemeldet worden.

Eine Trichloräthylen enthaltende Farbe, die meist nur in Brauereien als Anstrich für die Innenwände von Bottichen, Tonnen für Gärzwecke diente, verursachte in einem Falle den Tod des mit dem Anstrich betrauten Arbeiters. Die Farbe hat den Vorzug der Unentflammbarkeit. Der Erzeuger empfiehlt 1. bei der Verwendung durch einen Schlauch mit einem Mundstück an einem Ende zu atmen, während das andere außen von der Tonne befestigt ist, 2. überdies durch eine Pumpe die schweren, am Boden befindlichen Gase abzusaugen.

Tetrachloräthan $C_2H_2Cl_4$ dient meist als Zusatz zu den Firnissen, mit denen die Flügel der Äroplane bedeckt werden, um sie undurchlässig für die Feuchtigkeit und Luft zu machen. Dieser Firnis besteht aus gepulvertem Zelluloseazetat, gelöst in verschiedenen organischen Lösungsmitteln wie Azeton, Amylazetat, Benzol, Tetrachlorkohlenstoff u. a., um die Zellulose in die richtige Lösung zu bringen. Azeton ist das beste Lösungsmittel, aber fast viermal so teuer als Tetrachloräthan, letzteres hat überdies die wertvolle Eigenschaft, das Material, aus dem die Flügel gemacht sind, bezüglich seiner Festigkeit zu erhöhen, mehr als irgendein anderer Stoff es vermag.

Die Entwicklung der Flugzeugindustrie war rasch; gegenwärtig bestehen 27 Unternehmen mit etwa 6500 Arbeitern, in einem Unternehmen allein sind 1500 Leute beschäftigt. Ungefähr 300 Personen, Männer und Frauen zu gleichen Teilen, sind beim Firnissen beschäftigt, aber vor dem Vorkommen der Vergiftungsfälle in jüngster Zeit war eine weit größere Zahl diesen Dämpfen ausgesetzt und nur in wenigen Betrieben war der Firnisraum von den anderen Räumen getrennt, in denen die Holzarbeit und Zusammenstellarbeiten gemacht werden. Ferner, um das Fabrikat trocken zu bekommen — eine sehr wichtige Sache, da es, wenn feucht, die Neigung hat, unter dem Firnis zu faulen — wurde die Luft auf 65° Fahr. (18° C) oder mehr gebracht und die Ventilation auf ein Minimum reduziert, außer wenn erwärmte Luft eingeführt wurde. Die Flügel variieren in ihren Dimensionen 20—30 $\times$ 6—8 Fuß bei Zweideckern, 20 $\times$ 10 Fuß bei Eindeckern, so daß eine sehr große Verdunstungsfläche vorhanden ist. Es müssen 4—6 Lagen Firnis übereinander geschichtet werden und jede einzelne muß trocken sein bevor die folgende aufgestrichen wird. Zur Erhöhung der Geschwindigkeit arbeiten zwei Männer an den gegenüberliegenden Seiten eines Flugzeuges. Jeder hält den Firnis in einem Gefäß in der linken Hand und bringt ihn auf den Flügel mittels eines in der rechten Hand gehaltenen Pinsels auf. In großen Betrieben werden wöchentlich drei Äroplane fertiggestellt und 80 Gallonen (40 Liter) Firnis verbraucht. Da dieser um so höher geschätzt wird, je rascher er trocknet, kann man sich vorstellen, welche Mengen Dampf entweichen. Beim Ausbruch des Krieges wurde nicht nur die Menge des Personals stark vermehrt, sondern auch in den großen Betrieben mit Überzeit gearbeitet, und zwar von 6 Uhr früh bis 9 Uhr abends mit $\frac{1}{2}$ Stunde Frühstückspause, 1 Stunde für das Mittagessen und $\frac{1}{2}$ Stunde für die Jause. In dem Betriebe, wo die meisten Unfälle vorkamen, war kein Platz für einen Eßraum. Die Mahlzeiten mußten daher in den Arbeitsräumen eingenommen werden, die sanitären Einrichtungen, für die früheren Betriebsverhältnisse ausreichend, wurden unzulänglich, Pläne zur Erweiterung wurden dem Distriktsrat vorgelegt.

Im Dezember wurde dieser Betrieb folgendermaßen verändert gefunden: Er bestand aus einer großen Halle, etwa von 32 400 Quadratfuß Fläche mit einem Dach mit zwei Firsten.

Für natürliche Ventilation war durch drei weite laternenförmige Öffnungen gesorgt, die längs der beiden Dachfirste angeordnet waren. Außerdem war mechanische Ventilation eingerichtet nach dem System des Überdrucks, indem erwärmte Luft am Boden mittels eines Hochdruckventilators durch gut verteilte verzweigte Kanäle zugeführt wurde.

Das Firnissen erfolgte durch 5 Arbeiter in der Nähe des Haupteingangs. Der Teil des Raumes, wo gefirnißt wurde, war vom übrigen nicht getrennt, auch fehlte jede Vorkehrung zum Absaugen der Dämpfe an Ort und Stelle. Der charakteristische Firnisgeruch war beim Eintreten in das Gebäude deutlich wahrzunehmen, unmittelbar neben dem Arbeitsplatze sogar sehr stark, nur der Vorarbeiter aber, der seit einem Jahre mit dieser Arbeit beschäftigt war, beklagte sich über Betäubungsgefühl. Fragen, die Dr. Willcox und ich an die Arbeiter und die 6 bei der Streifennäherei in der Fabrik gleichfalls beschäftigten Arbeiterinnen über ihren Gesundheitszustand stellten, ergaben, daß zwar Übelkeiten vorkamen, aber nie mehr als 1—2 Tage Arbeitsunfähigkeit und niemals eine Spur von Gelbsucht verursacht hatten. Einige hatten ein schlechtes Aussehen. Die Fälle von Unwohlsein und deren Verlauf und Dauer, das Aufeinanderfolgen und die Beschäftigung sind auf einer Liste verzeichnet, desgleichen die Rückkehr zur Arbeit, die Rezidive und die Fälle , in denen die Firma die Wiederverwendung der Arbeiter abgelehnt hatte." Der Originalbericht enthält den Abdruck dieser Liste. Sie umfaßte 16 Arbeiter und Arbeiterinnen. Die Mehrzahl der Erkrankten hatte in nächster Nähe der Firnisser gearbeitet, darunter auch der Verstorbene und die beiden schwersten Fälle, einige allerdings auch relativ weit von dort; diese schienen nur leicht affiziert. Nicht recht zu erklären sind 3 Fälle, die mehr als 50 m von der Firnisserei entfernt gearbeitet hatten. Es scheint, daß sie nicht schwer erkrankt waren. Es besteht freie Kommunikation zwischen dem Firnis- und dem Montierraum, wo letztere arbeiteten, beide über die allgemeine und private Kanzlei und durch eine große Öffnung zwischen dieser und dem Haupteingang. „Der Dampf ist zweimal so schwer wie die Luft und daher hält er sich nahe dem Boden auf. Ich glaube, das System der Raumventilation hatte bloß den Erfolg, den Dampf aufzuwirbeln und im Raume zu verteilen.

Der Firnis ging unter dem Namen Emaillit Nr. 1 und enthielt etwa 12% Tetrachloräthan. Andere Marken enthalten viel mehr davon. Ich sah die Herstellung des Firnisses mit an. Die Bestandteile kommen nach dem Auswägen in rotierende Trommeln, beim Mischen geht kaum ein Geruch in den Raum über. Es scheint. daß hierbei keine chemische, Reaktion erfolgt. Nach der Lösung des Zelluloseazetats wird das Material in große Krüge gefüllt und kommt von dort in die Barrels, wo es aufbewahrt wird.

Ich sah mir die drei dabei beschäftigten Leute an; vor 2 Jahren war mit dieser Art Arbeit begonnen worden, ein Mann arbeitete seit 2 Jahren, ein anderer 4, der dritte 3 Monate, keiner zeigte ein Symptom der Einwirkung des Dampfes. Während meines Besuches war ein großer elektrischer Ventilator in der Wand des Raumes, wo die Dämpfe sich entwickelten, im Betrieb. Der Vorarbeiter hob den Wert dieser Ventilation für die Entfernung der Dünste hervor."

In einem anderen Betrieb wird in ähnlicher Weise ein Firnis von fast der gleichen Zusammensetzung, genannt „Cellan" verwendet. Ich begab mich hin und erhielt alle gewünschte Auskunft. Wie beim Emaillit wird die Mischung in geschlossenen rotierenden Zylindern vorgenommen. Die Halle ist luftig und die zwei Beschäftigten zeigten keinerlei Krankheitserscheinungen. Die Zusammensetzung des Firnisses unterscheidet sich nur wenig von der des Emaillit Nr. 1 und enthielt etwa 11,5% Tetrachloräthan.

„Ich erhielt die Adressen der 16 Leute, die wegen Gelbsucht nicht zur Arbeit gekommen waren und sah 8 von ihnen." „Die Symptome waren alle fast gleich. Die Anfälle treten auf bei Zunahme der Arbeit — seit Anfang August waren zahlreiche Überstunden gemacht worden, Gelbsucht begann nach 6 Wochen Arbeit aufzutreten und schien von etwas Fieber begleitet. Die Leute begannen über Abgeschlagenheit und über ein unangenehmes Gefühl in Mund und Kehle zu klagen, es war ein Gefühl von Trockenheit und Widerwillen gegen Essen. 2 von den Leuten konnten schließlich die Speisen, die ihnen im Betriebe gereicht wurden, nicht mehr verzehren und waren stark unterernährt. Es bestand regelmäßig schwere Verstopfung und in einigen Fällen Erbrechen. Mit dem Einsetzen der Gelbsucht wurde der Kot hellfarbig, der Harn dunkel. Einigemal waren Schmerzen in der Leber- und Magengegend ausgesprochen. 2 von den Leuten kehrten nach der Genesung zur Arbeit zurück, doch trat nach wenigen Tagen die Gelbsucht in verstärktem Maße wieder auf.

In sehr schweren Fällen kommt es zu Blutbrechen und Konvulsionen, schließlich tritt Bewußtlosigkeit und Anurie und dann der Tod ein. Die 8 Leute, die ich gesehen habe, waren bis auf 2 alle im Zustande der Besserung. Alle am 12. Dezember von Dr. Willcox Untersuchten hatten Lebervergrößerung, keiner ausgesprochene Anämie im Gegensatz zu den häufigen Fällen von hämatogenem Ikterus, der sich oft bei den Arbeitern findet, die mit Nitroderivaten des Benzols in Berührung kommen und dadurch an Zerstörung der Erythrozyten leiden. Die hier erwähnten Fälle haben keine Ähnlichkeit mit dem Aussehen der Dinitrobenzol- und Anilinarbeiter.

Besonders auffallend sind die potsmortalen Veränderungen an Herz, Leber, Nieren und Mesenterium. Der Befund war bei einem typischen Fall (19 Jahre altes Mädchen) folgender: Die Haut war tief gelb gefärbt, die Leber hart und fest, stark gelblich und angeschoppt. Sie wog 1071 g. Die Nieren waren deutlich gelb in der Rindensubstanz, die Pyramiden zeigten Stauung. Das Mark war gelb und blutreich. Jede Niere wog 155 g, das Herz 232 g, die Muskulatur war ebenfalls gelb gefärbt, das Endokard gefleckt. Zahlreiche Petechien auf der Oberfläche des linken Ventrikels; die Dünndarmschleimhaut zeigte zahlreiche Hämorrhagien, auch war der Dünndarm sehr blutreich. Die Milz wog 8 Unzen (248 g) und war hart. Mikroskopische Untersuchung der Leber zeigte ausgedehnte Nekrosen, in den Nieren fettige Degeneration.

Untersuchungen über die Zusammensetzung des Firnisses und die Giftwirkung der Dämpfe auf die Leber hat Dr. Willcox angestellt. Sein Bericht ist außerordentlich interessant und war dem Handelsdepartement sehr nützlich; derselbe folgt:

»Für jedes Experiment wurde ein großer Glaskäfig verwendet, am Boden desselben 10 ccm der zu untersuchenden Flüssigkeit, quer über demselben in halber Höhe befand sich eine gelochte Zinkplatte, auf diese kamen 2 Versuchstiere (weiße Ratten). Oben war der Glaskäfig bedeckt mit einem perforierten Zinkdach. Ratten wurden als die am besten geeigneten Tiere gewählt, sie blieben durch 1 Woche während 8 Stunden unter dem Glaskäfig. Die untersuchten Flüssigkeiten waren der Firnis, Tetrachloräthan, Azeton, Benzol und Methylalkohol; in jede Glocke kamen 2 Ratten. 5 Versuche wurden gleichzeitig angestellt. Die dem Dunst des Firnisses und des Tetrachloräthans ausgesetzten Ratten wurden jedesmal stark betäubt und benommen, blieben nach dem Herausnehmen aus dem Käfig durch kurze Zeit im gleichen Zustande, dann durch einige Zeit ataktisch, indem sie zur Seite fielen. Nach etwa einer Stunde fraßen sie und wurden völlig munter. Sie nahmen in der Versuchswoche nicht an Gewicht zu.

In den Versuchen mit Azeton, Benzol und Methylalkohol wurden die Tiere auch betäubt, erholten sich aber sofort nach Verlassen des Käfigs, fraßen gut und zeigten keine Ataxie und nahmen in der Versuchswoche an Gewicht deutlich zu.

Nach 7 Versuchstagen wurden die Tiere getötet und von Dr. Spilsbury und mir obduziert. Das Tetrachloräthan hatte mit freiem Auge bemerkbare Veränderungen der Leber: fettige Degeneration und Verbreiterung der Gallengänge, gesetzt, der Firnis ähnliche, aber minder deutliche Veränderungen. Die übrigen Ratten zeigten keinerlei mit freiem Auge wahrnehmbare Veränderungen, auch nicht bei mikroskopischer Untersuchung, während diese bei dem Firnis- und Tetrachloräthan-Ratten schwere fettige Degeneration und trübe Schwellung von Leber und Niere ergab. Andere Ratten wurden den Firnis- und Tetrachloräthandämpfen durch 5 Wochen ausgesetzt. Alle Tiere zeigten wesentliche Abnahme des Gewichtes der Leber. Diese und die Nieren waren bei der Sektion blutarm, sie zeigten trübe Schwellung und fettige Degeneration.«

Obige Experimente zeigen, daß Tetrachloräthan ein heftiges Lebergift ist, daß auch die vom Firnis aufsteigenden Dämpfe giftig sind und ihre Wirkung dem Tetrachloräthan verdanken.

Ich habe auch andere Aeroplanwerke besucht und alle mit dem Firnissen Beschäftigten sowie einige andere in der Nähe Arbeitende untersucht. Nach der genauen Beschreibung des einen Betriebes kann ich die übrigen summarisch behandeln. Der Luftkubus war überall genügend, die Verhältnisse für gewöhnliche Arbeit ohne Gefahr giftiger Dämpfe ausgezeichnet. Die Hydroplanwerke waren am Strande gelegen und die natürlichen Ventilationsverhältnisse genügend gut, um auch die giftigen Dämpfe unschädlich zu machen. In einem der Betriebe ergab die Erhebung, daß im Februar 1913 ein Mann, der beim Firnissen beschäftigt war, an akuter gelber Leberatrophie gestorben war. Ich sah hier auch einen Mann mit Gelbsucht und anderen typischen Symptomen, der trotzdem die Arbeit nicht aufgegeben hatte. Er hatte in einem geschlossenen Raume gearbeitet, vermutlich mit einem tetrachloräthanreichen Firnis. Ein Bedienungsmann einer Maschine in einem anderen Betriebe war um Jahresmitte leidend, ein weiterer war im August gelbsüchtig gewesen, lauter Fälle aus Zeiten vor der vermehrten Kriegsarbeit.

Im ganzen habe ich 25 Fälle, 4 mit tödlichem (ein 5. tödlicher betraf eine Frau im Februar 1915 vor Einführung einer Ventilation in dem bezüglichen Betriebe) Ausgang, gesehen, in welchen Gelbsucht das hervorstechendste Symptom war, viele andere Arbeiter hatten Magen-Darmbeschwerden gehabt, jedoch ohne Gelbsucht und es war daher die Diagnose ‚Influenza' oder ‚Tonsillitis' gestellt worden.

Die Tatsache, daß der Dampf schwerer ist als Luft, hat große Bedeutung für die Leute, welche sitzend arbeiten, also den Dämpfen näher sind. Eine Näherin starb vermutlich nur wegen ihrer tieferen Stellung bei der Arbeit. In einer anderen Werkstätte waren 6 Leute mit Drahteinziehen beschäftigt, wobei sie auf Bänken saßen, von dem Firnisraum aber durch eine Wand getrennt waren, sie litten aber viel mehr unter den Dämpfen als die Anstreicher, welche standen.

Sobald die Gefahr erkannt war, trat das Handelsdepartement, zusammen mit der Admiralität und dem Kriegsministerium, sofort in Aktion. Alle Firmen wurden aufgefordert: 1. das Firnissen in einem geschlossenen Raume oder in einer separaten Abteilung eines solchen ausführen zu lassen, damit dadurch die Zahl der den Dämpfen ausgesetzten Personen begrenzt sei, 2. Abzugseinrichtungen aufzustellen, um die schweren Dämpfe am Boden abzusaugen, 3. jedem Arbeiter den Aufenthalt während der Mahlzeiten im Firnisraum zu verbieten.

Es ist interessant, die Schritte zur Verminderung der Gefahr zu verfolgen. Der Arbeiter, der mit den den Firnis zusammensetzenden Bestandteilen zu tun hat, trägt einen Rauchhelm, d. i. einen Mund und und Nase deckenden Apparat, der durch ein langes, biegsames Rohr mit der Außenluft in Verbindung steht. Durch dieses atmet er frische Luft, wobei das Wiedereinatmen der verbrauchten Luft durch ein Ausatemventil verhindert wird, durch das er ausatmet. Im allgemeinen kann man aber von den Arbeitern nur durch kurze Zeit für Reinigungen oder sonst gefährliche Arbeiten verlangen, daß sie mit einem solchen Apparat arbeiten. Da der Tetrachlorkohlenstoffdunst viel schwerer ist als Luft (etwa 1,6 spez. Gew.), empfahl der Distriktsinspektor mechanische Raumventilation in der Richtung nach unten von den Arbeitern weg. Da hierbei die Möglichkeit gegeben war, daß die vom Firnis entweichenden Dämpfe unter gewissen Bedingungen mit der Frischluft ein explosibles Gemisch geben, wurde auf diese Möglichkeit bei der Einrichtung der treibenden Kraft für den Abzug Rücksicht genommen. Lokale Dampfabsaugung war zunächst wegen der Größe der Tragflächen nicht möglich, daher wurde Frischluft erwärmt an einer Seite des Raumes über den Köpfen der Arbeiter eingeblasen und durch große Ventilatoren am Boden gegenüber den Zuluftkanälen abgesaugt (nicht aber etwa dicht neben den Flügeln der Äroplane). Mitunter erfolgte die Absaugung unten am Boden durch Gitter. Allerdings, wenn zwei Leute firnissen, dann ist es unvermeidlich, daß der eine etwas Dunst einatmet. Um das auch zu verhindern und die Dunstmenge in der Luft weiter herabzusetzen, traf eine Firma die Einrichtung, daß, wenn sehr rasch gearbeitet werden muß, die Flügel auf Gerüsten in langen Verschlägen gefirnißt werden, die seitlich Laschen besaßen und unten an die Abzüge anschlossen. So war die ganze Oberfläche der Flügel von bewegter Luft umgeben, die konstant nach dem Exhaustor hin gesogen wurde.

Der Gebrauch von Tetrachloräthan und anderen Stoffen, wie Tetrachlorkohlenstoff (der anscheinend eine ähnlich schädliche Wirkung hatte), ist von einer oder zwei Firmen ganz verlassen worden, andere finden, daß keine Substanz so rasch trocknet und gleichzeitig solche Biegsamkeit und· Haltbarkeit verleiht wie der etwas Tetrachloräthan enthaltende Firnis.“

1917.

(Bericht des Inspektors für gefährliche Berufe, W. S. Smith.)

„Die Herstellung von Tetrachloräthan enthaltendem Lack endete im September 1916. Währenddem dieser Lack verwendet wurde, gelangten 70 Fälle von toxischer Gelbsucht, darunter 12 Todesfälle, zur Kenntnis des Amtes, hierzu kommen noch zahlreiche Fälle von Aussetzen der Arbeit oder Versetzung zu einer anderen Beschäftigung wegen einer Erkrankung aus derselben Ursache.

In den ersten Tagen nach dem Ausbruch der toxischen Gelbsucht wurde vom Amte versuchsweise für Anstreichräume ein 15—20 maliger Luftwechsel pro Stunde angeordnet. Auf Grund weiterer Erfahrungen wurde dieser auf 30 maligen Luftwechsel gesteigert, die Folge war eine bemerkenswerte Abnahme der Vergiftungsfälle. In Betrieben, wo der Luftwechsel sicher ein 27 maliger war, kamen, wenn überhaupt, so nur wenige Fälle zur Anzeige.

Nach der Einführung der sogenannten ‚ungiftigen‘ oder tetrachloräthanfreien Lacke erschien es notwendig, ihre Wirkung auf die Arbeiter in den Lackierräumen zu untersuchen, und es wurden von den ärztlichen Beamten, die mit der periodischen ärztlichen Untersuchung dieser Arbeiter betraut waren, Berichte abverlangt. Die Berichte bestätigten die Vermutung des ärztlichen Gewerbeinspektors, daß nämlich eine Luftabsaugung in gleichem Maße aufrechterhalten werden müsse, auch für die Tetrachloräthan nicht enthaltenden Lacke (s. Bericht des mediz. Gewerbeinspektors f. d. Jahr 1914, dieses Heft S. 115 ff.).

Arbeiter, Vorarbeiter, Betriebsleiter und Inspektionsbeamte bestätigten diese Anschauung. Die neuen Lacke schienen durch Geruch und Geschmack mehr zum Brechen zu reizen als die alten Tetrachloräthan enthaltenden und die Arbeiter bestanden stets auf der Aufrechterhaltung einer ausgiebigen Ventilation in den Lackierräumen, Firnis- und Anstreichlokalen der Luftfahrzeugfabriken. Meine Erfahrungen und die meiner Assistenten, gewonnen bei der Untersuchung des Auspuffs der Ventilation, bestätigten diesen Standpunkt. Vermutlich waren wir in höherem Maße den flüchtigen Bestandteilen der Lacke ausgesetzt als irgendein im Betriebe Beschäftigter, denn unsere Untersuchungen fanden stets nahe dem Fußboden oder in der Nähe des Abzuges statt. Die Azetonderivate der neuen Lacke hatten, wie es scheint, einen mehr stechenden Geruch als das gewöhnliche Azeton (Diäthylketon), das früher verwendet wurde. Jene Ketone waren anscheinend unreine Gemische von Methylketon, Methyläthylketon und den höheren Homologen. Amylazetat ist auch ein Bestandteil der Farbfirnisse und Farben, die zum Anstreichen der verschiedenen Maschinenteile dienten. Benzol, das ausgesprochene Giftwirkungen hat, ist ein Bestandteil aller Aeroplananstriche.

In einigen Betrieben war zu beobachten, daß die Ventilation von den Unternehmern freiwillig gesteigert worden war, um den Beschwerden der Arbeiter betreffend den üblen Geruch der Farben zu begegnen. In einem Betriebe war der stündliche Luftwechsel ein 125facher.

Klagen wurden dort laut, wo die neuen Lacke nur zeitweilig und dann ohne mechanische Absaugung verwendet wurden, so beim Lackieren der Zündapparate der Flugmaschinen in situ im montierten Zustande. Die Folgen der Dampfeinatmung waren unangenehmer als bei den alten giftigen Lacken. Es war Usus, die mechanische Ventilation nicht in Gang zu setzen, in den geräumigen Montierhallen, solange pro Woche nur wenige Maschinen fertiggestellt wurden. Bei der Herstellung großer Aeroplane oder Hydroplane ist es schwer, wenn nicht unmöglich, die Zündapparate bei ihrer Größe und ihrem Gewicht zur Lackierung in eigene mechanisch ventilierte Räume oder Kabinen zu transportieren. Mit der Vergrößerung der Betriebe haben dennoch mehrere Firmen Lackierräume für die Zündapparate kleinerer Äroplane gebaut; diese waren im gleichen Maße ventiliert wie die Räume für die Tragflächen und sonstigen Bestandteile. Andere haben vorgezogen, die einzelnen Teile der Zündapparate oder diese selbst, wenn sie klein waren, im Lackierraum für die Tragflächen zu lackieren.

Auftragen von Lack und Firnis mittels Aerographen statt mit dem Pinsel wurde von mehreren Firmen versucht. Diese Methode macht mehr Dämpfe und die Luft wird in der Nähe der Objekte, die gerade bearbeitet werden, neblig. Für dieses Verfahren ist eine sehr ausgiebige Ventilation unerläßlich, aber dort wo ein 30facher stündlicher Luftwechsel stattfand oder noch mehr, wurden schädliche Folgen nicht beobachtet. Es ist wahrscheinlich, daß künftig versucht werden wird, lokale Absaugungen für das Spritzverfahren einzuführen.

Im Jahre 1917 haben die Doktoren Panton und Paddock des Londoner Spitals Untersuchungen über die Blutbeschaffenheit der Arbeiter im Lackierraum dreier Aeroplanfabriken im Gebiete von London angestellt. In zweien von diesen Betrieben wurde danach die Absaugung als ungenügend erkannt. Der Luftwechsel war ein 20- und 25facher pro Stunde. Nach der mikroskopischen Blutuntersuchung von 37 Arbeiterinnen in den Lackierräumen dieser Betriebe kamen sie zu dem Schlusse, daß der Blutbefund zwar unternormal, aber nicht in gefahrdrohender Weise verändert sei. In dem schlechter ventilierten der beiden Betriebe kam eine kleine Partie von Arbeiterinnen zur Untersuchung, die sich einmütig über heftiges Kopfweh beklagte. Im dritten Betriebe, wo die Ventilation nach der Untersuchung die ausgiebigste (30 maliger stündlicher Luftwechsel oder mehr) war, wurden nur die Männer untersucht. Keiner von diesen wies Zeichen von Krankheit auf, auch keinen höheren Grad von Blutarmut. Einer von den Leuten hatte mit Tetrachloräthan gearbeitet und Gelbsucht durchgemacht, Krankheitserscheinungen nach dem neuen Lack hatte er nicht gehabt und sein Blutserum enthielt keinen Gallenfarbstoff.

Die Doktoren Panton und Paddock kommen zu folgenden Schlüssen:

1. daß ein leichter Grad von Blutarmut unter den Arbeitern der Flugzeuglackiererei herrscht,

2. daß die Blutarmut von keiner großen Bedeutung ist außer als Zeichen, daß im Falle einer Störung der Ventilation schwere Krankheitsfälle auftreten würden.

Im Jahre 1917 wurden nur 11 Erkrankungen von Aeroplanlackierern von 5 Betrieben von den Gewerbeärzten berichtet. Alle stammten aus Betrieben, wo die Ventilation nicht von der geforderten Ausgiebigkeit war. Dabei hat die Zahl der Betriebe dieses Industriezweiges um mehr als 300% zugenommen, während manche Lackierräume auf das Zwei- und Dreifache vergrößert wurden. Die Zahlen der so beschäftigten Arbeiter mögen nach Tausenden zählen, wie sie im Jahre 1916 nach Hunderten gezählt haben.

In den der Kontrolle unterliegenden Betrieben hat kein Wechsel in der Methode der Ventilation stattgefunden, wie sie zuerst von der Behörde für die Lackierräume anempfohlen worden war. Sie mag kurz charakterisiert werden als Luftreinigung mit geringer Geschwindigkeit. Die Frischluft wird mit geringer Geschwindigkeit durch Gebläse in den Raum eingeführt, die Luftkanäle sind von bedeutendem Querschnitt, an der einen Seite des Raumes in einer Höhe von 8—10 Fuß vom Boden angebracht. Die Luft wird durch Passieren von Radiatoren oder Rohren geheizt, die durch Dampf oder heißes Wasser erwärmt werden. Mitunter wird Luftheizung statt Dampf- oder Heißwasserheizung verwendet. Der Querschnitt dieser Luftzufuhrkanäle darf nicht kleiner sein als das Dreifache der Abluftkanäle mit Ventilatoren, die in der

Nähe des Bodens angebracht sein sollen, da die Dämpfe schwer sind und rasch niedersinken in die tiefste Stelle des Raumes, wenn die Absaugung entsprechend ist. Die Ventilatoren sind darauf eingerichtet, die Lufterneuerung alle 2 Minuten zu bewirken. Bei entsprechend konstruierten Zuluftkanälen ist dies möglich, ohne daß merkbare Zugempfindung auftritt. Es war sehr schwer, die Ingenieure zu überzeugen, daß ausgiebiger Zuluftstrom vorhanden sein müsse, um zu verhindern, daß die Gebläse immer wieder die gleiche Luft zirkulieren lassen und um den größtmöglichen Auspuff bei gegebener Weite der Kanäle zu erzielen. Einige Ingenieure schienen so sehr eingenommen für Druckventilation, sowohl für den Zweck allgemeiner Raumlüftung als auch für Gasabsaugung, daß sie auch in die Lackierräume Zuluft durch Kanäle einpressen wollten, sowohl für Entlüftung als auch für Zufuhr warmer Luft.

Druckventilatoren sind kostspieliger als auf Saugen eingerichtete, sowohl was die Anlage als was die Betriebskosten anlangt; man kann sagen, daß erstere fünfmal so viel Pferdekräfte brauchen, um die gleiche Luftmenge zu bewegen wie letztere.

Es bedurfte der Klugheit der Behörde, um die Kosten der Ventilation und Heizung der Lackierräume soweit wie möglich herabzudrücken. Unter diesem Gesichtspunkte wurde angeordnet, daß relativ enge Räume gebaut werden, um unterirdische Gänge und vergitterte Fußböden zu vermeiden. Schleudergebläse wurden nach Möglichkeit statt Zentrifugalventilatoren angewendet und die Konstruktion von Luftzufuhrventilatoren wurde in allen Fällen widerraten. In den wenigen Fällen, wo Luftzufuhrventilation eingerichtet wurde ohne unsere Genehmigung, war dann die Ventilation des Raumes nicht zufriedenstellend. Abgesehen von Kosten und Betriebsauslagen der Luftzufuhrventilatoren war zu beobachten, daß hierbei die Arbeiter und die Tragflächen wegen der großen Geschwindigkeit der eintretenden Luft unter dem Zuge zu leiden haben. Die Zellulose des Lackes gerinnt oder fällt aus, was für die Bildung des Überzuges ungünstig ist. Luftströme von hoher Geschwindigkeit bewirken die Bildung von Wirbeln im Raume, die die schweren Dämpfe in Bewegung bringen und verhindern, daß dieselben unter die Absaughöhe gelangen.

Bei einer der letzten Inspektionen wurde ein Lackierraum gefunden, der auf die Sinne einen höchst ungünstigen Eindruck machte, doch ergab die Untersuchung einen 26fachen Luftwechsel pro Stunde. Der Raum war durch einen Druckzentrifugalventilator ventiliert, der die Luft durch einen Dampfheizkörper und dann durch einen Kanal aus Metall, mit Öffnungen versehen, einblies, Die Geschwindigkeit der eintretenden Luft betrug 1000—1600 Fuß pro Minute. Ein ähnlicher Kanal zur Luftabsaugung von gleichen Dimensionen mit einem Zentrifugalgebläse befand sich nahe dem Fußboden. Anemometeruntersuchungen ergaben, daß zahlreiche Stellen mit stagnierender Luft vorhanden waren und zwischen diesen wieder Stellen mit sehr heftiger Luftbewegung. Die Lackierer beklagten sich sowohl über die Zugluft als über den stechenden Geruch des Lackes. Der Raum hätte wirksamer bloß durch einfache Luftkanäle, Dampfradiatoren und Propellerventilatoren ventiliert und geheizt werden können, wofür $^1/_{10}$ Pferdekraft genügt hätte. Dabei wären die Kosten weit geringer gewesen.

Meine ganze Zeit sowie die meiner Assistenten während dieses Jahres wurde zur Überwachung der neuen Luftfahrzeugfabriken verwendet, um Normen für die Heizung und Ventilation derselben anzugeben, die vorgelegten Pläne zu approbieren und Untersuchungen betreffend Heizung und Ventilation anzustellen. Mit wenigen Ausnahmen wurde diese entsprechend den behördlichen Anordnungen gefunden. Mein Personal hat die systematische Inspektion aller Neuanlagen begonnen und ich freue mich konstatieren zu können, daß Unternehmer, Architekten, Heizungs- und Lüftungsingenieure meine willigen Mitarbeiter bei dem Vollzuge und der Ergänzung unserer Anordnungen waren.

Auch mit dem aeronautischen Inspektorate war ich in enger Mitarbeiterschaft begriffen und bin ihm für seine wertvolle Unterstützung sehr zu Dank verpflichtet."

1918.

„Von Juni bis Dezember 1918 wurden etwa 1400 Fälle von Vergiftung mit Dichlordiäthylsulfid (Senfgas) bei dessen Herstellung und Verwendung zum Füllen von Granaten beobachtet, die Zahl der erkrankten Arbeiter war 700, da viele mehrmals erkrankten; in einem anderen Betriebe, wo das Gas eingefüllt wurde, wurden 97 Fälle gemeldet. Die Arbeit hatte unter schwierigen Bedingungen für die Arbeiter vor Fertigstellung der Betriebseinrichtungen beginnen müssen. Unter den oben genannten 1400 Erkrankungen waren auch solche mit Blasen am ganzen Körper (mit Ausnahme der Handflächen), Konjunktivitis, Bronchitis, chronische Schwächezustände, Magenbeschwerden, Atemnot; 3 Fälle endeten tödlich. Später wurde ärztliche Kontrolle eingeführt."

Niederlande.

1914.

Einige von 14 in einer Hutlackiererei beschäftigten jungen Mädchen klagten über Kopfschmerz und Husten. Im Arbeitsraume, der ungenügend ventiliert war, fanden sich verschiedene Lacke, und zwar „Litzensteife", eine Lösung von Schießbaumwolle in Äthylazetat mit etwas Amylazetat, ferner Schellack, gelöst in Äthyl- und Methylalkohol.

Es wurde Auftrag gegeben, daß die Lackierräume gut zu ventilieren sind und nahe dem Boden vergitterte Dampfabzüge haben müssen. Eine später entnommene Firnisprobe enthielt als Lösungsmittel nur Metyhlalkohol.

1915.

Eine an den Arbeitsinspektor gerichtete Anfrage betreffend das Vorkommen von Erkrankungen durch Lösungsmittel für Lacke in den Niederlanden gab Anlaß zu Untersuchungen in den militärischen Flugzeugfabriken zu Soestenberg durch Dr. W. R. H. Kranenburg, wozu dieser durch den Kriegsminister die Ermächtigung erhielt. Daselbst wird für Flugzeuglacke deutsches Emaillit, seltener auch englisches Emaillit verwendet. Von beiden Stoffen wurden Proben entnommen und durch den Chemiker des Arbeitsinspektorats untersucht, und zwar bestanden beide Stoffe aus Azetylzellulose, gelöst in Azeton; das deutsche Emaillit enthielt außerdem Kohlenwasserstoff und 5—10% Tetrachlor-äthan, das englische Chloroform und 50—60% Tetracholräthan, beide Substanzen außerdem technische Verunreinigungen dieser Körper. Auf Grund dieser Analyse wurde der Rat erteilt, von dem Gebrauch des englischen Emaillits abzusehen.

Der ärztliche Sachverständige der Gewerbeinspektion entdeckte gelegentlich eines Besuches in einer Flugzeugfabrik, daß als Lösungs-mittel Tetrachloräthan für einen Lack dient, der im Auslande zum Im-prägnieren der Flügel von Äroplanen viel gebraucht wird und schon ernstliche Erkrankungen unter den Arbeitern verursacht hat.

Über obengenannten Giftstoff schreibt Dr. W. R. H. Kranenburg in der Niederlandsch Tijdschrift voor Geneeskunde 1915 p. 1949 wie folgt:

,Das gelegentliche Vorkommen von 2 Fällen von Gelbsucht unter den Arbeitern der Flugzeugfabrik Johannisthal bei Berlin führte zur Entdeckung dieses Stoffes als Ursache des Leidens. Seit 1907 wird Tetrachloräthan (auch Azetylentetrachlorid $CHCl_2$ genannt) durch die Bosnische Elektrizitäts-Aktiengesellschaft in Wien in den Handel ge-bracht als Lösungsmittel für Fette und Harze. Es ist ein farbloser Körper mit chloroformartigem Geruch, Siedepunkt 147° C, spezifisches Gewicht 1,59.' Über Tierversuche mit Tetrachloräthan s. Lehmann, Arch. f. Hyg. 1911, 74. Bd. S. 1.

Es wird als Lösungsmittel für Fette und Harze allein oder zusammen mit anderen Stoffen gebraucht, ferner zur Lösung von nicht brennbarer Azetylzellulose (Zellit, Zellon, Likoid) für die Herstellung von Films, ferner als Lack in der Flugzeugindustrie, um die Tragflächen für Luft und Wasser undurchdringlich zu machen.

Mittels Pinsel und Spritzapparat werden die mit Linnen oder anderen Stoffen bespannten Tragflächen mit diesem Lack bedeckt, wobei die Arbeiter über die nahezu horizontal gestellten Flügel von vielen Quadratmetern Größe gebeugt sind. Es ist reichlich Gelegenheit zum Einatmen des verdampfenden Tetrachloräthans gegeben, um so mehr als dieses zwischen den Flügeln in reichlicher Menge bleibt (s. Heffter u. Joachimoglu, Vierteljschr. f. ger. Medizin u. öff. Sanitätsw. 1914 II. Supplem. S. 192). ,Aviatol' enthält danach 50% Tetrachlor-äthan. Das nach dem Verbot der Verwendung dieses Stoffes in Ge-brauch gekommene Emaillit-Quittner bedeutet, da es zu 30% aus dem gleichen Gifte besteht, keine Verminderung der Vergiftungsgefahr für die Arbeiter.''

Bei einem späteren Besuche des ärztlichen Fachmanns der Gewerbe-inspektion in einer neu errichteten Flugzeugfabrik zu Amsterdam wurde abermals eine Probe deutschen Emaillits entnommen. Diese bestand aus Azetylzellulose, gelöst in einer Mischung von 50—60% Azeton, Kohlenwasserstoffen, Chloroform und Spuren von Tetrachloräthan. Englische Lacke befanden sich in der Fabrik als Muster, wurden aber nicht verwendet. Die Lackfabrikanten in Deutschland gehen in der Vermeidung giftiger Stoffe gegenwärtig noch über diese Zusammensetzung hinaus.

In einem kleinen chemischen Betriebe fand der ärztliche Fachmann der Gewerbeinspektion ein Faß Tetrachloräthan; dieses war daselbst nicht erzeugt worden, die Verteilung aber fand in den Niederlanden statt. Der Rat wurde gegeben, die Verbraucher über die Gefahren durch diesen Stoff aufzuklären.

Außerdem war daselbst in großer Menge Trichloräthylen C_2HCl_3 vorhanden, stammend von der Bosnischen Elektrizitätsgesellschaft zu Wien als Ersatzmittel für Benzin, Solventnaphtha, Schwefelkohlenstoff und Tetrachlorkohlenstoff.

Nach Lehmann (Arch. f. Hygiene 74. Bd. 1911) ist das Verhältnis der Giftigkeit von Trichloräthylen zu Chloroform 1 : 28. Gegen die Verwendung dieses Stoffes in geschlossenen Apparaten bestehen keine hygienischen Bedenken.

Giftige Lösungsmittel für Farben und Lacke[1]). „In letzter Zeit wurden unter verschiedenen Namen an Stelle von Terpentinöl Lösungsmittel für Farben und Lacke von anderer Herkunft verwendet, darunter giftige wie Benzol und seine Homologen. Seitens der Maler in Deutschland hat man verschiedene Klagen hierüber vernommen.“

Der mezidinische Fachmann der Gewerbeinspektion hat bei einer Inspektion in einem Betriebe zur Herstellung von Flugzeugen ein sehr giftiges flüchtiges Lösungsmittel, das Tetrachloräthan in einem Lack gefunden, das im Auslande viel zum Imprägnieren der Flugzeugtragflächen gebraucht wird und ernstliche Erkrankungen unter den Lackierern zur Folge hat.

1916.

Methylalkoholgebrauch in einer Kapselfabrik. An Tischen sitzend, waren Männer, unterstützt von Knaben und Mädchen, damit beschäftigt, rasch rotierende Kapseln aus verzinntem Blei durch Pinseln mit Lösungen verschiedener Farbstoffe zu bestreichen. Das Lösungsmittel bestand aus Azeton und $12^1/_2\%$ Methylalkohol. Die Beschäftigten hatten Beschwerden, die auf das giftige Lösungsmittel zurückzuführen sein dürften.

Lackieren in der Flugzeugindustrie. „Ein Besuch, den der medizinische Gewerbeinspektor in der niederländischen Flugzeugfabrik

---

[1]) In der Zeitschr. f. angew. Chemie 1913, Bd. 27, S. 189 wird folgende Definition des Begriffs „Lack“ gegeben: Lösung von mehr als 5% Harz in Terpentinöl, Mineralöl, Harzöl, Firnisöl, Azeton, Alkalien und anderen Lösungsmitteln, auch Lösungen von eingedickten trocknenden Ölen, wie Leinöl, chinesisches Holzöl in flüchtigen Lösungsmitteln, durchweg nicht gemengt mit Farbstoffen.

machte, zeigte ihm, daß beim Gebrauch deutschen Emaillits keine Beschwerden als das Gefühl von Schläfrigkeit bei den Lackierern auftreten. Gegenwärtig wurde auf Anregung des Chefs des Luftfahrwesens zu Soestenberg ein Lack namens Titanin, sowie ein Verdünnungsmittel Titaninspiritus untersucht. Die chemische Untersuchung ergab Titanin-Azetylzellulose gelöst in Azeton (+ Methylalkohol) und etwa 40% Benzol. Titaninspiritus ist das gleiche Lösungsmittel.

Den Lackieren wurde der Rat erteilt, die Hände durch Handschuhe aus glattem Leder, über Kattunhandschuhen getragen, gegen die Berührung mit obiger Substanz zu schützen."

1918.

Lack in einer Automobil- und Flugzeugfabrik. „In der Lackabteilung einer solchen Fabrik klagten 5 Arbeiter über den schädlichen Einfluß eingeatmeter Dämpfe. Die chemische Untersuchung zweier Lackproben ergab einen gewissen Gehalt von Methylalkohol und Azeton. Beim Anstreichen wurde trotz der Abzüge an den Orten zwischen Luftzufuhr- und Anstreichplätzen wahrgenommen, daß die Luft von starkem unangenehmen Geruch war. Von obigem Lack wurden 40—50 Liter täglich gebraucht. Es wurde verbesserte Gasabsaugung auf Grund des Art. 246 des Arbeiterschutzgesetzes von 1916 angeordnet, ferner daß die mit Lackieren der sogenannten Verstärkungsstreifen beschäftigten Arbeiter täglich nicht über 4 Stunden in der ‚Emailliererei für Tragflächen‘ zu arbeiten haben, und daß ein Ruhelokal zur Verfügung zu stellen sei, wo sie sich in der Pause nach 2 Stunden Arbeit aufhalten können."

Benzin, Petroleum usw.

(s. a. „Hautkrankheiten" S. 233, „Augenkrankheiten" S. 248 und „Kohlenoxyd usw.", S. 101).

Deutsches Reich.

Preußen.

„Als weitverbreitete Kriegsgewerbekrankheit trat die Ölkrätze auf, von der Personen beiderlei Geschlechts befallen wurden, die viel mit Öl in Berührung kamen. An den Händen bildeten sich Geschwüre, die sich zuweilen über die Arme und die Brust, auch über den ganzen Körper verbreiteten, Fieberanfälle und allgemeines Übelbefinden im Gefolge hatten und in schweren Fällen zu mehrwöchiger Arbeitsunfähigkeit führten. Die Erscheinung ist auf minderwertige Schmieröle, wie Teerfettöl, Rückstandöl, Rübölersatz und sonstige Ersatzmittel zurückzuführen. Ausschaltung der als schlecht erkannten Öle und möglichste Säuberung der Hände und Arme mit Hilfe besonderer Seifenzulagen brachten die Krankheit stets bald zum Erlöschen.

Ähnliche Hauterkrankungen wurden bei der Verwendung oder Verdünnung von Farben oder Lacken mehrfach beobachtet, desgleichen bei Verwendung schlecht gereinigten Naphthas zu Treibzwecken.“ (Berlin.)

„Einige Hauterkrankungen wurden auch bei Maschinenarbeitern beobachtet, die viel mit Schmieröl in Berührung kamen. An den Händen, den Unterarmen, mitunter auch im Gesicht und an den Oberschenkeln bildeten sich stark juckende Hautbläschen. Durch reichlichere Zuweisung guter Seife wurde Besserung erzielt.“ (RB. Königsberg.)

„Eine Erscheinung von einem noch nie beobachteten Umfange waren Hauterkrankungen (Ausschläge an Händen, Armen, Oberkörper, Gesicht und anderen Körperteilen), hervorgerufen durch Beschmutzungen mit Ölen und Schmiermitteln bei der Verarbeitung von Metallen, von den Arbeitern allgemein als Ölkrätze bezeichnet. Sie traten bei Personen auf, die mit Schmier- und Kühlölen (Bohrölen) in Berührung kamen. Die Hautentzündungen, die hauptsächlich an den Unterarmen auftraten, veranlaßten einen unangenehmen Juckreiz, der des öfteren eine Verschlimmerung des Leidens herbeiführte. Auch wurde die Krankheit auf andere Körperteile, wie Brust und Oberschenkel, durch die nicht genügend reingehaltenen Hände und die öldurchtränkten Kleider übertragen. Besonders verbreitet war sie unter den Arbeitern, die Automaten und andere Maschinen bedienten, auf denen das Werkstück mit Öl gekühlt wird, ferner bei Transmissionsschmierern und Betriebsschlossern. In einer Lokomotivfabrik wurde sie hauptsächlich bei den Monteuren beobachtet, die die Lokomotiven einzufahren hatten, in einer Seilfabrik bei Leuten, die mit den eingefetteten Drahtseilen zu tun hatten. In einer Nähmaschinenfabrik waren bei einer Arbeiterschaft von rund 1000 Köpfen etwa 120 Personen ständig mit dem Leiden behaftet. Diese Zahl ging erst allmählich auf etwa 30 zurück, nachdem der Badezwang eingeführt war, und auf weitgehende körperliche Reinigung hingearbeitet wurde. Die Fälle führten vielfach zeitweise eine Arbeitsunfähigkeit herbei; besonders schlimme Folgen der Krankheit sind nicht bekannt geworden, wohl schon deshalb nicht, weil besonders anfällige Personen sich schon bald nach einer anderen Arbeit umsahen. Die Erkrankungen traten bei den Arbeiterinnen in schärferen Formen auf als bei den Arbeitern.

Die Ermittlung der Ursache der Ölkrätze stieß deshalb auf Schwierigkeiten, weil die Betriebsleiter fast nie die Zusammensetzung der ihnen gelieferten Öle kannten, und die Lieferer darüber keine Angaben machten. Heute unterliegt es keinem Zweifel, daß die Ölkrätze auf schwer siedende Teeröle mit harzigen Beimengungen zurückzuführen ist, die während des Krieges an Stelle der fehlenden Erdöldestillate und neutralen Fette verwendet werden mußten. Auch die zur Verwendung gekommene wasserlösliche Harzseife, eine schwarzbraune, dicke Flüssigkeit, enthielt Teeröle und harzige Stoffe. Ein Verbot solcher Öle und Seifen war infolge Fehlens geeigneten Ersatzes ausgeschlossen, obwohl sie auch technisch ungünstige Eigenschaften zeigten. Man mußte sich deshalb darauf beschränken, die Arbeiter auf möglichste Vermeidung der Berührung mit Öl und weitgehende Reinhaltung der Hände, der

Arme und der Arbeitskleidung hinzuweisen. Besonders vorteilhaft hat sich die Verwendung von Fettseife beim Waschen der Hände und Arme erwiesen; leider stand sie nur selten zur Verfügung. Ebenso mangelte es fast immer an Wachstuchschürzen, die früher vielfach mit Erfolg zum Schutze der Arbeitskleider gegen die Ölverschmutzung getragen wurden." RB. Potsdam.)

„Die Verwendung von minderwertigem Schmieröl führte in einer Torpedodreherei zu einer Hauterkrankung an Händen und Armen, die mit allgemeinem Übelbefinden verbunden war, der sogenannten Ölkrätze. Die Erkrankungen waren zum Teil so ernster Natur, daß die Arbeiter dem Krankenhause überwiesen werden mußten. Eine Untersuchung des fraglichen Öles in dem Fabriklaboratorium ergab folgendes. Der Terpentinölersatz enthält keine verseifbaren fetten Öle, keine Steinkohlenteeröle, Benzol und Homologe und keine Erdölbestandteile, er besteht hauptsächlich aus ungesättigten, leicht verharzbaren Kohlenwasserstoffen und etwas Kienöl. Als Schutzmittel kam Linoxynseife (Bezugsquelle Gottlob Kraus in Schweinfurt) in Anwendung, die bei unmittelbarer Benutzung nach der Arbeit eine vorbeugende Wirkung gezeigt hat.

Im Sommer 1918 traten bei den an automatischen Drehbänken beschäftigten Arbeitern einer Schraubenfabrik Entzündungen an den Händen, den Armen und im Gesicht auf, die auf die Verwendung eines kreosothaltigen Ersatzschmieröles zurückzuführen waren. Nach Zuteilung größerer Mengen von K. A.-Seife gingen die Erkrankungen nach einiger Zeit zurück. Da hauptsächlich Arbeiter getroffen wurden, die in ihrer freien Zeit Gartenarbeit verrichteten, wird angenommen, daß nicht nur die vermehrte Verwendung der Seife und die dadurch erreichte größere Sauberkeit der Hände ein Nachlassen der Erkrankungen bewirkt, sondern daß hierbei auch andere Umstände mitgewirkt haben, insbesondere eine Verminderung des Hautreizes bei Einstellung der Gartenarbeit im Sonnenbrand. Die Zahl der Krankheitsfälle betrug ungefähr 200, von denen 50 als Betriebsunfälle gemeldet wurden, da ihre Heilung längere Zeit beanspruchte.

Auch in anderen Betrieben, unter anderem auch in einer Naßspinnerei, sind Hautausschläge infolge der Verwendung schlechten Öles beobachtet worden. Sie waren aber, mit Ausnahme eines über Brust, Rücken und Arme verbreiteten heftigen Ausschlages bei einem Maschinenmeister, nur leichter Natur. Als Schutzmittel wurde in einigen Betrieben den Arbeitern Vaseline zum Einreiben zur Verfügung gestellt." (RB. Frankfurt a. O.)

„Der Ersatzstoff für Terpentin machte in einer Lackiererei Dunstabzüge nötig, und die Erkrankung von Formern in einer Schamottefabrik an Hautausschlägen der Arme die Verbesserung des teerhaltigen Öls. (RB. Liegnitz.)

Stark alkalischer Schwefelfarbstoff erzeugte bei Färbern Wunden. Das Eintauchen der Hände in 2%ige Lösung von essigsaurer Tonerde beseitigte den Übelstand." (RB. Liegnitz.)

„In einem Betriebe, der im Frieden aus tierischen und pflanzlichen
Fetten, während des Krieges infolge Beschlagnahme dieser Fette aus
Mineralölen Fettwaren und Schmiermittel für industriellen Bedarf
herstellte, erkrankte ein Arbeiter infolge der Einwirkung der Teeröle
an Hodenkrebs und starb nach etwa $^1/_2$jähriger Erkrankung. Die
Untersuchung der Belegschaft durch den Kreisarzt ergab, daß die
Arbeiter an denjenigen Körperstellen, an denen die fettdurchtränkte
Oberkleidung am Körper unmittelbar anliegt (Armen, Beinen, Hals,
bei den Arbeiterinnen wegen des Tragens von Kopftüchern bei der
Arbeit auch an der Stirn und den Backen), unter einem pustelartigen
Hautausschlag litten, der auf die Einwirkung der Teeröle zurückzuführen war. Für die Belegschaft wurde die Gewährung einer Seifen-
zulage erwirkt. Ferner wurden Badeanlagen verlangt. Als die Firma
die Beschaffung unter dem Vorwande der Materialschwierigkeiten trotz
der Erkrankungsgefahr verzögerte, mußte die Beschaffung durch polizeiliche Verfügung aufgegeben werden. — Auch aus Betrieben, welche
die teerölhaltigen Schmiermittel verwenden mußten, wurde über die
Erkrankung der Schmierer, Maschinenwärter usw. an diesem pustelartigen Hautausschlag geklagt, ebenso von den die Teerkohlenstaub-
masse verarbeitenden Leuten einer Elektrodenfabrik." (RB. Liegnitz.)
„Schmieröle und Reinigungsmittel, die Teerderivate enthielten,
gaben nicht selten Anlaß zu Hautausschlägen, die auf die Wirkung
dieser Beimischung zurückgeführt werden mußten." (RB. Merseburg.)
„Der in den letzten Jahren sich sehr fühlbar machende Mangel an
Schmier- und Bohrölen und die Verwendung von Ersatzmitteln hatten
zur Folge, daß sehr viele Arbeiter und Arbeiterinnen Ausschläge an
den Händen und Armen bekamen, die von den Ärzten als Ölkrätze
bezeichnet wurden. Auch in Schuhfabriken traten mehrere derartige
Erkrankungen auf, die auf die Verwendung von Ersatzappreturen
zurückzuführen waren." (RB. Erfurt.)
„Die Verwendung von Teerfettölen hat in einigen Betrieben zu
juckenden Hautausschlägen, Teerkrätze, geführt. In einer Maschinenfabrik haben sich die Arbeiter jedoch trotz der Ausschläge nicht krank
gemeldet. Als Vorbeugungsmittel sollen sich im Lüdenscheider Bezirk
Waschungen mit Lehm bewährt haben. Eine Reihe von Arbeitern,
die in einer Blechwalzwerksabteilung eines Großeisenwerks tätig war,
litt an Hautausschlägen schmerzhafter und juckender Art im Gesicht
sowie an Händen und Armen. Die Ansichten über die Ursache dieser
Erscheinung sind bei den Betriebsbeamten des genannten Werks geteilt; die einen halten das aus Kriegsanlaß zu Schmierzwecken aus
Steinkohlenteer hergestellte Teerfettöl, mit dem die Arbeiter zu tun
hatten, für den Urheber, während andere dem gleichfalls von den fraglichen Arbeitern verwendeten konsistenten Fett die Schuld beimessen.
Letztere stützen sich insbesondere auf den Umstand, daß auf den
Zechen die mit der Herstellung des genannten Teerfettöls beschäftigten,
ihm also am meisten ausgesetzten Leute von den Ausschlägen angeblich
verschont geblieben seien. Sorgfältige Reinigung durch Waschen hat

sich als gutes Vorbeugungsmittel erwiesen. Größeren Umfang oder bösartigen Charakter nahmen die durch schlechte Kriegsschmieröle verursachten Erkrankungen nicht an.

Bei einigen Arbeitern (Kriegsgefangenen), die in einer Holztränkungsanstalt Eisenbahnschwellen und Telegraphenstangen zu tragen hatten, zeigten sich Hauterkrankungen (Geschwüre) besonders am Halse. Diese waren auf das im Verlauf des Krieges an Stelle der fehlenden anderen Stoffe benutzte Naphthalin und Anthrazen zurückzuführen. Die Hölzer zeigten eine schmierige Oberfläche, die ungünstig auf die Haut wirkte. Auf Antrag erhielt der Betrieb mehr Seife für die Hautreinigung zugebilligt, worauf eine Besserung eintrat." (RB. Arnsberg.)

„Der Mangel an gutem Maschinenöl führte zur Verwendung von minderwertigen Ersatzölen, wodurch in den Betrieben der Metall- und Maschinenindustrie häufiger Ausschläge und Entzündungen an Händen, Armen und auch der Brust der Arbeiter verursacht wurden, die damit bei ihren Arbeiten, z. B. Dreh- und Bohrarbeiten, in Berührung kamen. Da sich herausgestellt hatte, daß einige Arbeiter sehr empfindlich gegen die Einwirkung des Öls waren, andere wenig oder gar nicht, wurden die Betriebsleiter veranlaßt, die empfindlichen Leute von Arbeiten, bei denen Öl gebraucht wurde, fernzuhalten. Da zur Verhütung derartiger Hautausschläge größte Reinlichkeit auch bei den empfindlichen Leuten erheblich beiträgt, machte sich dabei der Mangel an guter Seife, der durch Seifenersatz nur unvollkommen ausgeglichen werden konnte, ungünstig bemerkbar." (RB. Minden.)

„Auf nachteilige Bestandteile der Ersatzschmieröle wurden zahlreich auftretende Hauterkrankungen, namentlich an den Händen, aber auch im Gesicht und an den Knien zurückgeführt. Das Öl verursachte heftiges Jucken auf der Haut; durch Kratzen bildeten sich Eiterungen und Geschwüre, die aber nachhaltige Wirkungen nicht ausübten und bei Verwendung anderer Schmiermittel bald abheilten. Die Erkrankungen werden in den Teerbestandteilen der Öle, vielleicht in Karbolsäure, ihre Ursache haben, möglicherweise auch durch die geringere Widerstandsfähigkeit der Haut infolge Fettmangels begünstigt sein. Wenn die Gefährlichkeit derartiger Stoffe erkannt war, war es meist nicht schwer, sie durch harmlosere zu ersetzen.

Bei der Herstellung von Geweben für Gasschutzmasken erkrankten in einer Weberei sämtliche beteiligten Arbeiter an Teerakne. Das Material — mit dem Decknamen Perna benannt — war vom Kaiser-Wilhelm-Institut als durchaus ungefährlich bezeichnet worden. Auch die das Perna herstellende Fabrik hatte nicht auf dessen Gefährlichkeit hingewiesen, obwohl sie selbst ihre Arbeiter bei der Herstellung geschützt hatte. Perna wird bei etwa 140° geschmolzen, das zu tränkende Material dann mechanisch hindurchgezogen. Durch starke Absaugung der Dämpfe konnten die Arbeiter von dem Übel befreit werden; allerdings haben einige starke Verätzungen des Gesichtes und der Halsgegend davongetragen, die an Pockennarben erinnern. Mit der Absaugung wurde aber ein neuer Übelstand heraufbeschworen. In der Umgegend erkrankte nämlich sämtliches Vieh; es starb oder mußte abgeschlachtet werden. Da Perna stark sublimiert und trotz großer mit Wasser berieselter Kammern infolge der starken Absaugung nie ganz aufzufangen war, wurde die Tränkanlage in eine Gegend verlegt, in der sie keinen Schaden anrichten konnte.

In einer Mineralöldestillation erkrankten etwa 15 Festungsgefangene infolge Unsauberkeit an Paraffinkrätze; es bildeten sich Pusteln hauptsächlich an den Händen, den Armen und Beinen. Die Gefangenen besaßen nur zwei Anzüge, von denen sich stets einer in der Wäsche befand, der andere bei und außerhalb der Arbeit getragen wurde, so daß, da es mit der Unterwäsche ebenso stand, auch regelmäßiges Baden zwecklos war, weil die Leute die mit Paraffin getränkten Kleider sofort wieder anziehen mußten. Vorstellungen bei der Militärbehörde führten zur Stellung eines weiteren Anzuges. Die den Gefangenen zugebilligte erhöhte Seifenmenge genügte nicht; Schmierseife, das beste Mittel gegen Krätze, konnte nicht freigemacht werden." (RB. Düsseldorf.)

„Schädigende Wirkungen auf die Gesundheit durch Verwendung von Ersatzstoffen wurden in Buch- und Steindruckereien beobachtet, in denen als Terpentinersatz bezeichnete, meist ohne Bezugschein erhältliche Flüssigkeiten zum Reinigen der Walzen und Steine dienten. Die schon durch den üblen Geruch sich bemerkbar machenden Flüssigkeiten riefen Hautreiz, Augenentzündungen, Hustenanfälle, Kopfschmerzen und Schwindelgefühl hervor. In Munitionsfabriken, in denen derartige Flüssigkeiten behelfsmäßig zum Entfernen von Zünderteilen verwendet wurden, traten ähnliche Erscheinungen auf. Es gelang bald, diese bedenklichen Ersatzmittel durch unschädliche zu verdrängen. Auch als Putzöl und Bohrwasser gelangten notgedrungen in den Betrieben Ersatzflüssigkeiten zur Verwendung, die häufig Hautentzündungen verursachten." (RB. Wiesbaden.)

„In einer Schraubenfabrik kamen die an den Gewindeschneidmaschinen tätigen Mädchen dauernd mit Händen und Unterarmen mit schlechtem Bohröl in Berührung, weshalb sich des öfteren an diesen Gliedmaßen Ekzeme einstellten, die sich durch starke Rötung, Blasenbildung und Juckreiz kennzeichneten Dieses Ersatzbohröl soll zum Teil Teerfettöl enthalten haben. Da Gummihandschuhe nicht zu erhalten waren, blieb nichts weiter übrig, als besonders empfindliche Mädchen und ebenso diejenigen, welche Wunden an den Händen hatten, ganz von diessr Arbeit auszuschließen. In einer Maschinenfabrik traten ebenfalls solche Erscheinungen auf und in einem Hüttenwerke schien die Ersatzschmierseife bei denjenigen Leuten, welche mit Schmierfetten in Berührung kamen, ähnliche Wirkungen zu äußern. Auch unreine Salz- und Schwefelsäure sowie Bisulfat, die an Stelle der im Frieden benutzten Säuren verwendet werden mußten, riefen bei den Beizarbeitern einer Drahtzieherei Hauterkrankungen hervor." (RB. Koblenz.)

„In der Industrie feuerfester Steine traten wiederholt Hauterkrankungen bei den Arbeitern auf, die mit den zum Schmieren der Formen

dienenden Teerfettölen längere Zeit in Berührung kamen. Diese Teerfettöle dienten als Ersatz für die im Handel fehlenden Mineralöle.
Als brauchbare Gegenmittel erwiesen sich gründliche Waschungen
vor und nach der Arbeit und Einschmierung der gefährdeten Körperteile mit Fettzinksalben." (RB. Köln.)

„Durch Benzindämpfe wurde im Abwasserwerk einer Fliegerstation
ein Arbeiter betäubt, als er den tiefliegenden Rechen im Abwasser-
behälter vor der Pumpe reinigte; er stürzte in das Wasser und wurde
dort tot aufgefunden." (RB. Liegnitz.)

„Ein Reparaturschlosser verunglückte trotz der Ausrüstung mit
einer Sauerstoffmaske in einer mit giftigen Gasen angefüllten Trommel.
Wahrscheinlich war er mit der Maske angestoßen, merkte nicht, daß
sie nicht mehr dicht aufsaß, und hat Giftgase eingeatmet. Rasch
angestellte Wiederbelebungsversuche mit einem Sauerstoffapparat
waren leider erfolglos. Der Meister, der dem Reparaturschlosser zu
Hilfe kommen wollte, verlor selbst die Besinnung, wurde aber durch
einen Sauerstoffapparat ins Leben zurückgerufen. Nunmehr werden
die Trommeln vor dem Befahren erst mit Preßluft durchlüftet, ferner
sind an ihnen Öffnungen zur Reinigung von außen angebracht worden."
(RB. Oppeln.)

„Auf einem größeren Werk sollte ein Arbeiter einen versenkt in der
Erde liegenden Rohöltank reinigen. Etwa eine Minute nach dem Einstieg fiel der nicht besonders kräftige Mann plötzlich um. Ein anderer
Arbeiter holte ihn unter großen körperlichen Anstrengungen und ohne
besondere Schutzvorrichtungen heraus. Wiederbelebungsversuche mit
einem Sauerstoffapparat hatten keinen Erfolg. Obwohl die Öffnung
der Leiche keine anatomischen Zeichen einer Vergiftung erkennen ließ,
wird man doch den Tod auf die Einwirkung flüchtiger Kohlenwasserstoffe zurückführen müssen, die aus den an dem Boden und den Wänden
des Lagerkessels haftenden Rückständen entwichen waren. Der Unfall ähnelt dem in den Jahresberichten für 1909 S. 268 geschilderten
Vorkommnis. Zur Verhütung ähnlicher Unfälle ist schon früher stets
gefordert worden, daß das Befahren eines Lagerkessels nur stattfinden
darf 1. nach gründlicher Lüftung, 2. in Gegenwart einer Aufsichtsperson
und 3. unter Anwendung eines Sauerstoffatmungsapparates oder eines
Schutzhelmes mit Frischluftzuführung." (RB. Potsdam.)

Bayern.

„In größerem Umfange kamen leichte Erkrankungen der Haut beim
Gebrauch von Ersatzschmierölen vor." (München.)

„Als durch die Kriegsverhältnisse bedingte Erkrankungen sind die
Hauterkrankungen in den Maschinen- und Metallwarenfabriken infolge
der Verwendung minderwertiger Bohröle und Schmierölersatzstoffe zu
erwähnen. Die hautreizende Wirkung dieser Stoffe wurde durch den
Mangel an Seife noch erhöht. Mit der späterhin ermöglichten Sonder-
zuweisung von Waschmitteln ist eine Besserung eingetreten. Über
anfängliche Reizerscheinungen im Gesicht, Jucken und dergleichen

wurde von den Arbeitern in der Pechsiederei eines militärischen Betriebes geklagt; späterhin soll meist Gewöhnung eintreten." (Oberbayern-Land.)

„Es zeigten sich durch Gebrauch minderwertiger Schmieröle, namentlich bei Automatendrehern, welche ständig mit solchen Ölen in Berührung kamen, häufig Hautausschläge. Auch bei Malern, welche Terpentinölersatz verwandten, wurden Hautausschläge wahrgenommen." (Niederbayern.)

„Als eine Folge des Gebrauchs der während des Krieges in den Handel gebrachten Ölersatzstoffe sind in vielen Betrieben zum Teil recht lästige Hauterkrankungen aufgetreten. Dieselben zeigten sich meist an den unbedeckten Körperstellen als furunkulöse Ekzeme. Mit den Händen und durch die ölbeschmutzten Kleidungsstücke wurden sie vielfach auch auf andere Körperteile übertragen. Besonders zahlreiche derartige Erkrankungen wurden in einer Schamottefabrik beobachtet, in der fast die ganze über 100 Köpfe zählende Belegschaft der Formerei, in welcher Teeröl zum Ausstreichen der Formen benutzt wurde, von solchen Ekzemen befallen war. Die Entstehung der Ekzeme erklärt sich daraus, daß den Ölersatzstoffen noch gewisse, eine Reizwirkung auf die Haut ausübende Bestandteile des Teeres anhaften. Doch dürfte auch der Seifenmangel in hohem Maße mitgesprochen haben. 3 Fälle leichter Melanose (Schwarzfärbung der Haut). sind dagegen nach ärztlichem Gutachten als eine spezifische Folge der Verwendung von Kriegsersatzschmierölen anzusehen." (Pfalz-Nord.)

„Die infolge der Schmierölknappheit in hohem Maße herangezogenen Schmierölersatzstoffe hatten Hauterkrankungen, insbesondere an den Händen und Armen, oft aber auch im Gesicht und am Körper zur Folge. Es handelte sich in der Hauptsache um Ekzeme, die durch hautreizende Bestandteile (Teerfettöle) hervorgerufen wurden. Wenn der größte Teil der Arbeiterschaft auch unempfindlich gegen diese Einwirkung war, so fanden sich ab und zu besonders empfindliche Naturen. In solchen Fällen wurde darauf hingewirkt, daß ein Wechsel in den Arbeitsplätzen bzw. Beschäftigung eintrat. Erleichterungen bei Beschaffung von fetthaltigen Waschmitteln und Arbeitskleidern wurden, soweit es im Rahmen der öffentlichen Bewirtschaftung möglich war, veranlaßt, um die Schädigungen durch Schmierölersatzstoffe auf ein Mindestmaß zu beschränken." (Nürnberg-Fürth.)

Sachsen.

„Die Verwendung von dunklem Paraffinöl beim Nachpressen von Steinen in einer Schamottesteinfabrik rief unter den beteiligten Arbeiterinnen Hauterkrankungen hervor, die in zahlreichen Pickelchen und Knötchen an den Händen, an den Armen und im Gesicht bestanden. Nachdem die Wascheinrichtungen verbessert worden waren und die Arbeiterinnen das Abreiben der Hände ·mit ölgetränkten Putzfäden unterließen, trat eine Besserung ein. In einigen Maschinenfabriken zeigten sich bei der Arbeiterschaft Hauterkrankungen als Folge des

Gebrauchs von Schmierölersatz. Die Maschinenmeister verschiedener Buchdruckereien erkrankten beim Zurichten von Druckformen an einer Hautentzündung, für welche vielfach ärztliche Hilfe in Anspruch genommen werden mußte. Die Betroffenen führten die Erkrankungen auf das Hantieren mit dem zum Zurichten verwendeten Kleister zurück. Eine von dem Gewerbeaufsichtsamt veranlaßte Untersuchung des Kleisters ergab indessen, daß er keine für die Haut schädlichen Stoffe enthielt. Nach den anderweit gemachten Erfahrungen dürften die Entzündungen vielmehr ebenfalls auf die fast durchweg in den Betrieben benutzten Schmierölersatzstoffe zurückzuführen sein. Ein großer Teil der Arbeiter einer Pechverkohlungsanstalt hatte unter der Pechkrätze zu leiden. Eine Arbeiterin einer Harmoniumfabrik erkrankte an Polierkrätze, die sie 3 Tage arbeitsunfähig machte." (Bez. Leipzig.)

„Arbeiter und Arbeiterinnen einer Maschinenfabrik, die mit Schmierölersatzstoffen an Bohr- oder Drehbänken usw. zu tun hatten, zogen sich ausschlagartige Erkrankungen an Händen und Unterarmen zu. Die schädliche Wirkung wird auf den Gehalt an sogenanntem Teerfett zurückzuführen sein, das hautreizende Bestandteile des Steinkohlenteers enthält. Die Zahl der erkrankten Personen betrug nach Angabe der Betriebsleitung im Jahre 1916: 34, 1917: 28, 1918: 6. Nur in vereinzelten Fällen war eine Unterbrechung der Arbeit notwendig."

„Durch die Fabrikpflegerin einer Textilosespinnerei und -Weberei bekam die Gewerbeinspektion Kenntnis davon, daß in der Schuhsohlenabteilung die Arbeiter mit Hautausschlägen zu kämpfen hätten. Über den Arbeitsvorgang in dieser Abteilung sei zunächst kurz folgendes bemerkt: Die Papiergewebe werden zur Imprägnierung im Freien mit einer Teermasse getränkt und getrocknet. Dann werden die Gewebe mit der anhaftenden Teerschicht zwischen heißen Platten gepreßt und auf Stanzen zu Schuhsohlen verarbeitet. Von dem Hautausschlag waren nun nicht nur die mit dem Imprägnieren und dem Pressen beschäftigten Arbeiter, die den Dämpfen der Masse ausgesetzt sind, sondern auch die Stanzer, Sortierer und Packer befallen worden. Der Ausschlag trat vor allem im Gesicht und an den Unterarmen, aber auch an den anderen Körperteilen oder am ganzen Körper, weniger an den Händen, auf. Es zeigte sich Knötchen- und Pustelbildung, die oft das ganze Gesicht bedeckte, und es entwickelten sich Geschwüre, die nur langsam ausheilten. Die veranlaßte chemische Untersuchung der Imprägniermasse ergab, daß sie gechlorte Teerprodukte enthält. Nach bezirksärztlichem Urteil ist die Erkrankung als Teerakne zu bezeichnen. Die Zahl der gemeldeten Kranken betrug 27, davon waren 20 in ärztlicher Behandlung und 5 längere Zeit erwerbsunfähig." (Bez. Zwickau.)

„Die zunehmende Verwendung von Terpentinölersatz und anderen Ersatzstoffen für Fette und Öl führte zu einer auffälligen Häufung der Hauterkrankungen (Ausschläge an Armen und Händen). Die Gewerbe-Aufsichtsämter Chemnitz I und II sahen sich daher veranlaßt, die

Metallindustriellen in einem Rundschreiben auf die dringende Notwendigkeit des Vorhandenseins von Wascheinrichtungen mit warmem Wasser, Seife und Handtuch hinzuweisen, wobei auf geeignete Seifen- und Gewebeersatzstoffe besonders aufmerksam gemacht wurde." (Bez. Chemnitz.)

In mehreren Maschinen- und Metallwarenfabriken erlitten die Arbeiter durch die Verwendung hautreizender Bohr- und Schmieröle Hautausschläge an Händen und Armen, die durch schädliche Beimengungen zu den Ersatzölen entstanden waren. Diese Schädigungen suchte man besonders durch Aussetzen und Wechsel der Arbeit, Ersatz der schädlichen Stoffe durch andere, sowie durch reichliche Zuteilung fetthaltiger Waschmittel zu begegnen. Bei einigen Arbeiterinnen wurden auch Augenentzündungen festgestellt, die auf schädliche Beimengungen der in den betreffenden Betrieben verwendeten Farben und Lacke zurückzuführen waren." (Bez. Dresden.)

Württemberg.

„Bei Arbeiterinnen, die in Metallverarbeitungsbetrieben mit der Bedienung von Maschinen, bei denen fortwährend Zufluß von Schmier- und Kühlölersatzstoffen zu den schneidenden Werkzeugen stattfinden muß, beschäftigt waren, traten häufig ekzemartige Hautausschläge an Armen und Händen auf. In der großen Mehrzahl handelte es sich um leichtere Fälle, die bei sachgemäßer Behandlung in kurzer Zeit behoben waren. Manche Arbeiterinnen aber mit besonders empfindlicher Haut mußten die Arbeit an solchen Maschinen aufgeben. Durch Verwendung anderer Ölersatzstoffe konnte da und dort Besserung erzielt werden, auch wurde versucht, durch Herbeiführung der Zuweisung von ausreichenden Mengen Seife an die betreffenden Arbeiterinnen das Auftreten der Hautausschläge zu verhüten."

Hessen.

„Zu Klagen über Hautausschläge führte auch die Verwendung von Schmierölersatzstoffen. Gegen deren nachteilige Einwirkungen waren die Arbeiter in verschiedenem Grade empfindlich. Einzelne mußten ärztliche Hilfe in Anspruch nehmen. Die Ausschläge heilten aber verhältnismäßig rasch und leicht. Den Betrieben, die größere Mengen solcher Schmiermittel verbrauchten, wurden die vom Reichsgesundheitsamt erlassenen Vorschriften zur Verhütung der Krankheiten zugestellt." (Bez. Gießen.)

„Das in den letzten Jahren des Krieges verwendete Schmieröl, das aus einer Mischung von Teeröl, Graphit oder ähnlichen Stoffen besteht, rief bei einer größeren Anzahl Arbeiter und Arbeiterinnen, die mit dem Öl häufig in Berührung kamen, starke Hautausschläge hervor. Diese erstreckten sich zumeist auf Hände und Arme, aber auch Hals und Beine wurden davon befallen. Der Ausschlag verschwand, sowie die Erkrankten ihren Arbeitsplatz wechselten, der sie nicht mehr mit

Öl in Berührung kommen ließ, nach einiger Zeit. Da nur einzelne Leute unter diesem Ausschlag litten, so ist anzunehmen, daß die Empfindlichkeit und besonders große Trockenheit der Haut diese unangenehme Krankheit begünstigten." (Bez. Marburg.)

„In der Fahllederfabrikation wurden in Friedenszeiten zum Fetten und Geschmeidigmachen des Leders überwiegend pflanzliche und tierische Fette und nur in ganz geringer Menge Zusätze von Mineralölen verwendet. Mit Eintritt der Kriegswirtschaft, dem Knapperwerden der Pflanzenfette infolge ausbleibender Einfuhr und der Beschlagnahme der Fette haben sich diese Verhältnisse geändert und es konnten für die genannten Zwecke nur noch überwiegend (bis zu 90%) Mineralöle mit nur geringen Zusätzen von tierischen und pflanzlichen Ölen verarbeitet werden. Diese Mineralöle wurden bis zum Sommer des Jahres 1918 der Fabrik stets in raffiniertem Zustande geliefert. Um diese Zeit aber hat man ihr keine Raffinade, sondern nur noch Rohdestillate überwiesen. Nach einigen Wochen zeigten sich bei den mit den Rohölen hauptsächlich in Berührung kommenden Arbeitern (den Fettern) zunächst leichte juckende Hautausschläge, Pusteln und ähnliches, über deren Herkunft man jedoch zunächst im Unklaren war. Die Arbeiter sowohl als auch die Betriebsleitung legten den leichten Erscheinungen auch keine Bedeutung bei. Als sich dann später die zuerst an Händen und Armen aufgetretenen Ausschläge weiter über den ganzen Körper verbreiteten und sich auch im Gesicht, an den Beinen, auf Brust und Rücken der Arbeiter in größeren Flächen zusammenzogen, teilweise auch in Form von Beulen und nässenden Geschwüren auftraten, und man sie nur bei den mit den fraglichen Mineralölen in Berührung kommenden Leuten wahrnahm, konnte man über die Ursache der Erscheinung nicht mehr im Zweifel sein und mußte sie in den verwendeten Mineralölen suchen. Die Fabrikleitung hat, nachdem ihr die Ursache der Erkrankungen bekannt war, sofort die weitere Verarbeitung der Mineralöle eingestellt und bei dem in Frage kommenden Kriegsausschusse um Zuweisung anderer Fette gebeten. Sie hat dann sofort für sämtliche Leute besondere Waschmittel beantragt, alle Räume und Apparate reinigen, die mit Ausschlägen behafteten Leute die Arbeit einstellen lassen und in spezialärztliche Behandlung geschickt. Die Erkrankung ist anscheinend nicht auf die Mineralöle als solche allgemein, sondern auf einen ganz spezifischen Bestandteil derselben zurückzuführen. Dafür spricht auch der Umstand, daß in anderen Fabriken, die derartige Mineralöle verarbeiten, nur geringe oder gar keine Erkrankungen vorgekommen sind. Die hohe Intensität der Wirkung der fraglichen Substanzen zeigte sich noch beim Anfassen der fertigen Leder. Die auf den militärischen Bekleidungsämtern mit der Abnahme und Kontrolle der fertigen Leder beschäftigten Leute haben zum Teil ebenfalls über Reizerscheinungen und leichte Ausschläge an den Händen geklagt. Die Erkrankung, die mit der bekannten Paraffinkrätze der Teer- und Paraffinarbeiter übereinstimmt und von den ärztlichen Sachverständigen als Akne

(Entzündung der Talgdrüsen der Haut) angesehen wird, kann nur durch äußerste Reinlichkeit und gewissenhafte Reinigung des Körpers und der Kleidung verhütet werden.

Es kann mit ziemlicher Sicherheit angenommen werden, daß die Erscheinungen keinen so bedrohlichen Charakter angenommen hätten, wenn die Arbeiter auf die Reinigung ihrer Hände und ihres übrigen Körpers die gleiche Sorgfalt wie in Friedenszeiten hätten verwenden können, was leider bei dem durch die Kriegsverhältnisse bedingten Mangel an geeigneten Waschmitteln, namentlich Seife, nicht in wünschenswertem Maße möglich war. Der Verbreitung der Krankheit ist aber zweifellos auch dadurch Vorschub geleistet und die Abstellung ihrer Ursachen verhindert worden, daß man sie anfangs nicht richtig erkannt und unterschätzt hatte, auch dadurch, daß man sie anscheinend zu vertuschen suchte und kein einziger Arbeiter sich an geeigneter Stelle über die eigenartigen Erscheinungen rechtzeitig Auskunft und Rat holte. Unterdessen blieb die Firma untätig und die Arbeiter wandten sich mit den abenteuerlichsten Berichten an ihre Gewerkschaft um Abhilfe, statt daß sich beide rechtzeitig an die zu allernächst in Frage kommende Stelle — die Gewerbeinspektion — gewandt hätten, die auf Grund ihrer Erfahrungen am ersten zur Aufklärung der Krankheitsursache hätte beitragen und die weitere Verbreitung durch Anordnung geeigneter Maßnahmen hätte verhindern können." (Bez. Worms.)

Kleinere Staaten.

„Hautausschläge und Hautreizungen infolge beruflicher Einwirkungen wurden vielfach beobachtet und führten bisweilen zu mehrwöchiger Erwerbsunfähigkeit. Besonders hatten die Arbeiter darunter zu leiden, die mit den Schmierölersatzmitteln dauernd in Berührung waren. Hier zeigten sich die Ausschläge nicht nur an Händen und Armen, sondern auch in der Achselhöhle, an den Füßen, im Nacken und am übrigen Körper." (Sachsen-Weimar.)

„Die Ersatzmittel für Firnis und Terpentin verursachten oft bei der Verarbeitung Kopfschmerzen, Übelkeit und leichtes Benommensein, namentlich bei Anwendung in geschlossenem Raume. Durch Herbeiführung öfteren Luftwechsels in den Räumen konnte nur in geringem Umfange Erleichterung herbeigeführt werden. Verdünnungsöl für Terpentin rief bei der Verarbeitung starke Vergiftungserscheinungen hervor. Die im Hygienischen Institut in Jena angestellten Versuche mit dem Öl fanden die Giftwirkung bestätigt, so daß durch das Staatsministerium darauf hingewirkt wurde, den Weiterverkauf des Öles zu verhindern." (Sachsen-Weimar.)

„Bei der Inbetriebsetzung einiger Braunkohlenteergewinnungsanlagen ereigneten sich wiederholt Gasvergiftungen, welche unter Zuhilfenahme von Pulmotoren wirksam bekämpft werden konnten. Teer wurde in diesen Anlagen aus dem Gase abgeschieden, welches in Generatorenbatterien erzeugt wurde. Bei der Inbetriebsetzung dieser strömten zufolge fehlerhafter Bedienung der Sicherheitsvorrichtungen Gase aus, welche die dabei beschäftigten Arbeiter gefährdeten. Als der Betrieb im Gange war, ließen diese Belästigungen erheblich nach." (Sachsen-Altenburg.)

„Aus Anlaß von Klagen über gesundheitsschädliche Wirkungen der viel verwendeten Schmierölersatzstoffe (Baumölersatz, Rübölersatz und Teerfettöl) machten sich Maßnahmen erforderlich, um die Arbeiter und Arbeiterinnen, die regelmäßig und andauernd mit den genannten Schmiermitteln in Berührung kommen, vor den dadurch entstehenden Hautausschlägen (Ekzem) nach Möglichkeit zu bewahren. Sie zeigten sich hauptsächlich an den Händen und Armen, soweit sie unbedeckt waren, kamen aber auch an den Beinen vor, wenn die Beinkleider bei gewissen Arbeiten trotz vorgebundener Arbeitsschürze, von dem Öl feucht geworden waren. Sie wurden besonders im Jahre 1917 beobachtet und auf ein seinerzeit viel verwendetes Ersatzöl zurückgeführt. Später wurden die Hautausschläge weniger beobachtet, was teils in der Verwendung besseren Öls, teils in der Auswechslung solcher Arbeiter mit empfindlicher Haut seinen Grund hatte. Als Maßnahmen waren von zuständiger Stelle angeführt: Besondere Arbeitskleidung, häufige gründliche Reinigung der Hände mit Wasser oder Seifenersatz, ausreichende Waschgelegenheit, alsbaldige ärztliche Behandlung, Ausschluß der Arbeiter, die sich den Ölstoffen gegenüber besonders empfindlich zeigten, von Arbeiten, die sie mit Schmierölersatzstoffen in Berührung brachten. Auch wurde in einigen Fällen Ölkrätze festgestellt, was bei dem allein erhältlichen, schlecht raffinierten Petroleum, den sehr unreinen Ersatzschmierölen und den minderwertigen Waschmitteln nicht zu vermeiden ist." (Sachsen-Koburg.)

„Auf eine Zunahme der gewerblichen Hauterkrankungen während des Krieges mußte man rechnen, da statt der Stoffe, die, wie Terpentin, Vaselin, Petroleum, erfahrungsgemäß bei empfindlichen Menschen solche Hautausschläge hervorrufen, minderwertige Ersatzmittel oder Erzeugnisse aus Steinkohlenteer benutzt werden mußten, die noch mehr geeignet sind, schädlich auf empfindliche Haut einzuwirken. Hinzu kommt, daß der wirksamste Schutz, gründliches und häufiges Waschen der gefährdeten Hautstellen, wegen des Mangels an guter Seife nur sehr unvollkommen angewandt werden konnte. Von den Hautausschlägen wurden betroffen ein Steindrucker, ein Steinschleifer, einige Arbeiter in Granatendrehereien und mechanischen Werkstätten, einzelne Maschinisten, sowie Arbeiterinnen in Mineralölfabriken und in einem Betriebe zur Herstellung eines Hartgummiersatzmittels. Auch Hautausschläge, die durch andere Stoffe, wie Salzsäure oder photographische Entwickler, entstanden waren, wurden gelegentlich beobachtet. Fast in allen Fällen handelte es sich nicht um ernstliche Erkrankungen, sondern um lästige Übel, deren Heilung allerdings oft längere Zeit erforderte. Von einer besonders hartnäckigen gewerblichen Hauterkrankung wurde ähnlich wie im Jahre 1913 eine Arbeiterin befallen, die Mandeln von Verunreinigungen abgesiebt hatte. In allen Fällen wurde für gute Wascheinrichtungen und Bereitstellung von

Waschmitteln, wie Seifenpulver usw., gesorgt. Das Vorkommnis in der Mandelzubereitungsanlage konnte nicht weiter verfolgt werden, weil der Betrieb eingestellt wurde." (Hamburg.)

Österreich.

„In einer Tuchfabrik wurden bei 6 Anmachern Ekzeme an den oberen Extremitäten und in einer Schmieröl- und Harzdestillation 7 Fälle von Paraffinkrätze festgestellt; die Ekzeme in der Tuchfabrik traten auf, als ein neuartiges Spicköl mangels des früher verwendeten verarbeitet werden mußte. In beiden Fällen wurde die Beistellung geeigneter Waschvorrichtungen und Einfetten mit Vaseline verlangt; überdies wurde der zuständige Amtsarzt hiervon in Kenntnis gesetzt." (Teschen.)

„In einer Maschinenfabrik, welche in hervorragendem Maße zur Geschoßerzeugung herangezogen war, wurden die einzelnen Bestandteile vor ihrer Prüfung auf das Kaliber von den in den Gewinden noch haftenden Drehspänen durch Einlegen in Petroleum und Ausbürsten mit gestielten Bürsten befreit. Infolge dieser Manipulation erkrankten einige Arbeiterinnen an Ekzemen. Da Petroleum für diesen Zweck allgemein üblich und kaum ersetzbar ist, andererseits die Verwendung von Gummihandschuhen bei derartigen Arbeiten nicht platzgreifen konnte, weil letztere zurzeit wegen ihres Bedarfes für militärchirurgische Zwecke nicht erhältlich waren, wurden die Arbeiterinnen über h. a. Intervention verhalten, ihre Hände und Arme vor der Arbeit mit Lanolin, welches von der Firma bereitwillig beigestellt wurde, gründlich einzufetten, um die stark entfettende Wirkung des Petroleums direkt auf die Haut hintanzuhalten. Auch wurde die Firma angewiesen, Arbeiterinnen, bei denen sich Anzeichen derartiger Erkrankungen bemerkbar machen, durch längere Zeit in anderen Abteilungen ihres Betriebes zu verwenden und das Amt von solchen Erkrankungen in Kenntnis zu setzen. Da derartige Anzeigen nicht einliefen, läßt sich annehmen, daß diese prophylaktische Maßnahme von Erfolg begleitet war." (Wien III.)

„In einigen Unternehmen, welche sich mit der Appretierung von Geschoßhülsen befaßten, wurden bei den Arbeitern, namentlich bei den weiblichen, welche an den Drehbänken beschäftigt waren, Ekzeme an den Armen und im Gesicht beobachtet. Diese Ausschläge bedeckten mitunter eine ziemlich große Fläche der Gesichtspartie. Die mit dem Bezirksarzt angestellten Beobachtungen ergaben, daß die Entstehungsursache dieser Erkrankung auf das Eindringen von Eisenstaub und die Retention der Staubpartikelchen in der Haut zurückzuführen ist (? — Ref.). Wiederholte Reinigung mit Seife und Einreiben mit einem neutralen Fett können als die einzige prophylaktische Maßnahme in Betracht kommen. Ihrer Anwendung stand jedoch der Seifen- und Fettmangel hindernd im Wege." (Wien III.)

„In einer Metallwarenfabrik, welche gegenwärtig ausschließlich Munitionsbestandteile erzeugt, trat bei allen beim Waschen der Zünder mittels Petroleum beschäftigten Arbeiterinnen Paraffinkrätze an den Händen und im Gesichte auf. Die Waschgelegenheit daselbst war mangelhaft und wurde seitens des Amtes das Erforderliche veranlaßt." (Wien V.)

„In einer Papierfabrik, in welcher seit mehreren Monaten an Stelle des dort sonst verarbeiteten Kolophoniumharzleimes ein hauptsächlich aus Phenol, Formaldehyd und Ätznatron zusammengesetzter ‚Leimersatz' Verwendung findet, traten bei mehreren in der Leimerei und am Holländerboden beschäftigten Arbeitern äußerst schmerzhafte Ekzeme auf, die nach Ansicht des dortigen Betriebschemikers durch freies Ätznatron oder durch freie oder gebundene Ameisensäure dieses Ersatzstoffes hervorgerufen sein dürften. Gelegentlich der h. a. Lokalerhebung, an der sich über Einladung des Amtes auch der k. k. Landessanitätsinspektor beteiligte, wurden bei 7 in den erwähnten Betriebsabteilungen verwendeten Arbeitern mehr oder weniger ausgebreitete Ekzeme festgestellt. Zur Verhinderung eines weiteren Umsichgreifens dieser Berufskrankheit wurden der Fabrikdirektion im Einvernehmen mit dem genannten Sanitätsorgan eine Reihe prophylaktischer Maßnahmen vorgeschrieben, durch welche die Möglichkeit einer direkten längeren Einwirkung des Leimersatzes auf die Haut tunlichst verhindert werden soll. Auch wurde verlangt, daß dem Leimersatz zur besseren Bindung seiner Bestandteile jeweilig etwas Harz zugesetzt wird." (Graz.)

„Seitens der Direktion einer Automobilfabrik wurde dem Amte mitgeteilt, daß bei mehreren Arbeitern der dortigen Dreherei seit Verwendungnahme des sogenannten ‚Rübölersatzes' Hautausschläge aufzutreten pflegen, und gleichzeitig um Vorschläge ersucht, in welcher Weise dieser Übelstand behoben werden könnte. Bei dem im Gegenstande von seiten des Gewerbeinspektorats, unter Zuziehung des Landessanitätsinspektors, gepflogenen Lokalaugenscheins wurde festgestellt, daß bei einzelnen Drehbänken für Berieselungszwecke außer Seifenwasser auch ein sogenannter Rübölersatz zur Verwendung gelangte, und daß bei allen jenen Personen, welche bei der Arbeit durch längere Zeit hindurch der Einwirkung dieses Rübölersatzes ausgesetzt waren, Hautausschläge auftraten, welche laut Diagnose des Sanitätsorgans auf Verstopfung der Hautporen zurückzuführen waren. Um das Entstehen solcher Hauterkrankungen in Hinkunft zu verhüten, wurden für Arbeiten an Metallbearbeitungsmaschinen im Falle der Verwendung von ‚Rübölersatz' nachstehende Schutzmaßnahmen vorgeschrieben: 1. Vor jedesmaligem Beginn der Arbeit sind Oberarme, Hände und Gesicht mit für diesen Zweck eigens beizustellendem Vaselin leicht einzufetten. — 2. Während der Arbeit haben die Arbeiter die ihnen seitens der Fabrik beizustellenden Lederlatzschürzen und Lederarmstulpen zu tragen. — 3. Vor dem Verlassen der Arbeit sind Gesicht und Hände zu entfetten (womöglich mit Benzin) und hierauf mit fließendem warmem Wasser unter Verwendungnahme von Bürsten und Seife gründlich zu reinigen. Die zu diesem Zwecke erforderlichen Entfettungsmittel,

Bürsten, Seife (womöglich Sandseife) und Handtücher sind in unmittelbarer Nähe der Waschgelegenheiten jederzeit bereit zu halten. — 4. Zur öfteren gründlichen Körperreinigung sind den in Frage kommenden Arbeitern — bis zur Fertigstellung der geplanten Fabrikbäder — wenigstens zwei Duschbäder mit kaltem und warmem Wasser ehestens zur Verfügung zu stellen." (Graz.)

Schweiz.

"Benzin wurde einem Lehrling verhängnisvoll, der, bei einer Autoreparatur beschäftigt, sich in der Reinigungsgrube aufhielt und durch fortgesetztes Einatmen der Dämpfe tödlich erkrankte. Bei einem Schalenwäscher führte es Ekzem der Hände herbei." (1914—15, III. Kreis.)

England.

1914.

"Ein leichter Fall ereignete sich beim Reinigen eines Petroleumtanks, ein tödlicher durch Anfüllen von sieben Gefäßen, à 9 l, mit Petroleum aus einem großen Petroleumbassin, dessen Boden $2^1/_2$ Fuß tief in den Grund eingelassen war. Ein dritter, tödlicher Fall betraf einen Mann, der einen Benzin-Koffeinextraktionsapparat betreten hatte, welchen die Gase von einem anderen ähnlichen Apparate her passiert hatten. Ein vierter Fall ereignete sich beim Gebrauch einer Benzinlötlampe in einem engen Raume."

1918.

"Ein Mann war in einem Tank, der zum Aufbewahren von Schmieröl diente, damit beschäftigt, die Seitenwände mit Petroleum zu bestreichen. Er wurde von seinem Gehilfen bewußtlos aufgefunden. Beim Versuche, ihn herauszuziehen, wurde dieser selbst bewußtlos. Als der erste nach 2 Stunden durch künstliche Atmung zu sich kam, schien seine Haut wie oberflächlich verbrannt. Seitdem ist am Tank ein Dampfrohr eingerichtet. Um die Verunreinigungen zu lösen, wird Dampf verwendet; die Lösung wird, ohne daß jemand in den Tank hineinsteigt, ausgepumpt.

Eine Anzahl Gefäße für Petroleum wurden in einen Tank mit kleiner, durch einen Deckel verschlossener Öffnung gestellt. Ein 14jähriger Lehrling erhielt den Auftrag, nachzusehen, wieviel ihrer wären. Er sprang hinein und erinnerte sich später, vier gezählt zu haben, dann wurde er bewußtlos."

Zahlreiche Untersuchungen wurden wegen Ekzem angestellt, das als Kriegsfolge auftrat. Es ist auffallend, wieviel solche Fälle durch Derivate von Steinkohlenteer, Petroleum und Erdöl bedingt waren, die als Explosivstoffe oder Farben (Tetryl, Trinitrotoluol, Nitrosophenol) dienten. Vermutlich war die Grundursache dieselbe wie bei der Pech- und Petroleumakne. Gewöhnlich sind die Stoffe, die gewerbliches Ekzem verursachen: erstens chemisch reizend und ätzend, wie Kaliumbichromat und arsenige Säure und gewisse Farbstoffe, sodann sind es Stoffe, die das natürliche Hautfett lösen und entfernen, so z. B. Terpentin, Petroleumbenzin, Benzol und seine Homologen und deren Zwischenprodukte und ihre Nitro- und Amidoderivate, drittens Stoffe die die Haut mazerieren, wie Alkalien, viertens Vorgänge, die auf mechanischem Wege die Kontinuität der Haut trennen, wie Bürsten, Kratzen, Reiben. Ihres Fettgehaltes beraubt, springt die trockene Haut und das wichtigste Mittel, dies zu verhindern, ist, soweit wie möglich die normale Geschmeidigkeit der Haut wiederherzustellen.

Beim Umgehen mit reizenden Pulvern — dies gilt besonders von Tetryl[1]), bei dem kaum ein Arbeiter einer initialen Arbeitsunfähigkeit durch Dermatitis entgeht — ist weitaus am besten das Einstreuen mit Talk- und Stärkemehl, besser als Gebrauch einer Salbe, da letztere die Tendenz hat, die schädliche Substanz auf der Haut zurückzuhalten. Die Übertragung des Ekzems von einer Hautstelle auf die andere spricht für dessen infektiösen Charakter. Dr. Bridge und Mr. Verney (North London) untersuchten 40—50 Ekzemfälle, die in einer Phenazetinerzeugung im Laufe von 15 Monaten aufgetreten waren. Es war ein altes, schlecht ventiliertes Gebäude, zu klein für den Betrieb. Vermutlich waren die Zwischenprodukte und Säuren Ursache der Pechgeschwüre. Auf Grund einer Vereinbarung mit den Besitzern der wichtigsten Betriebe für Brikettfabrikation in Süd-Wales wurden Berichte über die Fälle von Pechgeschwüren und in einzelnen Fällen von Epitheliomen erhalten. Die Erkrankungen wurden von den Amtsärzten verfolgt, so daß für die Jahre 1914—18 Berichte über 64 Erkrankte vorliegen, einige von ihnen wurden mehr als einmal untersucht. Es ergibt sich ein recht unbefriedigendes Resultat, wenn man den Berichten des Mr. A. H. Lush vom Jahre 1911 und dann wieder von 1913 folgt, welche die Waschgelegenheiten und Badevorrichtungen, Arbeitskleider, Staubabsaugung, Schutz gegen Augenverletzungen betreffen.

Die zwei Betriebe, in denen noch die besten Zustände hinsichtlich Waschvorrichtungen und Überwachung der Arbeiter anzutreffen waren, hatten 44 von den 64 Berichtsfällen als Arbeiter eingestellt. Diese Betriebe beschäftigen die meisten Arbeiter, die große Zahl der Berichtsfälle ist eine Folge der besseren Überwachung im Betriebe, infolgedessen wurden auch alle Fälle von Warzen behandelt; daher finden sich unter den hier gemeldeten Fällen mehr leichte als unter den übrigen.

Das Material wird zerkleinert zu Pulver, dann mit Pech und Kohlenstaub in Blockform gepreßt. Schutz gegen die große Staubmenge war nicht durchführbar. Sehr schwierig war die Konstruktion einer dichten Transportschnecke wegen der Explosibilität des Gemisches. Die Bäder benützten nur ein geringer Teil und meist nur die jüngeren

---

[1]) Verhütung, Symptome und Behandlung der Tetryldermatitis von Enid Smith, British med. Journal 24. 9. 16.

Leute. Nur wenige Leute benutzten die Arbeitskleider. Nicht zufriedenstellend waren die Erfolge des Versuchs, die hautreizende Wirkung des Staubes zu verhindern. Einstauben mit Stärkemehl oder Bolus lindert die Empfindlichkeit für Wind und Sonne, die nach dem Waschen zu bestehen pflegt. In 4 Fällen traten Hornhautgeschwüre nach Pechstaub auf, 1mal zum Verlust des Augenlichtes führend, einige Leute trugen Schleier oder Augengläser. Befallen wurden 5 Meister, 8 Pechablader, 1 Pechgraber, 4 Pechumschaufler, 7 Zerkleinerer, 5 Maschinisten und Heizer, 5 Presser, 7 Taglöhner, 2 Kranführer, 16 Verlader, 3 Zimmerleute und 1 Pechschlägerlehrling, 15 davon erkrankten 2mal. Von obigen 64 Fällen wurden 7 als schwer, 19 als mittelschwer, 28 als leicht gemeldet. Die Schwere hängt vom Alter und der Dauer der Beschäftigung ab. Von den mittleren und schweren Fällen betrafen nur 8 unter 50jährige. Nur die Minderzahl der Erkrankten (12,5%) war weniger als 10 Jahre lang im Betriebe und nur 7,5% der Schwererkrankten. In 7 Fällen waren die Lippen, 8mal die Augenlider, 22mal andere Teile des Gesichts und der angrenzenden Körperpartien, Kopf und Nacken, 18mal das Skrotum, 12mal Hand und Arm, 1mal andere Körperteile ergriffen. Die Frage der Verdünnung in Patentfeuerungswerken entstand während des Krieges, und obgleich dies als eine für Frauen äußerst unpassende Arbeit betrachtet wurde, mußte sie in einem gewissen Umfang gestattet werden. 3 Pecherkrankungen müssen hier in Betracht gezogen werden: 1. Hautbrennen, wenn man sich der Sonne oder dem Winde aussetzt, 2. Bildung von Pusteln und Warzen, 3. die gelegentliche Entwicklung von Hautkrebs. Bei der langen Zeit, die bei dieser Arbeit vergehen muß, bevor sich Epitheliombildung einstellt, brauchte man für die Weiber diesbezüglich nichts zu fürchten. Die beiden anderen Affektionen mochten wohl bei den Frauen mit ihrer empfindlicheren Haut in ärgerem Maße auftreten. Es wurde ihnen nur das Fördern, Aufschichten und leichte Arbeit, wie Fegen, zugestanden.

Es wurden ferner 8 Fälle von Epitheliom gemeldet, zum Teil aus Teerbetrieben, zum Teil von anderen Arbeitern, die mit Teer in Berührung kamen, 4 schwere Fälle von Skrotumepitheliom, von denen 2 tödlich endeten und 1 Epitheliom am Unterarm bei einem 60jährigen Manne, das zur Amputation führte. In den fünf Erdölgruben Schottlands kamen ähnliche Fälle von Krebs bei der Paraffinreinigung vor. Als Resultat einer Konferenz, die im Jahre 1918 mit Vertretern der Unternehmer und Arbeiter abgehalten wurde, ergab sich ein Übereinkommen, das Mr. H. J. Wilson, der den Vorsitz führte, folgendermaßen zusammenfaßt:

„Paraffinarbeiter sollen mit Arbeitskleidern versehen sein, die über den gewöhnlichen Kleidern getragen werden.

In den Paraffinbetrieben sollen Brausebäder für die Arbeiter mit kaltem und warmem Wasser, Seife und Handtüchern, Schränke für die Kleider und Gelegenheit zum Waschen der Arbeitskleider vorhanden sein. Die Baderäume müssen geheizt sein und rein gehalten werden, sie sind unter die Aufsicht einer für sie verantwortlichen Person zu stellen.

Die Paraffinarbeiter sind $^1/_4$ jährlich durch den Amtsarzt zu untersuchen und dieser hat das Recht, das Aussetzen der Arbeit zu verfügen, sowie die Vorkehrungen für erste Hilfe zu prüfen.

·Ein Ambulanzraum mit den gewöhnlichen Vorkehrungen für erste Hilfe und außerdem Salben zur Behandlung von Hauterkrankungen, endlich Vorkehrungen, um Personen aus einer giftigen Atmosphäre an die frische Luft zu bringen, müssen eingerichtet sein."

Niederlande.

1917.

„In einer Brikettfabrik wurden die Arbeiter zweimal ärztlich untersucht (Art. 10 des Arbeiterschutzgesetzes). Gefunden wurden Augenbindehautentzündung, warzenförmige und breite Hautgewächse und Erkrankungen der Hautdrüsen. Bei der zweiten Untersuchung wurde verlangt, den hygienischen Zustand zu verbessern.

Die Untersuchungen in der Brikettfabrik der Kohlenmine Orangen-Nassau I ergaben: Unter 145 untersuchten Arbeitern waren 36 unter 17 Jahre alt; 64 waren kürzer als 1 Jahr bei der Arbeit, einige unter 16 jährige arbeiteten nach ihrer Angabe in der Nachtschicht. Erkrankungen der unbedeckten Haut hatten 23, der bedeckten Hautpartien 1 Person. 12 mal fanden sich Erkrankungen der Schweiß- und Talgdrüsen, 4 mal in eitriger Form. Akute Hauterkrankungen bei 12, warzige Erhabenheiten bei 5, flache Hautanschwellungen bei 4 Arbeitern. Augenbindehautentzündung, mehr oder minder heftig. bestand bei 103 Arbeitern, bei 1 bestanden Hornhautflecken nach einer Verletzung durch Pechpartikel, zugezogen beim Pechhacken.

Bei einem 62 jährigen Arbeiter, der seit 20 Jahren in einer Brikettfabrik arbeitete, war links am Hodensack eine in der Mitte geschwürige Geschwulst vorhanden. Er folgte dem Rate, diese operativ beseitigen zu lassen. Die mikroskopische Untersuchung ergab die krebsige Natur des Leidens. 1 Jahr vorher war ihm vom rechten Hodensack eine Geschwulst operativ entfernt worden, von der nur eine gesunde Narbe sichtbar war.

Bei einem 61 jährigen Arbeiter derselben Fabrik wurde am rechten Handgelenk eine mehrere Zentimeter lange Narbe wahrgenommen, die Folge einer vor $^1/_2$ Jahr vorgenommenen Krebsoperation; nunmehr wurde dort ein talergroßes jauchiges Krebsgeschwür gefunden. Der Rand war aufgeworfen und ging in Narbengewebe über. Dieser Zustand dauerte seit $^1/_2$ Jahr. Operation brachte Genesung. Dieser Arbeiter ist derselbe, der im Jahre 1913 (s. Originalbericht f. d. Jahr 1913) vom medizinischen Gewerbeinspektor mit Geschwulst der Skrotalhaut von krebsiger Natur gemeldet wurde, weshalb Operation nötig war.

Bei einem dritten, 59 jährigen Arbeiter, der seit 24 Jahren in Brikettfabriken arbeitete, wurde am rechten Handrücken eine warzige Schwellung konstatiert, wobei die Umgebung chronisch infiltriert war. Der Zustand bestand seit 2 Jahren. Die angeratene operative Entfernung wurde verweigert.

In der Brikettfabrik bei der Laurazeche wurden 33 Arbeiter, davon 3 unter 17 Jahren, untersucht. 8 Personen litten an Erkrankungen der unbedeckten Haut, 5 an Schweiß- und Talgdrüsenerkrankungen, 4 an akuten Hautaffektionen, 1 an flachen Schwellungen der Haut. Bei 15 Arbeitern bestand Augenbindehautentzündung in verschiedenem Grade.

Brikettfabrik bei der Wilhelminenzeche. Zahl der untersuchten Arbeiter 81, davon 17 an Erkrankungen unbedeckter Hautpartien leidende, 1 litt an Affektion der bedeckten Haut. An Hautdrüsenaffektion litten 3, an flachen Schwellungen 1 Arbeiter, 67 an Augenbindehautentzündung.

Von allen drei Fabriken war folgendes zu bemerken:

1. Die Arbeiten beim Aufschichten und beim Transport der Briketts machen es unvermeidlich, daß die Arbeiter mit Pechstaub und Dampf in Berührung kommen.

2. Der Arbeiter bestimmt selbst, welche Kleidung er in der Fabrik tragen will, infolgedessen kommt es vor, daß bei manchen nur eine Bekleidungsschicht den Rumpf bedeckt, was ein unvollkommener Schutz der Haut gegen das Pech ist.

3. Handschuhe gegen Berührung mit Pech wurden nicht gesehen.

4. Nicht alle Arbeiter machen von der vorhandenen Badegelegenheit Gebrauch, da sie hierzu nicht verpflichtet sind. Nur in der Fabrik bei der Wilhelminenzeche besteht in letzter Zeit die Verpflichtung zum Gebrauche der warmen Dusche für die Arbeiter.

5. Zum Schutze der Augen waren Brillen von unzweckmäßiger Form vorhanden; die Gläser beschlugen sich infolge mangelhaften Luftwechsels hinter der Schutzbrille. Die Heizer klagten über Hitzegefühl um die Augen infolge der Gläser.

Das Laden der Eisenbahnwagen sollte automatisch erfolgen, schon mit Rücksicht auf die jugendlichen Personen, die damit beschäftigt sind.

In einer Eierbrikettfabrik gleiten die eierförmigen Briketts direkt so in die Wagen, daß die Arbeiter gar nicht mit ihnen in Berührung kommen. Der Gebrauch warmer Duschen sollte zur Pflicht gemacht werden. Es sollten ferner gut schließende Überkleider für die Arbeiter angeschafft werden, die mit Pechstaub und Dampf in Berührung kommen. Waschbare Handschuhe aus Kattun und darüber Lederhandschuhe verhindern das Eindringen des Pechstaubes auf die Haut. Als Brillen sollten solche mit großen runden Gläsern verwendet werden, bei denen seitlich und oberhalb des Auges ein entsprechender Luftraum freibleibt. Ein solches Modell befindet sich im Museum für Schutzvorrichtungen.

In einer Fabrik wurde aus verschieden hoch siedenden Kohlenwasserstoffen, Rückständen des amerikanischen Erdöls (Leichtbenzin, Äthylen, Butylen, Propylen, Pental usw.) sogenanntes Blaugas, nach seinem Entdecker genannt, hergestellt. In der Fabrik fiel der starke Gasgeruch auf, besonders im Kontor und in dem Lokal, wo der Amylenkessel und der Kompressor standen. Ersteres kommunizierte mit dem Keller, in welchem offene Gasölbecken standen. Nach der chemischen Untersuchung kamen an giftigen, flüchtigen Stoffen hauptsächlich Äthylen, Amylen, Pental in Betracht, von denen ersteres und letzteres mehr narkotische, Amylen mehr erregende (Krämpfe) Wirkung hat. Die Klagen der Arbeiter waren sehr mannigfaltig. Der Chefmaschinist, seit 1913 in der Fabrik tätig, arbeitete zeitweilig in oben genanntem Kontor, im Mai 1917 litt er durch einen Monat an heftigen Schmerzen in Rücken und Bauch. Ein anderer Mann hatte vor kurzem durch einige Zeit heftige Brustschmerzen bei Witterungswechsel.

Der Fabrikarzt teilte mit, daß ersterer schon im Jahre 1916 an solchen Schmerzen gelitten habe, ein anderer Arbeiter an Erbrechen, und daß einem Monteur bei der Arbeit im Kompressorlokal unwohl geworden sei.

Nach dem oben Gesagten über die Möglichkeit des Entweichens giftiger Gase ist mit Wahrscheinlichkeit ein Zusammenhang zwischen den Beschwerden und dem Einatmen giftiger Gase anzunehmen. Die Distriktsbehörde machte Verbesserungsvorschläge. Die Arbeitszeit wurde derart geregelt, daß jeder Arbeitszeit von 4 Stunden eine 8stündige Ruhezeit folgte.

Hautgeschwüre traten auf in 7 Fällen in einer Brikettfabrik infolge von Arbeit mit Pech, gleichzeitig jedesmal Bindehautentzündung.‟

Benzol und Benzolderivate.

Deutsches Reich.

Preußen.

„Auf den Seeschiffswerften ereigneten sich nach Ausweis der Krankenbücher in den Jahren 1916 und 1917 2 Krankheitsfälle, die auf die Verwendung benzolhaltiger Anstrichfarben, die während des Krieges als Ersatz für die terpentinhaltigen dienen mußten, zurückzuführen sind. Im ersten Falle handelte es sich um Schwindelanfälle, die eine Krankheitsdauer von 9 Tagen verursachten. Der zweite Erkrankte hat vom 10.—28. Januar 1917 an Magenkatarrh, vom 14. Februar bis 6. März an Verdauungsstörungen und endlich vom 9.—24. August an Muskelzuckungen und Schwindelanfällen gelitten. Beide Arbeiter sind mit dem Verstreichen benzolhaltiger Farben in den engen, schwer zu lüftenden Bugräumen von Torpedobooten beschäftigt gewesen. Ob ein dritter Fall, bei dem es sich um Kopfschmerz und Schwindel handelte, mit Sicherheit auch auf die Einwirkung benzolhaltiger Farben zurückgeführt werden kann, erscheint zweifelhaft. Bei der Durchführung der Grundsätze für die Ausführung von Anstreicherarbeiten in engen Schiffsräumen (MBl. 1917 S. 250) ist besonders darauf hingewirkt worden, die Arbeitsdauer möglichst kurz zu bemessen. Diese Maßnahme ergab sich aus der Beobachtung, daß die Arbeiter trotz kräftiger Entlüftung der zu streichenden Räume und trotz Zuführung von

Frischluft bei längerer Arbeitsdauer als höchstens $^1/_2$ Stunde während der heißen Jahreszeit doch Anfällen von Unwohlsein und Schwindel ausgesetzt waren. Im Jahre 1918 sind Krankheitsfälle der Maler und Anstreicher, die auf die Verwendung benzolhaltiger Anstrichfarben zurückgeführt werden könnten, nach Ausweis der Krankenbücher nicht aufgetreten." (RB. Stettin und Stralsund.)

„Der Gebrauch von Ersatzfarben führte mehrfach zu Gesundheitsschädigungen. Ein Arzt machte darauf aufmerksam, daß 4 Arbeiter eines Hüttenwerks bei der Verwendung einer Farbe an starken Sehstörungen (Nebelsehen, Sehschwäche) erkrankt seien. Die Untersuchung ergab, daß die Farbe einen Ersatz für Leinöl enthielt, der aus einem Braunkohlenteererzeugnis mit einem Zusatz von leichten Holzteerölen bestand. Der Gebrauch dieser Farbe wurde eingestellt. In der Waggonbauabteilung eines größeren Werks traten bei den Anstreichern im letzten Berichtsjahr oft Krankheitserscheinungen auf, die in Schwindelgefühl, Brechreiz und Magenbeschwerden bestanden und nach Angabe der Arbeiter auf die üblen Ausdünstungen von Ersatzfarben zurückzuführen waren. Bleifarben und deren Gemische wurden nicht verwendet. Die mit Terpentinöl und Leinölersatz angerührten Farben enthielten, soweit festgestellt werden konnte, Benzol, auf dessen Dämpfe wahrscheinlich die Gesundheitsschädigungen zurückzuführen sind. Die Entwicklung dieser Dämpfe wurde dadurch begünstigt, daß die Eisenbahnwagen zur raschen Trocknung des Anstrichs auf geheizten Kanälen standen. Zum Schutze der Arbeiter wurde eine Verbesserung der Lüftungsvorrichtungen des Arbeitsraumes gefordert. Die mit diesen Ersatzfarben verbundenen Gesundheitsgefahren werden wohl erst mit der Wiederverwendung von Terpentin gänzlich beseitigt werden können." (RB. Arnsberg.)

„Der Mangel an Firnis und Terpentinöl führte zur Verwendung von benzolhaltigen Verdünnungsmitteln für Anstrichfarben, deren nachteilige Einwirkung auf die Arbeiter in engen Räumen zu befürchten war. Im Bezirk kam hier der Innenanstrich von Lokomotivtendern und Schiffskörpern in Betracht. Für gute Durchlüftung der Räume wurde gesorgt. Die Durchführung der Maßnahmen machte Schwierigkeiten, weil es an Schläuchen und Entlüftungseinrichtungen mangelte. — Im übrigen sind Bedenken hinsichtlich der Arbeitsweisen, der Arbeitsräume und Betriebseinrichtungen nicht aufgetreten." (RB. Danzig.)

„Benzolhaltige Anstreichfarben und Klebmittel verursachten in einigen Fabriken Haut- und Augenerkrankungen. Auch in einer Harzöldestillation, in der die Arbeiter zum Reinigen der Hände von Harzkrusten Monochlorbenzol benützten, traten ähnliche Krankheitserscheinungen auf." (RB. Merseburg.)

„Der Arbeiter eines Wasserwerks stieg in den Benzollagerraum, anscheinend um ein undichtes Faß nachzusehen; er wurde betäubt. Das gleiche Schicksal erlitt bei einem Rettungsversuch der Betriebsleiter; beide wurden erst aufgefunden, als der Tod bereits eingetreten war." (RB. Potsdam.)

„In einer Holzimprägnieranstalt wurde ein Arbeiter infolge des Hantierens mit Dinitrophenol von einem eitrigen Hautausschlag am ganzen Körper befallen. Das Umrühren wird auf Anordnung des Gewerbeaufsichtsbeamten nunmehr in einem geschlossenen Behälter vorgenommen. Ferner stellte die Fabrik den Arbeitern Gummi- oder Lederhandschuhe zur Verfügung. Weitere Erkrankungen sind nicht mehr eingetreten, zumal das Dinitrophenol jetzt nur noch selten zur Verwendung gelangt." (RB. Oppeln.)

„Durch Einatmung von Benzoldämpfen sind 3 Todesfälle herbeigeführt worden. Infolge zu frühzeitigen Öffnens eines Extraktionskessels wurde der den Apparat bedienende Arbeiter durch die ausströmenden, noch warmen Benzoldämpfe betäubt. Ein zweiter in demselben Raume beschäftigter Arbeiter rief sofort um Hilfe; auch er wurde beim Versuche, seinen Kameraden ins Freie zu bringen, bewußtlos. Die hinzueilenden Hilfsleute vermochten zwar ihn, aber nicht mehr den zuerst betäubten Arbeiter zu retten. — Der zweite Fall ereignete sich in einer Knochenentfettungsanlage beim Wiederinstandsetzen der undicht gewordenen Benzolpumpe. Der dritte Todesfall hatte sich in einem Leichter zugetragen, der früher zum Transport von Rohöl gedient hatte, und dessen Wände durch Abwaschen mit Benzol gereinigt worden waren. Den gefährlichen giftigen Eigenschaften des in so vielen Gewerbezweigen verwendeten und meistens als harmlos angesehenen Benzols wird man in Zukunft ernste Beachtung zuwenden müssen." (RB. Schleswig.)

„Ein Vorkommnis in einer behelfsmäßig eingerichteten Blechwarenfabrik, in der Eisenblecheinsätze für Minen und Tornisterkisten in größerer Menge hergestellt und diese Einsätze mit Lackfarbe gestrichen wurden, gab Anlaß, der Verwendung der während des Krieges an Stelle von Terpentin vielfach mit giftigen Ersatzstoffen (Benzol, Solventnaphtha, Dichlorbenzol usw.) hergestellten Farben besondere Aufmerksamkeit zu schenken. In dem Betriebe erkrankten an einem Tage 12, am nächsten Tage 4, am dritten Tage 3, zusammen also 19 Personen, nachdem 24 Stunden vor den ersten Erkrankungen das erste Faß einer neuen Anstrichfarbe angebrochen worden war. Die Arbeiterinnen machten plötzlich einen betrunkenen Eindruck, wurden besinnungslos und fielen unter krampfartigen Zuckungen nieder. Nach einigen Tagen erholten sie sich sämtlich wieder. Bei der amtlich angeordneten Untersuchung der Farbe wurde viel Solventnaphtha und Azeton gefunden. Aus dem Vorhandensein des Azetons erklärt sich wohl die rauschartige Wirkung der Farbe. Weitere derartige Fälle sind später bei Verwendung anderer und unter Beachtung von Maßnahmen, die bezüglich der Lüftung, Arbeitsdauer und Pausen getroffen wurden, nicht mehr vorgekommen. Die Maßnahmen lehnten sich eng an die vom Reichsamt des Innern unter dem 18. Juli 1917 (MBl. S. 249) aufgestellten ‚Grundzüge für die Ausführung von Anstreicherarbeiten in Schiffsräumen' an. — Bei den in Emden vielfach gebauten kleinen Minenbooten wurde überhaupt keine Lackfarbe

mehr, sondern nur noch Zementmilch als Anstrichmasse verwendet."
(RB. Osnabrück.)

„Durch Benzoldämpfe wurden 2 Arbeiter vergiftet. Einer hatte
einen Lagerraum, in dem Benzol ausgeblasen war, ohne Atmungsmaske
betreten, um die Ursache so schnell als möglich zu beseitigen; seine
Mitarbeiter, die ihn zu retten suchten, erkrankten unter schweren
Vergiftungserscheinungen. Der zweite erlag der Einwirkung von
Benzoldämpfen, die er beim Reinigen eines Behälters einatmete, der
zum Lösen von Rückständen der Teerdestillation in Schwerbenzol
diente." (RB. Wiesbaden.)

„Zur Steigerung der Krankheitsziffern trug die im Laufe der Jahre
notwendig werdende Verwendung gesundheitsschädlicher Ersatzstoffe
bei. So hatten die Lackierer, Maler und Anstreicher unter den unangenehmen Ausdünstungen der Farben und Lacke, deren Lösungsmittel
aus vorher nicht verwendeten Mineralölen, vor allem wohl Benzol,
bestanden, unter Kopfschmerzen und Schwindelanfällen zu leiden.

Benzolhaltiges Petroleum gab ebenfalls Anlaß zu Klagen, z. B. bei
Stein- und Buchdruckern.

Ein Lehrling, der heimlich in einer verbotswidrig geöffneten Benzol-
fabrik Putzlappen in Benzol wusch, fand durch Benzoldünste den Tod."
(RB. Düsseldorf.)

„In der Eigenart der Schwerstarbeiterbestimmung lag es begründet,
daß die Kommunalverbände bei den Werften auch solche Arbeiter als
Schwerstarbeiter anerkannt haben, die nicht in der Schwerstarbeiterliste
des Kriegsernährungsamtes aufgeführt waren, wie es z. B. mit den
Anstreichern von Schiffsräumen der Fall war. Ihre Tätigkeit vollzog
sich unter besonderen Schwierigkeiten infolge der Entwicklung benzolhaltiger Dünste, die sie zunächst in einen heiteren Zustand versetzten,
um sie bei längerer Einwirkung vollständig zu betäuben. Auf den
Werften an der Unterweser ereigneten sich mehrere Fälle vollständiger
Betäubung von Anstreichern, die in bewußtlosem Zustande von ihren
Arbeitsplätzen entfernt werden mußten. Die zum Schutze gegen derartige gesundheitsschädliche Einflüsse vom Reichskanzler aufgestellten
Grundzüge für die Ausführung von Anstreicherarbeiten in Schiffsräumen sind ohne Schwierigkeiten durchgeführt worden." (RB. Stade.)

„Eine Hauterkrankung mit dem typischen Bilde der Chlorakne trat
in einem Betriebe auf, in dem Gewebe mit Perchlornaphthalin getränkt
wurden. An Hals, Nacken, Gesicht, Brust und unteren Körperteilen
der beschäftigten Personen traten die eigenartigen Pusteln meist so
umfangreich auf, daß sie schließlich ganze zusammenhängende und
stark entstellende Krusten bildeten. Daneben machte sich vereinzelt
ein Schwächegefühl in den Beinen geltend, das bis zu einem unsicheren
Gange führte. Die Röntgenaufnahme ließ in einem Falle sogenannte
arthritische Veränderungen der Fußgelenkknochen erkennen. Wenn
auch von gewerbeärztlicher Seite bestritten wurde, daß die letzte
Krankheitserscheinung auf die Beschäftigungsart zurückzuführen sei,
so soll sie hier dennoch nicht unerwähnt bleiben. Als Vorbeugungs-

mittel wurde Vasenolpuder verwendet. Von besonderer Wichtigkeit
war eine gründliche Reinigung nach der Arbeit. Der Arbeitsvorgang
spielte sich so ab, daß das Gewebe über Rollen durch den mit der er-
hitzten Tränkmasse gefüllten Kessel hindurchgezogen wurde. Da die
Masse die Eigenschaft hat, unterhalb ihres Siedepunktes zu sublimieren,
traten Dämpfe auf, die sich trotz kräftiger Absaugung an der Apparatur
und den im Raume beschäftigten Arbeitern in Form feinen Staubes
niederschlugen. Wesentlich für eine Verhütung der Erkrankung bleibt
es also, die Temperatur der Masse möglichst niedrig und Kessel und
Stoffbahn unter mechanischer Absaugung zu halten. — Auch in den
Fabriken, die Patronen für Gasschutzmasken füllten, sind zahlreiche
Akneerkrankungen vorgekommen. Hier wurden zur Trennung der
einzelnen Schichten der Füllung an Stelle von Scheiben aus Draht-
geflecht Papierstoffgewebe verwendet, die mit Perchlornaphthalin
(Perna) imprägniert waren. Meist wurden die Arbeiterinnen befallen,
die die Pernascheiben beim Einlegen in die Patronen anfassen mußten.
Vereinzelt wurden aber auch Arbeiter in Mitleidenschaft gezogen, die
gar nicht in körperliche Berührung damit kamen. So bemerkte man
einen besonders starken Ausschlag an Kopf und Hals eines Mannes,
der die fertigen Patronen sortierte und im Laboratorium auf ihre Wirksamkeit prüfte, ein Beweis, wie ungeheuer leicht das Perchlornaphthalin
verdunstet. Bei 90 Personen, die mit den Pernascheiben in unmittelbare Berührung gekommen waren, kamen innerhalb von 9 Monaten
etwa 50 Erkrankungen vor, obwohl die Arbeiterinnen bei diesen Arbeiten sehr oft wechselten. Im Frühjahr 1918 verschlimmerten sich
die Erkrankungen nach Zahl und Art so, daß das Weiterbestehen der
Abteilung in Frage gestellt war. Die Betriebsleitung, die über eigene
Fabrikärzte verfügte, hatte sich mit der Erforschung und Verhinderung
der Krankheit große Mühe gegeben. Für die Arbeiterinnen waren reichliche Wascheinrichtungen mit warmem Wasser vorhanden. Sie konnten regelmäßig während der Arbeitszeit baden. Ferner standen besondere Überkleider zur Verfügung. Die befallenen Arbeiter wurden zweimal wöchentlich vom Fabrikarzt untersucht. Auch sonst wurde nichts
unversucht gelassen, bis sich die Verhältnisse durch Behandlung des
Pernaausschlages mit einem Höhensonnenstrahlenapparat plötzlich
wesentlich besserten. Die heilende Wirkung trat schon nach einigen
Bestrahlungen ein. Etwa die Hälfte der 50 mit Perna unmittelbar in Berührung kommenden Arbeiterinnen hatte zwar immer Ausschlag, der aber, durch die Bestrahlungen hintangehalten, durchweg
gutartig blieb. Auch Einspritzungen von Natriumkakodyl sollen sich
in einigen Fällen als wirksames Gegenmittel bewährt haben. In zwei
anderen ähnlichen Fabriken sind Pernaerkrankungen auffallenderweise
weit weniger beobachtet worden.'' (RB. Potsdam.)

Bayern.

„Erkrankungen an Blasentumoren wurden 13 beobachtet, davon
6 Karzinome und 3 Todesfälle, im übrigen gutartige Geschwülste.

Die vermutliche Ursache der Erkrankungen war in 4 Fällen Beschäftigung mit Anilin, in 2 Fällen mit Dimethylanilin, in 2 weiteren Fällen mit verschiedenen Basen und in den übrigen Fällen mit β-Napthylamin. Bei der wechselnden Beschäftigung der Erkrankten und ihrem gleichzeitigen Umgang mit verschiedenen der in Betracht kommenden Substanzen, war eine sichere ätiologische Beurteilung nur in einem Teile der Fälle möglich. Im allgemeinen wird vorderhand die Gesamtheit der aromatischen Amidverbindungen als Ursache von Blasenerkrankungen anzusprechen sein." (Pfalz-Nord.)

Sachsen.

„Durch die Verwendung benzolhaltiger Appretur wurden bei den Ziehern einer Strohhutfabrik Augenbeschwerden hervorgerufen. Der Firma wurde empfohlen, Absaugetische zu beschaffen." (Bez. Dresden.)

Kleinere Staaten.

„In einem anderen Falle war ein Zivilgefangener mit dem Ausfüllen eines Rohbenzolbehälters beschäftigt, wobei er zur schnelleren Entleerung des Behälters in denselben hineingestiegen ist und hierbei durch Gasvergiftung getötet wurde. Ein Aufseher, welcher den Verunglückten retten wollte, fand gleichfalls durch Einatmen von Benzoldämpfen den Tod."

„Ein Apparatewärter wurde in einer Entfettungsanlage durch ausströmende Benzoldämpfe getötet." (Lübeck.)

„In einer Superphosphatfabrik erkrankten mehrere Arbeiter, wenn auch nur für wenige Tage, ernstlich an Schwindelanfällen und Erregungszuständen, die hauptsächlich in der nächtlichen Ruhezeit auftraten. Unter dem Einfluß des Krieges mußte statt der sonst zum Aufschließen des Guanos benutzten Schwefelsäure von 60° Bé die 53 grädige Abfallsäure einer Sprengstoffabrik gebraucht werden. Offenbar enthielten die beim Aufschließen entweichenden Wasserdämpfe Nitroverbindungen, die zu den Erkrankungen führten. Durch folgendes Verfahren wurde Abhilfe erreicht. Die Hälfte des Guanos wurde in den Kammern aufgeschlossen, die andere Hälfte wie gewöhnlich im Mischbottich. Die Massen wurden vermischt und in einer großen, mechanisch entlüfteten Halle auf dem Boden ausgebreitet. Eine übermäßige Erwärmung der Massen und ein Entweichen großer, mit den Nitroverbindungen beladener Wasserdampfmengen wurde so verhindert." (Hamburg.)

Österreich.

„Als Folge der Vergiftung eines Aufsehers der Benzoldestillationsapparate durch Benzoldämpfe wurden über Antrag des Amtes bei den Destillationsapparaten statt der Kontrollglasglocken, welche oft zersprangen und nicht leicht dicht zu halten waren, runde gußeiserne Kontrollaternen angebracht; diese besitzen zur Beobachtung des Destillatabflusses zwei gegenüberliegende Fenster aus Spezialglas, welches für hohe Temperaturen geeignet erscheint. Die Probierhähne bei diesen Laternen sind mit einfachen Vierkantansätzen und nicht mit Handgriffen versehen, um ein Öffnen durch Unberufene hintanzuhalten." (Mähr. Ostrau.)

„In einer Tuchfabrik wollten zwei Arbeiter Anilinöl überschütten, zerschlugen hierbei jedoch die Flasche, so daß sich der Inhalt ergoß; nach dem sogleich vorgenommenen Aufwischen des Fußbodens wurden beide Arbeiter infolge Einatmens von Anilinölgasen von heftigem Unwohlsein befallen." (Pardubitz.)

Schweiz.

„In schwerwiegender Form äußerte sich die Einwirkung von Dinitrobenzolstaub bei einem Farbenarbeiter, der nach langem Krankenlager eine Herzmuskelschwäche davontrug, für die er mit Fr. 2000.— entschädigt wurde.

Unter den im Jahre 1913 gemeldeten Vergiftungen durch Nitrobenzol und Anilin wird erwähnt, daß die Intoxikation je 1mal durch die Atmungsorgane erfolgte." (1914—15, III. Kreis.)

England.
1914.

Von den 38 Fällen betrafen 6 die Dinitrochlorbenzolerzeugung, charakterisiert durch Dermatitis, die sich ungemein rasch entwickelt bei neu eingestellten Arbeitern, die noch nicht an die Substanz gewöhnt sind; 4 Vergiftungen mit Nitroderivaten des Benzols, und zwar typische Vergiftungen, ereigneten sich, während 43 Fälle, die zu zeitweiliger Enthebung von der Arbeit oder Versetzung zu anderer führten, hier nicht in Betracht gezogen werden. 28 Fälle endlich, darunter 2 tödliche, ereigneten sich durch Verwendung von Dinitrobenzol in der Sprengstoffindustrie. Die Symptome waren 15mal Zyanose, 4mal Schwindel und Delirien, 4mal Amblyopie, 4mal Magenbeschwerden und Obstipation, 1mal periphere Neuritis. 22 Fälle traten beim Mischen der Bestandteile auf. Dr. Bridge, der mit Mr. C. F. Hunter die Arbeitsbedingungen in diesem Industriezweig untersucht hat, sendet folgenden Bericht:

„Der Explosivstoff wird gebraucht für Bergwerke und Steinbrüche, er besteht aus einer Mischung verschiedener Stoffe mit Dinitrobenzol. Die Arbeit besteht im Trocknen, Mahlen und Mischen der Bestandteile, Amalgamieren und Sieben des Pulvers und Einfüllen in die Patronen. Alle diese Operationen erfolgen in einem Mischraum genannten Lokale, und in einem solchen Raume waren die beiden Verunfallten beschäftigt. Daselbst waren zwei Misch- und Mahlmaschinen aufgestellt. Diese sind ähnlich den gewöhnlichen Farbmahlmaschinen konstruiert, vollständig ummantelt mit Ausnahme je einer Öffnung vorn und rückwärts und an die Exhaustoranlage angeschlossen. Die Einfüllöffnung ist nicht zugedeckt. Die Mischung wird vom Boden der Maschine herausgeholt und in Zinngefäße gefüllt, um dann mit einem Amalgamator behandelt zu werden. Das Pulver wird hierauf auf mechanischem Wege zu einem Sieb emporgehoben, das vollständig ummantelt ist, das Endprodukt passiert dann einen kaffeemühlenartigen Apparat, wobei unten eine Büchse angebracht ist. Es wird durch einen Arbeiter dahin befördert, der die Kurbel dreht. Einmal verstopfte sich zufällig der Elevator, und als die Leute, um die Ursache zu beheben, ihn öffneten, ereignete sich die tödliche Vergiftung. Da der Boden des Raumes mit Sägespänen bedeckt ist, war es unmöglich, die Menge des vorhandenen giftigen Staubes zu schätzen. Der Raum hatte eine Temperatur von etwa 27° C.

Ich war überrascht von der Zyanose aller Arbeiter in den Mischräumen. Der Sohn des Unternehmers war tief zyanotisch und leicht gelblich gefärbt, seine Gesichtsfarbe erinnerte an die eines Kindes mit angeborenem Herzfehler. Er war eben damit beschäftigt gewesen, eine Verstopfung eines Elevators in Ordnung zu bringen, wie sie oben beschrieben ist, klagte aber über keinerlei Unwohlsein; sein Stellvertreter war ebenfalls zyanotisch, er hatte tags vorher die gleiche Arbeit verrichtet. Er sagte, in 24 Stunden werde er ein ganz normales Aussehen haben.

Ich glaube, die Ursache der Unfälle ist die übermäßige Beschleunigung der Arbeit. Die Leute hatten Überstunden gemacht, neue Arbeiter von weit minderer Sorte als früher waren eingestellt worden."

Fortschritte in der Anwendung der lokalen Absaugung und Herabminderung der Arbeit bei den Mischmaschinen auf 4 Stunden haben die Gefahr geringer gemacht. Endlich sandte Dr. Peddie, Fabrikarzt, folgenden Bericht, betreffend schwere Unfälle:

„Um diese Ereignisse zu beurteilen, ist es nötig, zu konstatieren, daß die Zusammensetzung der Explosivstoffe geändert wurde, um ihre Verwendung in den Bergwerken sicherer zu gestalten. Dies wurde erreicht, indem in bestimmter Menge eine zerfließende Substanz zugesetzt wurde, durch die das Explosionsmittel aufnehmbarer für die menschliche Haut wurde. Bei der großen Nachfrage nach dem Mittel durch die Industrie waren daher Überstunden nötig, es wurde zuerst ein Teil der Nacht zu Hilfe genommen, und als der Sommer fortschritt und die Hitze zunahm, damit auch die Flüchtigkeit der Benzolverbindungen, wurde mehr in der Nacht gearbeitet als tagsüber. Ich tat mein möglichstes, um die Zahl der Fälle zu verringern. Ich war alle 14 Tage im Betrieb, seitdem ich angestellt bin, in diesem Jahre aber allwöchentlich, oft dreimal. Da die Mehrzahl der Arbeiter von weither kam, zweifelte ich nicht, daß viele von ihnen mit nüchternem Magen eintreffen, was sie für die Aufnahme des Giftes disponierter machen mußte. Am besten wird daher die Vergiftung durch einen vollen Magen bekämpft. Alle Leute, die ich untersuchte, hatten gesunde Organe, aber infolge der übertriebenen Arbeitsintensität gab es viele, die der Anstrengung nicht gewachsen waren. Die Schichten sind nunmehr auf 4 Stunden reduziert worden, und um den Ernährungszustand zu heben, geben wir vor- und nachmittags eine Pinte ($^1/_2$ l) Milch, in letzter Zeit sogar jedem Arbeiter unentgeltlich ein frisch gekochtes Mittagessen."

Angeschlossen an Dr. Peddies Bericht waren Briefe von Dr. H. Holmes, Augenarzt der „Royal Infirmary", Wigan, dazu Perimeterkarten, die die außerordentliche Gesichtsfeldeinengung bei 4 Fällen von Amblyopie zeigten, ferner die Resultate der Blutuntersuchung von Dr. Sellers, Assistent am „Public health Laboratory", Manchester. Dr. Holmes schreibt:

„Niemals vorher habe ich bei Dinitrobenzol so außerordentliche Gesichtsfeldeinengungen gesehen wie bei zweien von diesen Fällen und kann mir dies nicht recht erklären. Gesichtsfeldeinschränkung spricht gewöhnlich für Netzhautatrophie oder Hysterie. Ich fand kein anderes Symptom von Hysterie oder Neurasthenie bei den Patienten und denke hier gar nicht daran, und bei keinem Falle schien das Gesichtsfeld für Handbewegungen stark eingeschränkt, daher glaube ich auch nicht, daß eine wirkliche Atrophie vorliegt. Dennoch muß diese Einengung, zusammen mit ausgesprochener Blässe der Papille, als ernstes Symptom betrachtet werden, ich glaube daher, daß alle diese Leute von der Möglichkeit, mit dem Gift in Kontakt zu kommen, vollständig ausgeschlossen werden müssen, insbesondere dann, wenn in den ersten 3 Monaten keine Besserung eintritt."

Dr. Arthur Sellers Bericht gibt in Tabellenform die fünf Blutbefunde wieder. Die Zahl der roten Blutkörperchen betrug 2—3 Millionen, die Färbeindizes 1,1—1,6. Die Leukozyten waren normal. Am auffallendsten war daher die Reduktion der Erythrozyten und deren Disproportion zur Hämoglobinabnahme. In 2 Fällen fanden sich basophil granulierte Erythrozyten nebst geringgradigen anderen Veränderungen. Das Blut war stets etwas dunkler als normal, das Serum nach dem Gerinnen etwas tingiert, vielleicht wegen der Anwesenheit von etwas Methämoglobin, dessen charakteristisches Spektrum die Untersuchung zeigte.

1918.

„Benzolvergiftung kommt in akuter und chronischer Form vor.

Akute Fälle. Ein Destillierer erlag der Einatmung von Benzoldampf, indem durch Druckerhöhung im Dampfkocher raschere Destillation bewirkt wurde als der Kühler bewältigen konnte. Der Dampf drang daher durch das obere Ende des Vorstoßes in den Raum ein. Der Mann wurde am 18. März bewußtlos, künstliche Atmung und Sauerstoffinhalation brachten ihn zu sich, doch verlor er abermals das Bewußtsein und wurde durch über 2 Stunden fortgesetzte künstliche Atmung nochmals aufgeweckt. Er ging am Abend des 19. März wieder an die Arbeit, fühlte sich bis auf etwas Kopfschmerz wohl und arbeitete die Schicht durch. Er kehrte am Abend des 20. zurück, starb aber in der Nacht. Es war kein Anhaltspunkt für weitere Gasvergiftung zu erkennen.

Ein Arbeiter betrat einen Benzoltankwagen durch ein Mannloch von 15 Zoll Durchmesser, um Rückstände zu entfernen. Der Tank war mit Wasser gefüllt und 20 Stunden früher ausgedämpft worden. Das Wasser war gewechselt und es war neuerlich durch 12 Stunden ausgekocht worden, endlich wurde der Tank zur Kühlung mit kaltem Wasser gefüllt, dieses ausgelassen und der Tank durch 10 Tage leer stehen gelassen, das Mannloch offen. Ein Lehrling, der draußen Wache stand, sah den Mann zusammenstürzen, er versuchte, ihm zu helfen, vermochte es aber nicht; ein zweiter Mann teilte das Schicksal des ersten, als er einstieg und jenen mit einem Strick bergen wollte. Ein dritter barg beide Leichen, erkrankte aber danach schwer. Im Anschluß an diesen Unfall empfahl Mr. Jackson: 1. die Tanks mit Wasser auszukochen, das Wasser zu entleeren und den Schlamm gleich danach zu entfernen, 2. vor dem Betreten die Tanks mit Wasser zu füllen und wieder zu entleeren und 3. für Zufuhr frischer Luft durch einen Respirationsapparat zu sorgen. Ein ähnlicher Unfall, jedoch nicht tödlich, ereignete sich beim Reinigen eines Tankwagens, der zum Transport von Kresolöl von einer Teerdestillation zu einer Waggonfabrik verwendet worden war, von einem Naphthalinniederschlag, der sich am Boden des Tanks gebildet hatte.

Chronische Benzolvergiftung. Im Januar 1918 wurden 2 Fälle von Purpura haemorrhagica bei Leuten gemeldet, die in einer großen Gummifabrik als Strecker beschäftigt waren. Einer von diesen beiden Fällen wurde als tödlich, der andere als schwer krank im Spital liegend gemeldet. Das sind die ersten in England bekannt gewordenen Fälle von chronischer Benzolvergiftung. In anderen Ländern wurden solche von Zeit zu Zeit berichtet: Im Jahre 1911 2 tödliche in österreichischen Gummiwerken, mit Purpura haemorrhagica als Hauptsymptom. Im Jahre 1897 berichtet Santesson 2 tödliche Fälle bei 9 Frauen in einer Druckerei in Schweden. Charakteristisch waren stets die roten Flecken (Hautblutungen) und Blutungen von Nase und Mund. Ähnliches berichtet Selling aus einer amerikanischen Konservenfabrik, wo Mädchen zum Verschließen von Zinnbüchsen eine Lösung von Gummi in Benzol benützten. In allen Fällen wurde starke Verminderung der roten Blutzellen, einmal bis auf 640000 pro Kubikmillimeter, gleichzeitig starke Leukopenie (Verminderung der Zahl der weißen Blutkörperchen) bemerkt, wobei insbesondere die polymorphkernigen an Zahl abnahmen.

Nach Dr. Bridge und Dr. Veitsch waren beide Leute in einer Ballonfabrik als Gummistreicher beschäftigt. Im September 1917 wurden sie in einen neuen Raum, enthaltend 20 Streichmaschinen, versetzt. Von diesen wurden drei zum Streichen des Ballonstoffes verwendet, nachdem das Gummi dafür in Benzol gelöst worden war, früher war Steinkohlenteer-Naphtha verwendet worden. Die zwei Leute sollten zwei von den drei Maschinen bedienen, der eine verließ die Arbeit am 11. Dezember 1917 und starb am 18., der andere gab die Arbeit am 13. auf und starb am 9. Januar 1918. Zwischen Beginn der Giftwirkung und Ausbruch der Krankheit lagen beide Male 3 Monate. Die beiden Männer waren 30 und 29 Jahre alt und vorher gesund. Die Symptome waren Unwohlsein und Anämie, dann Hämorrhagien der Haut und der Schleimhäute, endlich schwere Blutungen von Nase, Gaumen und Darm. Die Erythrozyten waren im ersten Falle auf 2,8 Millionen, die Leukozyten auf 2000 herabgegangen, Hämoglobin 35%, Färbeindex 0,6. Charakteristisch waren bei der Obduktion die zahlreichen Blutungen durch den ganzen Darmtrakt und Endokard, im zweiten, genauer untersuchten Falle zeigten sich Knochenmarkveränderungen an den langen Röhrenknochen. Es lag das Krankheitsbild der aplastischen Anämie vor, identisch dem bei Trinitrotoluol beschriebenen.

Ein dritter, auch tödlicher Fall betraf einen Arbeiter, der Metallreifen in einer Pneumatikreifenfabrik mit einer Lösung von Gummi zu überziehen hatte. Der Mann arbeitete $^1/_2$ Jahr in dem Betriebe und erkrankte im Juli anscheinend infolge der ungünstigen Wirkung, die die Verminderung der Ventilation im Arbeitsraum zur Folge hatte, da Benzol- und andere Dämpfe einwirken konnten. Der Arbeitsraum war eine Ecke eines großen Saales, der teilweise durch Glas, teilweise durch Holzwände unterteilt war. Er war 12 Fuß lang, 12 breit, 11 hoch, besaß sechs Fenster, von denen vier seitlich, zwei endständig waren. Jede Fensterfläche betrug 28—36 Zoll.

Anfang Mai wurden bauliche Veränderungen in dem Stockwerk darüber begonnen und, um das Gebälk zu stützen, wurden Pfosten in die Fenster eingefügt. Dadurch wurde das Öffnen von vier Fenstern bis auf wenige Zoll verhindert, der Verstorbene war einer von den drei in diesem Raume beschäftigten Leuten. Er war 33 Jahre alt und hatte dieselben Krankheitssymptome wie die früher erwähnten.

Obwohl gleich eine ärztliche Untersuchung aller dem Benzol ausgesetzten Arbeiter stattfand, zeigte kein anderer Vergiftungssymptome.

Der Chemiker des Betriebes stellte Untersuchungen über den Benzolgehalt der Luft an verschiedenen Stellen des Streichsaales an. Dieser betrug:

	Zahl der bei der Probeentnahme im Gange befindlichen Maschinen	Benzol auf 10 000 Teile Luft
Mitte des Ganges zwischen den Maschinen. . .	7	2,1
Gegenüber dem Abzug hinter der Maschine; Maschinen beiderseits im Gange.	8	10,5
Zwischen zwei in Gang befindlichen Maschinen, 1 Fuß vom Boden	6	3,7
dgl. an der Zimmerdecke.	6	4,6
1 Fuß von der Lehre einer Maschine im Niveau des Streichers	5	2,5
dgl. bei der Kleiderablage	10	2,5
Während des Streichens von gefirnißten Stoffen	8	8
dgl.	5	7
dgl. von Gummistoff . . .	3	4
Teigmühle in der Höhe des Gesichts eines Arbeiters	—	6

Daraus schloß Mr. Stevenson Taylor, daß in einem Streichraume von 55 000 Kubikfuß Inhalt, der zehn Streichtische für die Ballonfabrikation enthält, pro Minute 15,33 Kubikfuß Benzoldampf entwickelt werden. Bei 30 maligem Luftwechsel in der Minute würde, gleichmäßige Verteilung im Raume vorausgesetzt, die Luft in dem Raume 0,055% Dampf enthalten. Diese Menge ist weit unter der Grenze für explosible Mischungen von Luft und Benzol, diese beträgt nämlich 3% Benzoldampf, die oberste Grenze 6%. Ohne Ventilation enthielt die Luft nach 1 Stunde 1,68% Benzol.

Mit Rücksicht auf die Gefahr bestand die Notwendigkeit, entweder die Verwendung des Benzols abzustellen oder die Ventilation in Räumen, in denen es zur Verwendung kommt, zu erhöhen, damit die Benzolmenge unterhalb der Grenze der Giftigkeit bleibe. Die bei der Ventilation von Lackierräumen gewonnenen Erfahrungen sprachen dafür, dieses Verfahren auch im vorliegenden Falle anzuwenden und nach diesem Grundsatze verfuhr die Behörde. Die Raumventilation wurde gesteigert, zunächst in dem Raume, wo jene beiden tödlichen Fälle sich ereignet hatten, vom 16. auf den 57 fachen Luftwechsel pro Stunde, im Pneumatikreifenraum wurde ein kräftiger Ventilator (4370 Kubikfuß Luft pro Minute) aufgestellt, so daß der Benzolgehalt der Luft weiter auf 8 pro 10 000 Teile 18 Zoll vom Arbeitsstück herabgedrückt wurde. Es ereigneten sich keine weiteren Vergiftungen. Ärztliche Untersuchung aller Arbeiter wurde eingeführt und alle Betriebe, die derartige Arbeiten ausführten, visitiert und ihnen gezeigt, welche Vorsichtsmaßregeln bei der Verwendung von Benzol zu treffen wären. Dr. Burnet sieht Nasen- und Zahnfleischblutungen als Frühsymptom an, das als Indikator für den Anschluß von der Arbeit vorzüglich verwendbar ist. Fachleute haben sich dahin ausgesprochen, daß das Xylol ein sehr brauchbarer und weit ungefährlicherer Ersatz für Benzol sei."

Niederlande.

1914.

Ein Arbeiter in einer Bürstenbinderei erkrankte an Anilinvergiftung durch Hantieren mit Pflanzenfasern, die mit Anilin gefärbt waren.

An Benzolvergiftung erkrankte ein Arbeiter in einem Raume, wo Preßgas aus Petroleum durch Vergasen erzeugt wird; dabei kam es zum Entweichen von Gas.

1915.

Erkrankung mit tödlichem Verlaufe trat bei einem Manne ein, der ein Wasserreservoir mit einem benzolhaltigen Lack anzustreichen hatte. Bei dieser Arbeit waren schon tags vorher im ganzen 3 Arbeiter tätig gewesen, hatten über den starken Geruch des Lackes geklagt und sich schwindelig gefühlt. Am folgenden Tage sollten je 2 Arbeiter $^1/_2$ stündlich abwechseln, der obige 20 jährige Arbeiter wurde bald nach dem Betreten des Reservoirs bewußtlos und starb trotz künstlicher Atmung und Sauerstoffinhalation. Das Reservoir hatte einen Inhalt von 300 cbm und war nur nach oben offen, es hatte einen Durchmesser von 10 m, war bis zur Höhe von 6 m zylindrisch, lief dann kolbenförmig zu. Der Doktor hatte sich vorher bei anderen Wasserwerksleitern erkundigt, aber von keiner anderen Schädlichkeit als starkem Geruch gehört.

„Ein 22 Jahre alter Arbeiter hatte das Innere eines Spritzwagens mit Schwarzfirnis anzustreichen, er wurde betäubt und blieb die ganze Nacht im Tank liegen; am nächsten Tage klagte er über Übelkeit und Schwindel, objektiv fiel Blaufärbung und Angeschwollensein der Adern des Gesichtes auf. Der Puls war frequent, der Urin enthielt Spuren von Eiweiß. Der Fall endete mit Genesung. Der Firnis enthielt laut chemischer Untersuchung Benzolderivate."

1916.

Von zwei Anilinvergiftungen betraf eine einen Arbeiter einer chemischen Fabrik, er atmete Dämpfe aus einem Anilinkessel ein; der zweite

Fall betraf einen Weber, der schwarzes Garn webte. Schwankender Gang, Schwindel, Augenflimmern, allgemeine Schwäche, bläschenförmiger Ausschlag an beiden Händen waren die Folgen. Wahrscheinlich atmete er bei seiner Arbeit mit nicht ganz trockenem Garn kleine Anilindampfmengen ein.

Benzolvergiftung in einer Gummifabrik. „Ein 19jähriger Arbeiter, seit 9 Wochen an der ‚Streichmaschine' tätig, hatte eine Lösung von Kautschuk in Benzol auf Bänder für Fahrrad- und Automobilbereifungen aufzutragen. Zwei Mischungen waren in Gebrauch, von denen die eine $^4/_5$, die andere $^5/_6$ Benzol (Rohbenzol) enthielt. Bei 5stündiger Arbeitszeit verarbeitete der Mann etwa 45 kg der Mischung. Der durch Befragen der Arbeitsgenossen des Betreffenden vom medizinischen Gewerbeinspektor erhobene Tatbestand ergab, daß dieser, ohne vorher über Beschwerden geklagt zu haben, vor der Maschine stehend, plötzlich nach vorn umfiel. Er lag dann bewegungslos auf dem Boden, das Gesicht blau gefärbt. Die Leichenschau (Obduktion? — Ref.) ergab keine Todesursache. Die Annahme, daß es sich bei dem bisher gesunden Manne um Benzolvergiftung handle, wird durch das in der Literatur beschriebene Vorkommen übereinstimmender Fälle bestärkt. Von 3 an der gleichen Maschine arbeitenden Leuten wurde danach einer plötzlich schwindelig und starb gleich danach.

Das Benzol wird in diesem Unternehmen nunmehr durch ein Benzinpräparat ersetzt, das nach der Untersuchung des Chemikers der Gewerbeinspektion aus Leicht- und Schwerbenzin, gemengt mit etwas Benzol, besteht. Außerdem wurde eine entsprechende Gasabsaugung vorgeschrieben."

Mit Rücksicht auf die während des Krieges besonders nahegerückte Möglichkeit der Benzolvergiftung wurde ein Merkblatt für Arbeiter herausgegeben, die mit Streichen selbsttrocknender Farben, Lacke und Firnisse beschäftigt sind. Der Inhalt des Merkblattes ist folgender:

Anweisung für die Arbeiter, die beim Lackieren, Firnissen und Färben mittels schnelltrocknender Stoffe beschäftigt sind.

Viele schnelltrocknende Farben, Firnisse und Lacke enthalten als Lösungsmittel leicht verdampfende — aber giftige — flüchtige Stoffe. Dabei wird viel von

Benzol und benzolhaltigem Benzin

Gebrauch gemacht.

Vergiftungsgefahr.

Der Vergiftungsgefahr sind alle Personen ausgesetzt, die dabei schnelltrocknende Farben, Firnisse und Lacke verwenden, insbesondere aber jene, die dies in abgeschlossenen Räumen tun und lange Zeit hindurch in dieser Weise beschäftigt sind. Die Gefahr nimmt zu, wenn die Temperatur hoch und der Luftwechsel gering ist, letzteres deshalb, weil die Dämpfe schwer sind und in geringer Höhe hängen bleiben. Die Vergiftung erfolgt durch Einatmen der Dämpfe, mitunter aber auch durch Aufnahme der flüchtigen Stoffe im Wege der Haut, wenn die Hände damit in Berührung kommen. Benzin, das viel weniger giftig ist als Benzol, ist bei langdauerndem Einatmen auch gesundheitsschädlich, insbesondere wenn es Benzol enthält.

Andere giftige Lösungsmittel sind Schwefelkohlenstoff, Toluol, Xylol.

Symptome der Vergiftung:

Benommenheit, Kopfschmerz, Brechneigung, Schwindel, Husten, Ohrensausen, Aufgeregtheit, Zittern und Krämpfe; beim Einatmen großer Mengen der Dämpfe plötzliche, stundenlang dauernde Bewußtlosigkeit, mitunter der Tod.

Schutzmaßregeln.

Beim Anstreichen, insbesondere von Kesseln, Reservoirs, Tanks und anderen geschlossenen Räumen, muß während der Arbeit für energische Lüftung gesorgt werden. Die Arbeit ist zeitweilig durch Aufenthalt im Freien zu unterbrechen. Sprechen, Pfeifen und Singen ist nicht gestattet, da hierdurch die Einatmung der giftigen Dämpfe gefördert wird.

Waschen der Hände mit Benzol darf nicht erfolgen. Jeder Anstreicher soll sich, sobald er sich unwohl fühlt, an die frische Luft begeben. Bei schwereren Vergiftungen ist Zufuhr von Sauerstoff notwendig; in solchen Fällen ist so bald wie möglich ärztliche Hilfe in Anspruch zu nehmen.

Benzol und benzolhaltige Benzine als Lösungsmittel für Lacke usw. sind giftig. Die Vergiftungsgefahr ist besonders groß in geschlossenen, schlecht ventilierten Räumen, dann bei hoher Temperatur. Auch Schwefelkohlenstoff, Toluol, Xylol sind giftig, in geringerem Maße Benzin. Es folgen kurz die Erscheinungen der Benzolvergiftung. Die wichtigste Maßregel gegen Vergiftung ist ausgiebige Lufterneuerung vor und während der Arbeit. Sprechen und Singen ist zu unterlassen, da dadurch die aufgenommene Dampfmenge zunimmt. Bei Unwohlsein begebe man sich an die frische Luft.

Xylolvergiftung in einer Blechwarenfabrik. „In der schlecht ventilierten Lackiererei wurden Blechwaren in warmen Lack ‚Black tar Varnish' getaucht, wobei der 30jährige Arbeiter Dämpfe einatmete. Die chemische Untersuchung des Lackes ergab als Lösungsmittel Xylol und höhere Kohlenwasserstoffe. Die Beschwerden bestanden in Kopfweh, Übelkeit und mangelnder Eßlust. Täglich wurden 8 l verarbeitet. Zur Verdünnung des Lacks wird Benzin verwendet. In der Farbenanmacherei wurde überdies durch den medizinischen Gewerbeinspektor ein Blechgefäß mit der Etikette ‚Terpentin' gefunden. Die chemische Untersuchung ergab jedoch, daß dies ein Handelsname sei, der mit Unrecht an Terpentinöl erinnere. Das Lösungsmittel bestand ebenfalls aus Xylol und höheren Kohlenwasserstoffen.

Nunmehr wurde das Heißtauchen durch Kalttauchen ersetzt, überdies wurde auf Grund des Art. 237 des Sicherheitsgesetzes die Arbeitszeit von der Distriktsbehörde für das Personal, solange es beim Lackieren und am Trockenofen beschäftigt ist, auf 4 Stunden täglich beschränkt."

Ein Lack in einer Füllofenfabrik enthielt nach der chemischen Untersuchung als Lösungsmittel Xylol und höhere Kohlenwasserstoffe und in Spuren Toluol. Ein dort tätiger Arbeiter litt an einer Hauterkrankung der linken Hand.

1917.

Anilinvergiftungen wurden 3 angezeigt, eine davon irrtümlich: In einer chemischen Fabrik beim Anilinkessel bekam ein Arbeiter blaue Lippen und Unwohlsein, erholte sich nur langsam unter Waschungen und schwarzem Kaffee; ein zweiter Fall ereignete sich in einer Kattunweberei beim Beizen mit Anilinöl.

Von 2 Benzolvergiftungen war eine durch Reinigen eines Gastopfes bei einem Sauggasmotor einer Bürstenmacherei, die zweite in einer Kautschukfabrik erworben.

In einer Fabrik militärischer Gasmasken wurden große Mengen eines Lösungsmittels für Gummi gebraucht, das aus Benzol, Xylol und Toluol bestand. Die Arbeiterinnen klagten bei der ärztlichen Untersuchung über Kopfschmerz, Schläfrigkeit, Schwindel und schlechten Appetit. Durch Einrichtung einer besseren Ventilation verminderten sich die Klagen.

In einer Kautschukvulkanisiererei wurde mit Paranitrosodimethylanilin gearbeitet, die Arbeiter hatten Schwellungen des Gesichts und Jucken der Hände. Das starke Schwitzen war Mitursache des Hautleidens. Der Betriebsleiter kannte die Giftigkeit des Stoffes nicht, die Arbeiter verließen, ohne sich zu waschen, den Betrieb.

„An der Streichmaschine einer Fahrradbereifungsfabrik wurden Bänder mit einer Lösung von Kautschuk in Benzol bestrichen, wobei 50% des Lösungsmittels im Arbeitslokal zur Verdampfung kamen. Das Benzol schien nach der amtlichen chemischen Untersuchung Rohbenzol zu sein, d. i. Benzol vermischt mit höher siedenden Fraktionen.

Dampfabsaugung fehlte. Die Arbeiter in dem Betriebe schienen der Gefahr der Vergiftung unkundig zu sein. Ein gedrucktes Merkblatt wurde verteilt."

„Dem medizinischen Gewerbeinspektor und dem Staatschemiker fiel beim Besuche einer chemischen Fabrik die gelbe Farbe alles Holzwerkes auf, die auf dem Gehalt der Luft an Anilin beruhte. In früheren Zeiten waren Fälle von ‚Blausucht' vorgekommen, später gab es unter den Arbeitern keine Klagen über ihren Gesundheitszustand mehr. Man schien die Methode der ersten Hilfeleistung durch künstliche Atmung nicht zu kennen. Ein Sauerstoffapparat war nicht vorhanden. Die Badekabinen konnten, wenn ein Arbeiter sie versperrt hatte und innen unwohl geworden war, nicht von außen geöffnet werden. In der Zelle befand sich nahe dem Fußboden ein Rippenheizkörper. Alle diese Mißstände waren bei der nächsten Fabrikinspektion behoben."

1918.

„In einer Seifenfabrik zog sich ein junger Mensch von 16 Jahren eine Nitrobenzolvergiftung durch Zusetzen von etwas Nitrobenzol aus einer Flasche zu einer Seifenlösung zu. Nach mehrtägiger Arbeit klagte er über Kopfschmerz, Schwindel, Schwarzsehen vor den Augen, Übelkeiten, auch wurde Gesichtszyanose konstatiert. Herstellung erfolgte bald durch Arbeitswechsel.

In dem Streichmaschinensaal einer Kautschukfabrik empfanden die Arbeiter durch reizende Rohbenzoldämpfe Augenbrennen, Hustenreiz, Kopfweh, Schläfrigkeit und Schwindel, bei einigen Leuten wurde auch Tremor der Finger wahrgenommen. Das Lösungsmittel war früher Benzin, dieses gab zu weniger Klagen Anlaß. Später wurden Lösungsmittel unbekannter Zusammensetzung verwendet, zuletzt ein ,Benzin', das nach der chemischen Untersuchung Rohbenzol zu sein schien, ein zweites Muster bestand aus Benzol und höheren Kohlenwasserstoffen, ein drittes war identisch mit Ligroin, einem Petroleumbestandteil.

Zweckmäßiger Schutz gegen die Vergiftungsgefahr besteht lediglich in der maschinellen Absaugung vom Streichbrett. Solange dies nicht stattfindet, muß die Arbeitszeit nach Art. 246 des Arbeiterschutzgesetzes auf die Hälfte reduziert werden."

Benzol in der Schuhcremefabrikation. „Als Lösungsmittel wurde ,Terpino' verwendet. Ein vom ärztlichen Gewerbeinspektor entnommenes Muster bestand aus Benzol und seinen Homologen. Ähnliches gilt von zwei später entnommenen, vom Chemiker der Gewerbeinspektion untersuchten Mustern, auch sie enthielten Benzol und seine Homologen, darunter Xylol. An der Füllmaschine der Schuhcremedosen werden täglich von Mädchen 30 l Xylol verbraucht. Verlangt wurde ein gut passender Holzdeckel über der Füllmaschine. Demnächst wird ein Benzolmerkblatt herausgegeben."

Benzolderivate in der Munitionsindustrie

(s. a. „Nitrose Gase" S. 96, „Anhang" S. 256, f. Bayern „Allgemeines"
S. 1).

Deutsches Reich.

Preußen.

„In Sprengstoffabriken, Granatenfüllstationen und anderen Munitionsfabriken haben sich nachweislich, abgesehen von der tödlichen Erkrankung einer Arbeiterin, die von dem Pathologischen Institut in Halle a. S. letzten Endes auf die Einwirkung von Trinitrotoluol zurückgeführt wurde, schwere Krankheitserscheinungen nicht gezeigt. Die sonst außerordentlich giftige Wirkung des Trinitroanisols beschränkte sich im hiesigen Bezirk, da seine Verarbeitung nur kurze Zeit dauerte, auf einzelne Fälle von Ekzemen an den Händen und Anschwellungen des Gesichts. Im übrigen machte sich vielfach, vornehmlich bei den mit Pikrinsäure in Berührung kommenden Arbeitern, ein intensives Gelbwerden des Gesichts, der Hände und des Haares bemerkbar, das aber das Wohlbefinden nicht weiter beeinträchtigte. Von ausschlaggebender Bedeutung für den guten Gesundheitszustand in diesen Betrieben waren die weiträumige und luftige Bauart der Arbeitsräume, die Beobachtung größter Ordnung und Sauberkeit auch in der Kleidung der Arbeiter und die Verabreichung einer reichlichen, möglichst fettreichen Kost durch Werksküchenspeisungen, die durch die Industrieversorgungsstelle besonders unterstützt wurden. Einige Werke waren auch in der Lage, den besonders gefährdeten Arbeitern und Arbeiterinnen teils aus eigener Viehhaltung, teils aus besonderen Zuweisungen regelmäßig eine, wenn auch beschränkte, Menge Milch zu verabreichen." (RB. Magdeburg.)

„In der Sprengstoffindustrie kamen zahlreiche Erkrankungen vor, die auf die Arbeit mit giftigen Stoffen zurückzuführen waren. Die zur Vermeidung solcher Schädigungen dienlichen Maßnahmen ließen sich in dem wünschenswerten Umfange vielfach nicht durchführen, weil die dazu nötigen Gegenstände in genügenden Mengen nicht zu beschaffen waren (z. B. Überkleider, Handtücher, Seife, Schuhe usw.). Gleichwohl geschah nach Möglichkeit alles, was Gesundheitsschädigungen zu verhüten geeignet sein konnte (Milchausgabe). In einer Sprengstofffabrik wurde ein eigener Fabrikarzt mit einer Anzahl von Krankenschwestern angestellt, in Krankenbaracken und einem eigenen Krankenhaus wurde für Behandlung der Kranken gesorgt, Luft- und Sonnenbad diente zur Unterstützung der Heilmaßnahmen usw." (RB. Oppeln.)

„In einem Betriebe der Heeresverwaltung, in dem gefüllte Granaten statt mit Behelfsverschlußschrauben mit gebrauchsfertigen Zündern versehen wurden, erkrankten 8 Arbeiterinnen an Hautentzündungen, die sich in kleinen Geschwüren an den Armen, zum Teil auch am ganzen Körper, äußerten. Als Ursache wurde die Einwirkung von Trinitroanisol angenommen, womit die Granaten gefüllt waren. Geringe Mengen davon fielen beim Lösen der Verschulßschrauben auf den Arbeitstisch, so daß sich ein feiner, der Haut schädlicher Staub bildete. Die Krankheitserscheinungen schwanden, sobald die Beteiligten andere Arbeiten verrichteten. Nur in einem Falle war eine 4wöchige Krankenhausbehandlung notwendig. Weitere Erkrankungen sind später nicht aufgetreten. Die Betriebsleitung führt diesen Umstand auf eine andere Zusammensetzung der Granatenfüllmasse zurück, da sie irgendwelche Betriebsveränderungen nicht getroffen hätte." (RB. Königsberg.)

„In der Sprengstoffindustrie sind Gesundheitsschädigungen besonders bei der Verarbeitung von Nitrokörpern aller Art wahrgenommen worden, und da beim Einfüllen solcher Stoffe in Granaten, Minen, Handgranaten und Geschosse zahlreiche Arbeiterinnen beschäftigt wurden, sind diese dabei stark in Mitleidenschaft gezogen worden. In einer Füllstation für Granatminen, in der Donarit mit 15,2% aromatischen Nitroverbindungen verschiedener Nitrierstufen verarbeitet wurde, stellten sich bald Erkrankungen unter Gelbfärbung der Haut ein. Die Arbeiterinnen zeigten blasses Aussehen und Blutarmut und klagten über Schwindel, Kopfschmerzen, Erbrechen, Ameisenlaufen in den Gliedern und allgemeine Körperschwäche bei erheblicher Herzschwäche. Der Arzt führte die Schädigungen auf das Einatmen der Ausdünstungen des Sprengstoffes zurück. Durch Vergrößerung des Luftraumes, Anlegung einer mechanischen Entlüftung, Vorhalten von Lederhandschuhen und besonders durch maschinelles Einfüllen des Sprengstoffes wurde eine wesentliche Besserung der Verhältnisse erzielt. — In der Trinitrotoluolabteilung einer Sprengstoffabrik waren die Arbeiterinnen in höherem Maße als in anderen Betrieben Luftröhrenerkrankungen ausgesetzt, neigten auch mehr zu Blutarmut, und ihre äußere Erscheinung ließ auf höheres Alter schließen, als es ihren Lebensjahren entsprach; bei einigen zeigten sich geringe Nierenerscheinungen. Bei den regelmäßigen monatlichen Untersuchungen wurden meist einige Leute zur Arbeit in freier Luft bestimmt. Im Preß- und Schmelzbetriebe fiel auf, daß die Arbeiterinnen, die im Einsetzraum am Tauchkessel arbeiteten, in höherem Grade als die übrigen zu Blutarmut neigten. Häufigerer Wechsel der Arbeiterinnen bei dieser Beschäftigung wurde durchgeführt, für einzelne wurde das Ausscheiden aus dieser Betriebsabteilung verlangt. In 5 Fällen trat gelbe Leberatrophie auf, die in 4 Fällen tödlich verlief. Eine besondere Veranlagung für diese Erkrankung muß wohl vorgelegen haben, da andere Leute dieselbe Arbeit jahrelang verrichtet haben, ohne Schaden zu nehmen. — Im Pikrinsäurebetriebe zeigten die Arbeiter Neigung zu trockenen Luftröhrenkatarrhen und zu Blutarmut. In wenigen Fällen ließ sich reduzierter Gallenfarbstoff als Zeichen einer Leberschädigung feststellen. Wechsel der Beschäftigung war nur für einige Personen nötig. (RB. Merseburg.)

„Ungünstig lagen die gesundheitlichen Verhältnisse für die Arbeiter in der Sprengstoffindustrie, vor allem in den Betrieben, in denen Nitroverbindungen der aromatischen Kohlenwasserstoffe verarbeitet wurden. In einer Sicherheitssprengstoffabrik traten bei der Herstellung von Perdit bei der Arbeiterschaft Krankheitserscheinungen auf, die anscheinend auf die Einwirkung von Di- oder Trinitrotoluol zurückzuführen waren. Die Arbeiter klagten über lähmungsartige Erscheinungen in den Füßen. Das Gehen wurde beschwerlich; sie hatten das Gefühl, als wenn die Füße abgestorben wären. Dabei waren die Füße aber sehr druckempfindlich, so daß nur weites Schuhzeug getragen werden konnte. Im allgemeinen verlor sich die Erscheinung bei anderweitiger Beschäftigung bald. Nur in einem Falle, bei einem Vorarbeiter, zeigten sich noch heute, obwohl er den Betrieb seit Monaten verlassen hat, diese Folgen. Als Gegenmittel wurde den Arbeitern, die mit dem Di- und Trinitrotoluol in Berührung kamen, täglich Milch verabreicht. — Die gesundheitsschädlichen Wirkungen der Di- und Trinitroverbindungen des Toluols werden jedoch bei weitem übertroffen durch das überaus giftige Dinitrobenzol, das bei dem außerordentlichen Mangel an anderen Nitrokörpern trotz seiner längst bekannten Giftigkeit zum Füllen von Granaten und Minen Verwendung finden mußte. Obwohl ein fester Körper, verflüchtigt es sich doch infolge seiner außerordentlich leichten Sublimierbarkeit schon bei mäßiger Erwärmung und erfüllt so nur allzu leicht die Arbeitsräume mit seinen auch in großer Verdünnung höchst giftigen Dämpfen. Den Giftwirkungen dieser Dämpfe fallen die Arbeiter je nach ihrer körperlichen Veranlagung und Widerstandsfähigkeit, besonders leicht aber die Arbeiterinnen in den Entwicklungsjahren und bei Vorhandensein von Bleichsucht, unter den Erscheinungen der Zyanose anheim. — Erkrankungen durch Einwirkungen von Dinitrobenzol traten in einem hiesigen Minen- und Granatenfüllwerk seit dem Sommer 1916 auf. Wegen der in den heißen Sommermonaten besonders großen Gefahr der Erkrankung wurde die bisher übliche ununterbrochene Achstundenschicht vorübergehend in eine Sechsstundenschicht übergeführt unter Ausfall der Tagesschicht von vormittags 10 bis nachmittags 4 Uhr. Durch ständige Verbesserung der Apparatur, durch welche die Fortleitung, Abmessung und Einfüllung des Dinitrobenzols, soweit wie irgend angängig, innerhalb geschlossener Röhren und Behälter bewirkt wurde, sowie durch peinlichste Sauberkeit des Betriebes und aufklärende Belehrung der Arbeiter suchte man die Gesundheitsgefahren zu bekämpfen. In einem neu errichteten Granatenfüllwerk wurden diese Maßnahmen unter gleichzeitiger Schaffung kräftig wirkender Entlüftungsanlagen und der Zuführung von Frischluft in bester Weise zur Durchführung gebracht. Ferner war, allerdings unter Berücksichtigung der durch den Krieg gebotenen Einschränkungen, der Fabrikleitung mittels polizeilicher Verfügung auf Grund des § 120d der GO. die Durchführung der im Ministerialerlaß vom 21. Oktober 1911 (MBl. S. 404) bekannt gegebenen Grundzüge für die Einrichtung und den Betrieb von Anlagen, in denen gesundheitsschädliche Nitro- und Amidoverbindungen hergestellt und regelmäßig in größeren Mengen wiedergewonnen werden, auferlegt worden. Hiernach mußten alle mit Dinitrobenzol in Berührung kommenden Arbeiter vor ihrer Einstellung von einem von der höheren Verwaltungsbehörde besonders ermächtigten Arzt untersucht, auch allwöchentlich im Betriebe auf Anzeichen etwa vorhandener Anilismuserkrankungen geprüft und bei festgestellter Erkrankung bis zur völligen Genesung vom Betriebe ausgeschlossen werden. Der Befund mußte in ein zu führendes Krankenbuch eingetragen werden. Die Befolgung dieser Vorschriften wurde auch durch die vom stellvertretenden Generalkommando für die Errichtung der Füllanlage erteilte Bau- und Betriebserlaubnis sichergestellt. Das anfängliche Mindestalter für die Einstellung von Arbeiterinnen wurde im letzten Jahre von 18 auf 20 Jahre erhöht. Die Maßnahmen hatten den Erfolg, daß die von zwei Schwestern unter Unterstützung durch eine Fabrikpflegerin geleitete Krankenstation der Fabrik, die anfänglich fast täglich 8—10 Kranke während der heißen Monate aufwies, im letzten Sommer kaum halb so viele Kranke zu beherbergen pflegte, obwohl die Zahl der der Erkrankung ausgesetzten Personen sich nahezu verdoppelt hatte.

An den Giftwirkungen des Dinitrobenzols sind im ganzen 3 männliche Arbeiter und 1 Arbeiterin gestorben. Diese war in dem gut gelüfteten und eigentlichen Gesundheitsgefahren nur wenig ausgesetzten Granatenabfertigungsraum beschäftigt, so daß die tödliche Vergiftung auf eine besonders große Anfälligkeit oder auf eine nicht weiter festgestellte Ursache zurückgeführt werden muß. Der Tod eines der drei Arbeiter war eigentlich als durch Unfall hervorgerufen anzusehen, weil infolge nicht rechtzeitigen Schließens eines Ventils sich die heiße Dinitrobenzolmasse durch ein Auspuffrohr über sein Gesicht und seinen Körper ergoß, so daß er an den Folgen dieses Unfalls nach 2 Tagen starb." (RB. Schleswig.)

„Beim Füllen von Granaten mit schmelzflüssigem Sprengstoff, der hauptsächlich aus Trinitrotoluol bestand, erkrankten Arbeiterinnen infolge der Berührung mit diesem Giftstoff und der Einatmung seiner Dünste an Kopfschmerzen, Schwindel und Ohnmachten; auch ist während der ersten Monate dieses Granatenfüllbetriebes im Winter 1916/17 der Tod zweier Arbeiterinnen zu beklagen gewesen. Eine Verlegung des Betriebes in geräumigere, luftige Baulichkeiten wurde alsbald veranlaßt, und die genaue Durchführung der von den Zentralbehörden inzwischen ausgearbeiteten Vorsichtsmaßregeln überwacht. In den letzten Kriegsjahren sind alsdann schwere Erkrankungen bezeichneter Art nicht mehr vorgekommen."

„Beim Einfüllen von losem, gemahlenem Trinitroanisol in Granaten in der Feuerwerkerei der Rheinischen Metallwaren- und Maschinenfabrik in Unterlüß bekamen etwa 30 von den 40 damit beschäftigten Arbeiterinnen Ausschlag und Ekzeme im Gesicht und an den Händen. Die Arbeit wurde wegen des Widerstandes der Beteiligten nach 9 Tagen eingestellt, und Trinitroanisol durch Trinitrotoluol ersetzt. Die Erkrankungen waren, wie die gemeinsamen Besichtigungen mit dem Kreisarzt ergaben, unbedeutend, besondere Maßnahmen waren nicht erforderlich. Das neue Füllwerk wurde im Jahre 1918 in Betrieb genommen. Die dort hergestellten Gas- (Blaukreuz-) Granaten wurden zunächst mit Trinitrotoluol gefüllt, später mit Dinitrobenzol. Im ersten Falle, wobei die geschlossene und gefüllte Gasflasche in die Geschosse eingesetzt wurde, kamen infolge des Bruchs einzelner Flaschen kleine Ekzeme an den Händen vor ohne irgendwelche Folgen. Bei der Dinitrobenzolfüllung dagegen sind in den 4 Monaten von Juli bis Oktober 1918 bei den jeweisl etwa 200 damit beschäftigten Personen, worunter sich etwa ein Viertel Arbeiterinnen befand, insgesamt 68 Erkrankungen mit 769 Krankheitstagen vorgekommen. Die meisten Fälle waren leichterer Art mit einer Krankheitsdauer bis zu 14 Tagen. In den 4 schwersten Fällen dauerte die Wiederherstellung 23, 26, 52 und 60 Tage. Gleich bei den ersten Erkrankungen wurde die dauernde Überwachung aller mit den giftigen Stoffen in Berührung kommenden Leute dem Bataillonsarzt in Unterlüß übertragen, der zu dem Ergebnis kam, daß dauernde schädliche Folgen für keine der erkrankten Personen zu befürchten seien. Es ist aber mit Sicherheit anzunehmen, daß die Arbeiterinnen weit anfälliger sind als die Arbeiter. Das Füllen der Geschosse mit Dinitrobenzol geschah durch mechanische Füllapparate, die sowohl mit Absaugung versehen waren, als auch mit einer Vorrichtung, die einen kräftigen Luftstrom an der Arbeitsstelle in Wirksamkeit treten ließ. Auf ärztliche Anordnung wurde allen mit diesen Arbeiten Beschäftigten täglich je $^1/_2$ l Vollmilch bewilligt, was trotz der bestehenden großen Schwierigkeiten durchgeführt werden konnte.‘‘

„Für die Munitionserzeugung wurde in einem Betriebe die Fabrikation von Dinitrobenzol in großem Umfange aufgenommen. Gleich im Anfang traten dabei, wohl infolge der Verwendung ungeeigneter Nitrierapparate, so oft Anilismusfälle auf, daß die Firma die Fabrikation bald wieder aufgab. In großer Zahl sind Anilismusfälle in den Granaten- und Minenfüllwerken bei der Verarbeitung von Dinitrobenzol vorgekommen. Die Gesundheitsgefahren waren selbst bei zweckentsprechenden Einrichtungen des Großbetriebes nicht völlig zu vermeiden. Der wiederholt gegebenen Anregung, Arbeiterinnen bei dem für sie besonders gesundheitsschädlichen Abfüllen von Nitroverbindungen nicht zu beschäftigten, konnte mangels genügender Arbeitskräfte nicht entsprochen werden. Nach der Krankenstatistik für die Monate Oktober 1917 bis Oktober 1918 sind in zwei Füllwerken durch die gesundheitsschädliche Wirkung von Nitroverbindungen im Durchschnitt monatlich 5,44% und 2,27% der Arbeiterinnen erkrankt. In der Mehrzahl waren diese Anilismusfälle leichter Art und nach kurzer Arbeitsunterbrechung wieder behoben. Tödlich verliefen 6 Fälle, darunter 4 Fälle mit akuter Gelbsucht und Leberschrumpfung. Für die in der neueren Literatur vertretene Ansicht, daß diese schweren Fälle auf das zum Kopfguß verwendete Trinitrotoluol zurückzuführen seien, hat sich der Beweis nicht erbringen lassen. Individuelle Empfindlichkeit gegenüber anderen Nitroverbindungen, in erster Linie gegen Dinitrobenzol, muß vorläufig als Ursache für die tödlichen Fälle angesehen werden. Neben weitgehender Vervollkommnung der in den Füllwerken benutzten Apparate und Geräte wurde eine verstärkte ärztliche Überwachung der Arbeiter durchgeführt.

Bei der umfangreichen Herstellung von Trinitrotoluol sind Erkrankungen nicht beobachtet worden. Der Einatmung des Staubes beim Zerkleinern wurde durch zweckentsprechende Einrichtung vorgebeugt. Bei der Verwendung von krystallinischem Trinitrotoluol traten bei einem Teile der Arbeiterinnen, die beim Abwiegen und Einstampfen beschäftigt wurden, Kopf- und Kreuzschmerzen, Übelkeit, Magenbeschwerden und Trockenheit in Mund und Nase auf. Es wurde angeordnet, daß das Abwiegen nur von einer Person in einem entlüfteten Gehäuse, und daß das Einstampfen unter Abzügen ausgeführt werde. Später war es durchführbar, nur noch Männer zu diesen Arbeiten zu verwenden. — Die Pikrinsäure hat sich als nicht ganz unschädlich erwiesen. Mehrfach klagten Arbeiterinnen in Zünderfabriken über Kopfschmerzen, Schwindelgefühl und Magenbeschwerden. Einige gaben die Arbeit auf, andere wurden durch Verabreichung von Milch zufriedengestellt. Bei Arbeitern sind Krankheitserscheinungen infolge Einatmens von Pikrinsäure nicht beobachtet worden. Der Einwirkung der Pikrinsäure auf die Haut und dem dadurch verursachten bläschenförmigen Hautausschlag konnte bei den meisten Arbeitern durch das Tragen von Handschuhen vorgebeugt werden." (RB. Wiesbaden.)

„Die bei Munitionsarbeitern von verschiedenen Ärzten beobachteten Augenschädigungen sind in einer Anzahl von Fällen näher untersucht worden. Alle Fälle waren auf die Einwirkung von Dinitrobenzol zurückzuführen. Die Leute hatten das zentrale Sehen verloren und konnten für genaue Arbeiten nicht mehr verwandt werden. Außerdem ist noch damit zu rechnen, daß diese Fälle Arbeitsbeschränkung hervorrufen können. Es muß daher gefordert werden, daß ältere Arbeiter von schlechtem Ernährungszustande möglichst wenig in derartigen Betrieben beschäftigt und insbesondere solche ausgeschlossen werden, die infolge der früheren Einwirkung sehnervenschädigender Gifte (Alkohol, Tabak, Blei, Schwefelkohlenstoff, Anilin, Lues und Diabetes) zu Sehstörungen neigen. Auch ist die Zulassung von Frauen, besonders während der Periode und der Schwangerschaft, abzuraten. Da bei einer Anzahl der Arbeiter die Schädigung dauernd und so hochgradig ist, daß sie in ihrer Erwerbsfähigkeit stark beeinträchtigt werden, kann in Frage kommen, bei dieser ausgesprochenen Gewerbekrankheit eine Unfallentschädigungspflicht eintreten zu lassen, wie es bei den Todesfällen durch die Bekanntmachung vom 12. Oktober 1917 (RGBl. S. 900) bereits geschehen ist." (RB. Köln.)

Um die Beurteilung der Entwicklung des Gesundheitszustandes der Arbeiterschaft in der Sprengstoffindustrie zu ermöglichen, sind im Originalberichte die Zusammenstellungen von drei Werken, A, B und C, auf den Seiten 994, 995 und 996 wiedergegeben, die alle Erkrankungen, einschließlich der Vergiftungen, umfassen.

Die Zusammenstellungen zeigen, daß die Erkrankungsfälle allmählich ansteigen, und zwar in Werk A und B bei den männlichen Arbeitern wesentlich stärker als bei den Arbeiterinnen, während in Werk C, das im Frieden Frauen noch nicht beschäftigte, die Erkrankungsfälle der Arbeiterinnen überwiegen. Eine Ausnahmestellung nimmt allerdings das Jahr 1915 mit einer außerordentlich erhöhten Zahl der Krankheitsfälle ein; dies mag zum Teil darin begründet sein, daß nach der verstärkten Aufnahme der Sprengstofferzeugung erst Erfahrungen gesammelt und Vorbeugungsmaßregeln getroffen werden mußten. Die Krankheitsdauer war bei beiden Geschlechtern ungefähr gleich, auch zwischen den Jahren machte sich ein wesentlicher Unterschied nicht bemerkbar. Der Tod hat hauptsächlich ältere Personen hinweggerafft. Bei den im Werke B verzeichnten Todesfällen handelte es sich in den Jahren 1915 um 8, 1916 um 3, 1917 um 12 und 1918 um 18 Personen über 50 Jahre. Im Jahre 1918 starben in diesem Werk außerdem noch 10 Personen an Grippe. Während der ganzen Kriegsdauer ist hier nur ein Todesfall infolge Vergiftung zu verzeichnen. Bei den Todesfällen in Werk C handelt es sich auch nur in seltenen Fällen um einen Ausfluß der Fabrikbeschäftigung.

Die Zusammenstellung auf S. 997 des Originalberichtes gibt die Erkrankungen in den Betriebsabteilungen des Werkes A, in denen Trinitrobenzol und Kampfgase sowie Trinitroanisol hergestellt und verarbeitet wurden, allgemein und den Anteil an, der auf die Nitrostoffe zurückzuführen ist.

Ein Vergleich der Spalte 14 mit den Spalten 4 und 9 zeigt, daß die Vergiftungen und Hauterkrankungen stark zurücktreten gegenüber den Krankheitsfällen, die auf andere Krankheiten entfallen. Das gleiche gilt für die auf einen Krankheitsfall entfallende Zahl der Krankheitstage (Spalten 16, 6 und 11) und Todesfälle (Spalten 17, 7 und 12). Spalte 4 zeigt starke Schwankungen der Krankheitsfälle. Spalte 9 weist für die Jahre 1915 und 1916 sehr hohe Zahlen auf; man stand anfangs den Krankheitserscheinungen teilweise ratlos gegenüber, die Zahlen der Jahre 1917 und 1918 zeigen deutlich den Einfluß der Vorbeugungsmaßnahmen. Die durchschnittliche Dauer der Krankheiten war nicht erheblich; Todesfälle kamen in dem Trinitroanisolbetrieb überhaupt nicht vor.

„Infolge der Berührung mit Pikrinkörpern kamen in einer Zünderfabrik einige leichte Erkrankungen von Frauen und Mädchen vor. Die Erkrankungen äußerten sich durch Kopfschmerzen, Übelkeit und Erbrechen, dauerten aber höchstens einen Tag. Die Beschäftigung fand in einem gesunden Raume statt; für Reinlichkeit, Wascheinrichtungen und Überkleider war gesorgt, und es wurden später Zangen und Handschuhe benutzt, um das Berühren mit bloßen Händen zu vermeiden. Schließlich wurde das Hantieren mit den Pikrinkörpern Männern übertragen, bei denen keine Erkrankungen vorkamen.“ (RB. Koblenz.)

„Von den Stoffen der Nitrogruppe ist der unschuldigste die Pikrinsäure. Infolge Staubes wurden meist nur Hautjucken und kleinere Ausschläge an Hals, Nacken und Händen beobachtet, in einigen Anlagen auch Schwindelanfälle und Krämpfe. Dauernde Schädigungen sind nicht zu verzeichnen. Trinitronaphthalin in Pulverform führt zu erheblichen Schleimhaut- und Augenentzündungen, die sofort verschwinden, wenn das Material gekörnt, d. h. zu Zündlagerungskörpern gepreßt, verarbeitet wird. Als dies feststand, wurde der Stoff nur noch in gekörnter Form hergestellt. — Erkrankungen infolge von Nitrotoluol sind nicht überall beobachtet worden. Im Vordergrunde des Krankheitsbildes stehen hierbei Magenbeschwerden, die eine Schlußfolgerung infolge der ungünstigen Ernährungsweise nicht gestatten. Es sind zwar zwei Erblindungen bei Arbeitern vorgekommen, die mit unkristallisiertem Trinitrotoluol, also solchem, das frei von Tetranitromethan ist, zu tun hatten. Doch können diese Erblindungen auch auf den sich bietenden Genuß von Alkohol, der mit Benzol denaturiert war, zurückgeführt werden. Die eine Erblindung führte zum Tode, die andere war nur vorübergehend. — Eine eigentümliche Wirkung übte Nitroglykol aus. Es ist flüchtiger als Nitroglyzerin und erfordert daher stärkere Absaugung und stärkere Wasserkühlung bei dem Nitrier- und Waschprozeß, so daß die hierbei tätigen Arbeiter nicht beeinflußt wurden. Dagegen befiel die Arbeiter, die in den Zwischenlagern und beim Patronisieren der mit Nitroglykol versetzten Sprengstoffe tätig waren, wie überhaupt jeden, der sich auch nur für Minuten in den fraglichen Räumen aufhielt, ein merkwürdiges Schwindelgefühl mit starkem Blutandrang zum Kopfe. Die Arbeiter gewöhnten sich nach kurzer Zeit vollständig hieran; irgendwelche Schädigungen entstanden anfangs bei der Herstellung und der Verarbeitung von Trinitroanisol. Durch das staubförmige Produkt wurden an unbedeckten Körperteilen Dermatitis, Rötung, Schwellung und Hitze, verbunden mit Jucken, erzeugt. Die Dermatitis kann leichter Art sein (Abschuppung) oder in Ekzem übergehen. Es bilden sich einzelne oder Gruppen von Knoten, aus denen sich Bläschen entwickeln, die aufplatzen und infolge nachträglicher Infektion vereitern. Manchmal traten auch ganz plötzlich innerhalb weniger Stunden, namentlich bei Alkoholikern und bei Frauen, vollständige Verschwellungen des ganzen Gesichts und der Hände ein. Ein durchgreifendes Mittel hiergegen konnte nicht gefunden werden. Die Hauptsache ist, die Staubbildung des Trinitroanisols zu verhindern. Es wurde daher möglichst als Flüssigkeit dem Granatenfüllwerk zugeführt. Verschütten ist zu verhüten; Geräte, Tische, Fußböden und Hände müssen peinlich sauber gehalten werden. Reste wurden in heißem Paraffin geschmolzen, nicht zerschlagen. Die Arbeiter müssen vollständige Schutzkleider tragen, die häufig zu waschen sind. Handschuhe und Schürzen wurden täglich gewaschen und mit bestimmten Lösemitteln von Trinitroanisol befreit. Einreiben der freien Körperteile mit Vaseline oder trockener Magnesia beugt der Erkrankung vor. Als Heilmittel bewährten sich Kühlsalben, Naftalansalbe oder Streupulver. Ein großer Teil der Arbeiter ist gegen die Einwirkung unempfindlich; die empfindlichen müssen abgelöst werden. — Der giftigste der Nitrokörper ist zweifelhaft das Dinitrobenzol. Auch hier spielt die persönliche Veranlagung eine Rolle, jedoch nur eine geringe; es kann letzten Endes jeder seinem Einfluß unterliegen. Die Krankheitserscheinungen traten nicht bei der Herstellung auf, die in geschlossenen Apparaten erfolgt, sondern beim Einfüllen in die Geschosse. Es stellten sich Unbehagen, Mattigkeit, Appetitlosigkeit, Hautjucken, Ohrensausen, Schwindelgefühl, Ohnmachtsanfälle, Herzklopfen und Schlaflosigkeit ein. Der Kranke zeigte starke Blässe, bläuliche Lippen, Schweißausbruch, Erbrechen, Krämpfe, Anschwellung der Beine und namentlich bei Arbeiterinnen mehr oder weniger schwere Lähmungs erscheinungen. Die Schwierigkeit, Harn zu lassen, zeigte auch die Einwirkung auf die Nieren. Das Gift wird in Staub- und Dampfform, sowohl durch Einatmung, als auch durch die Haut, aufgenommen. An besonderen Maßnahmen sind getroffen: hohe, kühle Arbeitsräume mit Frischluftzuführung und Luftabführung, starke Absaugung an den Granatenfüllstellen, Arbeitskleidung, Mundschwämme, größte Sauberkeit überall, Baden, gute Ernährung — jedem Arbeiter wurde täglich $^1/_2$ bis 1 l Milch geliefert —, Alkoholentziehung und Aufklärung der Arbeiter durch persönliche Belehrung und Merkblätter. Schwerer Erkrankte wurden nach der Genesung nach Möglichkeit bei diesen Arbeiten nicht wieder verwendet."

„Vom März 1918 ab sind monatlich etwa 1—2 Fälle von Dinitrobenzolerkrankungen, die zur Arbeitseinstellung führten, vorgekommen, nachdem in den ersten Monaten, in denen mit diesen Stoffen gearbeitet wurde, auffälligerweise keine ernsteren Erkrankungen dieser Art zu verzeichnen waren. Zeichen anfangender Erkrankung (Blauwerden der Lippen, Mattigkeit der Glieder, Magenverstimmungen) sind hin und wieder bei Arbeitern, die mit diesem Stoffe in Berührung kamen, aufgetreten; ernsteren Erkrankungen konnte aber dadurch vorgebeugt werden, daß die Arbeiter beim ersten Anzeichen einer Erkrankung ganz oder vorübergehend an Stellen beschäftigt wurden, wo sie nicht gefährdet waren.

Arbeitern, die besonders zu solchen Erkrankungen neigten, wurde Gelegenheit gegeben, täglich Milch zu trinken. Die Geschoßfüllerei dieses Werkes war entsprechend den Grundsätzen über die Einrichtung von Nitrobetrieben mit einer gut wirkenden Absaugevorrichtung für Dünste und einer Entlüftungseinrichtung ausgestattet. Ein von der höheren Verwaltungsbehörde dazu ermächtigter Arzt überwachte regelmäßig den Gesundheitszustand der Arbeiter. Die Fabrik hat den Arbeitern der Geschoßfüllerei eine neuzeitlich eingerichtete Badeanstalt mit Wasch- und Umkleideräumen eingerichtet.

Wesentlich ungünstiger lagen die Verhältnisse in der zweiten Fabrik dieser Art. Es handelt sich bei diesem Unternehmen um eine regelrechte Kriegsgründung, d. h. um eine Anlage, die, um den Bedürfnissen der Heeresverwaltung Rechnung zu tragen, in reichlich überhasteter Weise errichtet und trotz wiederholter Einsprüche der Gewerbeaufsichtsbehörden teilweise in Betrieb genommen wurde, bevor die Einrichtungen sämtlich fertiggestellt waren. Während einige Arbeiter in dieser Füllanlage die ganze Zeit hindurch ohne jede körperliche Schädigung tätig waren, erlitten andere schwere, einige sogar tödliche Erkrankungen, und es konnte bei ihnen fast ausnahmslos festgestellt werden, daß sie sich dem Alkoholgenusse und einem ausschweifenden Lebenswandel hingegeben hatten. Schließlich haben aber dennoch die Vergiftungen den Durchschnitt anderer Fabriken gleicher Art nicht überschritten. Auch hier erhielten die Arbeiter Milch." (R.B. Trier.)

„Mit der Aufnahme zahlreicher Sprengstoff- und Munitionsfabriken mußten Tausende von Personen mit Arbeitsstoffen in enge körperliche

Berührung kommen, die bisher als ausgesprochene Gewerbegifte bezeichnet und behandelt worden waren. Vor allem waren es verschiedene aromatische Nitroverbindungen, die im Bezirke zwar nur in einer Fabrik hergestellt wurden, dafür aber in zahlreichen Betrieben zu Geschoßfüllungen und Zünderladungen in gewaltigen Mengen Verwendung fanden. Die Befürchtung, daß dadurch der Gesundheitszustand der Arbeiter ungünstig beeinflußt werden würde, war daher wohl am Platze, um so mehr, als zu den nicht unbedenklichen Arbeiten fast durchweg Personen herangezogen werden mußten, denen der Umgang mit diesen Stoffen bisher völlig fern gelegen hatte. Dazu kam ferner, daß es nicht möglich war, die Arbeiterinnen, wie im Frieden, grundsätzlich von diesen gefährlichen Arbeiten auszuschließen. Sie mußten vielmehr dazu infolge des Arbeitermangels in unbeschränkter Anzahl herangezogen werden. Die gehegten Befürchtungen haben sich glücklicherweise nicht in dem erwarteten Umfange erfüllt. Erkrankungen, darunter auch schwere, konnten nicht ausbleiben. Sie sind aber im Verhältnis zu der gewaltigen Menge der verarbeiteten aromatischen Nitroverbindungen nur in geringer Zahl vorgekommen. Dies liegt, abgesehen davon, daß man die Gesundheitsgefahren dieser Stoffe stark überschätzt hatte, daran, daß man gerade deshalb von vornherein ihnen nachdrücklichst zu begegnen suchte und vor allen Dingen schnell an den Stellen einschritt, wo Gesundheitsschädigungen erstmalig offensichtlich wurden. Dazu gesellte sich ein reger Arbeiterwechsel, der jedem Gelegenheit bot, sofort in gesundheitlich nicht gefährdeten Betrieben unterzukommen, sobald sich die ersten Vorboten einer Gesundheitsschädigung bemerkbar machten. Auch griff die überall geforderte ärztliche Untersuchung in der Regel vorteilhaft ein, besonders, nachdem die von den Fabriken mit der Überwachung des Gesundheitszustandes betrauten Ärzte sich mit den eigenartigen Krankheitserscheinungen genügend vertraut gemacht hatten.

Immerhin blieb der Gesundheitszustand der mit aromatischen Nitroverbindungen beschäftigten Arbeiter hinter dem Gesundheitszustand anderer, solche Stoffe nicht verarbeitender Personen im allgemeinen zurück. Wenn sich dies auch nicht für den gesamten Bezirk zahlenmäßig erfassen ließ, so konnte es doch für einzelne Betriebe ziffernmäßig erwiesen werden, deren Krankheitsstatistik auf eine gewisse Zuverlässigkeit Anspruch machen darf. Näheres ist aus der Übersicht auf S. 174 zu ersehen." (RB. Potsdam.)

Die Übersicht läßt keinen Zweifel darüber aufkommen, daß die in der Munitionsindustrie lediglich mit der Verarbeitung von Metallen — vornehmlich Eisen — beschäftigten Personen gesundheitlich weit weniger gefährdet waren als die mit aromatischen Nitroverbindungen (Trinitrotoluol und Pikrinsäure) arbeitenden. Sie liefert ferner einen ziffernmäßigen Beweis dafür, daß weibliche Personen im allgemeinen anfälliger waren als Männer. Auffallend hoch waren bei jenen die Erkrankungen der Verdauungsorgane, die Veränderungen des Blutes und die Erkrankungen der Blutgefäße. Die beobachteten Hauterkran-

R.B. Potsdam.

Gesundheitsgefährdung der Arbeiter bei der Verarbeitung aromatischer Nitroverbindungen in der Munitionsindustrie.

		Metallverarbeitung								Verarbeitung aromatischer Nitroverbindungen							
		Zahl der im Durchschnitt beschäftigten								Zahl der im Durchschnitt beschäftigten							
	Art der Erkrankung	männlichen Personen 1916: 3720 1917: 4320				weiblichen Personen 1916: 1320 1917: 2500				männlichen Personen 1916: 145 1917: 340				weiblichen Personen 1916: 380 1917: 620			
		Beobachtete Krankheits-		Auf 100 Personen entfallen Krankheits-		Beobachtete Krankheits-		Auf 100 Personen entfallen Krankheits-		Beobachtete Krankheits-		Auf 100 Personen entfallen Krankheits-		Beobachtete Krankheits-		Auf 100 Personen entfallen Krankheits-	
		fälle	tage	fälle	tage	fälle	tage	fälle	tage	fälle	tage	fälle	tage	fälle	tage	fälle	tage
1	2	3	4	5	6	7	8	9	10	11	12	13	14	15	16	17	18
1916	1. Hauterkrankungen . .	78	1540	2,1	41	50	979	3,8	74	17	294	11,7	203	37	694	9,7	183
	2. Erkrankungen der Atmungsorgane	196	4123	5,3	111	121	2292	9,2	174	15	264	10,3	182	40	778	10,5	205
	3. Erkrankungen der Verdauungsorgane . . .	141	3993	3,8	107	112	2807	8,5	213	13	160	9,0	110	109	2269	28,7	597
	4. Veränderungen des Blutes und Erkrankungen der Blutgefäße	84	2119	2,3	57	246	7077	18,6	536	2	14	1,4	10	78	1812	20,5	477
1917	1. Hauterkrankungen . .	128	3079	3,0	71	102	2279	4,1	91	24	339	7,1	100	65	1154	10,5	186
	2. Erkrankungen der Atmungsorgane	238	5030	5,5	116	216	5673	8,6	227	56	927	16,5	273	116	2442	18,7	394
	3. Erkrankungen der Verdauungsorgane . . .	294	6071	6,8	141	404	9335	16,2	373	69	1122	20,3	330	286	6163	46,1	994
	4. Veränderungen des Blutes und Erkrankungen der Blutgefäße	130	2912	3,0	67	507	12427	20,3	497	14 4[1])	411 117	4,1 1,2	121 34	170 9[2])	4115 236	27,4 1,5	664 38
	5. Gelbsucht.	—	—	—	—	—	—	—	—								

[1]) Darunter 2 Todesfälle. [2]) Darunter 5 Todesfälle.

kungen sind vornehmlich bei Personen, die Pikrinsäure verarbeiteten, die Erkrankungen der Atmungsorgane und Gelbsucht vornehmlich bei solchen, die Trinitrotoluol verarbeiteten, vorgekommen. Augenerkrankungen sind so außerordentlich selten aufgetreten, daß sie in der Übersicht unberücksichtigt bleiben konnten.

Die Betriebe, die hauptsächlich in Frage kamen, waren eine Sprengstoffabrik, die Pikrinsäure, Trinitrotoluol und gegen Ende des Krieges auch noch Trinitronaphthalin herstellte, die Geschoßfüllereien, wo hauptsächlich Trinitrotoluol, die Wurfgranatenfüllereien, wo hauptsächlich Nitrokörper enthaltende Sicherheitssprengstoffe wie Perdit, die Flugminenfüllereien, wo eine Binitrobenzol enthaltende Minenmischung, und die Zündladungskörper- und Zünderfabriken, wo lose Pikrinsäure und gepreßte Pikrinkörper verarbeitet wurden. In der Sprengstoffabrik kamen (abgesehen von den beiden auf S. 124, 125 des Originalberichtes bereits erwähnten tödlichen Unfällen durch Binitrophenol und nitrose Gase) keinerlei schwere, auf die Arbeit mit den Giftstoffen zurückzuführende Erkrankungen vor. Die beobachteten wenigen Zyanose- und Ekzemfälle verliefen harmlos, fast durchweg ohne Arbeitseinstellung. Dies bestätigte die öfters beobachtete Tatsache, daß am Herstellungsort geringere Erkrankungsgefahren bestanden als an den Verarbeitungsstellen, wo die Stoffe verschmolzen, verfüllt oder in anderer Weise verarbeitet wurden. Die Erklärung hierfür ist darin zu finden, daß man im ersten Falle die drohenden Gefahren lange kannte und ihnen in sachgemäßer Weise zu begegnen verstand, während in den letzten Fällen Erfahrungen noch nicht gemacht waren, und Unternehmer, Betriebsleiter und Meister sich von der gefährlichen Eigenart der ihnen zur Verarbeitung übergebenen Stoffe kaum eine richtige Vorstellung machen konnten, da sie eben bisher nie chemische, sondern mechanische Betriebe geleitet hatten.

Besonders in den Geschoßfüllereien sind mehrfach schwere Erkrankungen mit tödlichem Ausgang bei der Verarbeitung von Trinitrotoluol vorgekommen. Dies umßte um so mehr verwundern, als dieser Stoff nach den bisher gemachten Erfahrungen als gewerbehygienisch unbedenklich bezeichnet werden konnte. In einer Geschoßfüllerei sind innerhalb zweier kurzer Zeitabschnitte je 3 und 4 Personen an akuter gelber Leberatrophie erkrankt und in verhältnismäßig kurzer Zeit trotz sorgsamer Krankenhausbehandlung gestorben. Diese schweren Fälle traten ein, nachdem vorher fast 2 Jahre lang Hunderte von Tonnen des Sprengstoffes verarbeitet worden waren, ohne daß sich derartig üble Krankheitserscheinungen zeigten. Auch in den anderen Geschoßfüllereien des Bezirkes, die unter nahezu ähnlichen Verhältnissen arbeiteten, waren solche Fälle nicht beobachtet worden. Sie haben sich auch in der erwähnten Fabrik später nicht mehr wiederholt. Da die technischen Verhältnisse und die angewandten Sicherheitsmaßnahmen fraglos besser waren als in den anderen Fabriken, wo solche Fälle unbekannt blieben, konnten sie nicht durch Unterschiede darin verursacht worden sein. Es blieb somit nur die Annahme übrig, daß es sich hier um die Verarbeitung eines verunreinigten Produktes gehandelt haben mußte, und daß diese Verunreinigung die eigentliche Ursache der tödlichen Erkrankungen war. Über die Art der Verunreinigung bestehen heute noch Zweifel. In Verdacht kommen Tetranitromethan und Binitrobenzol. Für den Betrieb ist diese Streitfrage bedeutungslos. Da man wußte, daß gefährliche Verunreinigungen möglich sind, hatte man die Sicherheitsmaßnahmen weitgehend zu verbessern. Dies geschah vor allem dadurch, daß für eine wirksame Absaugung der Schmelzdämpfe durch den Einbau von Doppelhauben gesorgt, der Schmelzraum mechanisch entlüftet, die Arbeiter, soweit wie eben möglich, mit persönlichen Schutzmitteln (Arbeitsanzügen, Handschuhen usw.) ausgerüstet, die Wascheinrichtungen verbessert und die ärztliche Untersuchung der beschäftigten Personen verschärft wurden. Auf die Betriebe fanden im übrigen die im Reichsamt des Innern aufgestellten Grundzüge für die Einrichtung und den Betrieb von Anlagen, in denen gesundheitsschädliche Nitro- und Amidoverbindungen hergestellt oder regelmäßig in größeren Mengen wiedergewonnen werden, sinngemäß Anwendung (MBl. 1911 S. 404). Schließlich gab die Zentralaufsichtsstelle des Kriegsamts noch besondere Verhaltungsmaßregeln im Interesse des Gesundheitsschutzes der in den Geschoßfüllereien beschäftigten Arbeiter heraus. Die erwähnten schweren Fälle sind vom Berichterstatter im Zentralblatt für Gewerbehygiene (V. Jahrgang, November 1917) des näheren beschrieben und zusammen mit anderen, außerhalb des Bezirkes bekannt gewordenen, gleichartigen Todesfällen behandelt worden.

Aus den anderen Geschoßfüllereien, wo ebenfalls Trinitrotoluol verarbeitet wurde, sind bis Ende 1917 7 schwere Erkrankungen, die 95—178 Tage dauerten, bekannt geworden. Sie betrafen 2 Männer und 5 Frauen, die nach ärztlicher Diagnose an Magenblutungen, Gesichtsschwellungen, Darmkatarrh, Herzleiden (Herzneurose), Bronchitis und Blutarmut erkrankten. Einer der erkrankten Männer, der die fertigen Geschosse lackierte, war früher bleikrank gewesen, so daß es zweifelhaft ist, ob sein Leiden (Magenblutungen) auf die Beschäftigung in der Geschoßfüllerei zurückzuführen ist. Ein Aufseher in einer Geschoßfüllerei erkrankte angeblich an Bleivergiftung. Da er mit Blei überhaupt nicht gearbeitet hatte, mußte er seine Beschäftigung entweder bleikrank angetreten haben, oder es muß ein Irrtum in der Diagnose obwalten. Auch in weiteren 4 Fällen (Darmkatarrh, Herzleiden, Herzneurose, Bronchitis) soll nach ärztlicher Angabe ein Zusammenhang der Erkrankung mit der Beschäftigung in der Füllwerkstätte nicht vorliegen. Es würden also nur 2 Fälle (Gesichtsschwellungen und Blutarmut) übrig bleiben, die vermutlich auf die Beschäftigungsart zurückzuführen sind. Im Jahre 1918 sind dann in einer der beiden noch vorhandenen Geschoßfüllereien, obwohl der Betrieb nicht mehr voll arbeitete, noch mehrfach Hals-, Magen- und Bluterkrankungen beobachtet worden; darunter an schweren Erkrankungen 1 Luftröhrenkatarrh mit 131 Krankheitstagen und

4 Magenerkrankungen. Von diesen trafen 3 mit auffallenderweise je 183 Krankheitstagen Arbeiterinnen, die mit dem Füllen von Geschossen beschäftigt waren, und 1 Fall mit 135 Krankheitstagen eine Arbeiterin, die das Lackieren gefüllter Geschosse besorgte. Sie dürften auf die Beschäftigung mit Trinitrotoluol zurückzuführen sein und scheinen die besondere Anfälligkeit weiblicher, mit dem Giftstoffe beschädigter Personen zu bestätigen. Fälle von akuter gelber Leberatrophie haben sich hier auffallenderweise nicht ereignet.· Im übrigen fielen die an den Schmelzkesseln für Trinitrotoluol beschäftigten Arbeiter fast durchweg durch ihre bleiche oder fahlgraue Gesichtsfarbe auf. Auf Befragen beteuerten sie.indessen stets, gesund zu sein, aber im Gegensatz zu anderen Arbeitern unter einem verstärkten Hungergefühl zu leiden. Der Berichterstatter erinnert sich, daß ihm die Arbeiter der Geschoßfüllerei einer bekannten großen Munitionsfabrik schon vor dem Kriege dasselbe bekundeten. Selbstverständlich wurde für eine vermehrte Nahrungsmittellieferung eingetreten.

Im allgemeinen bestanden die leichteren Krankheitserscheinungen, die öfters beobachtet wurden, in Übelkeit und Schwindel, die jedoch beim Aufenthalt in frischer Luft schnell schwanden. Ferner kamen Hauterkrankungen (Ekzeme) hauptsächlich an Händen und Unterarmen vor. Die Arbeiterinnen waren durchweg anfälliger als die Männer. Viele Personen waren derart empfindlich, daß sie von der Beschäftigung mit Nitrokörpern, insbesondere mit Pikrinsäure, überhaupt Abstand nehmen mußten. Die in einer Wurfgranatenfüllstelle durch Perdit verursachten erwähnten Krankheitserscheinungen hörten nach Einführung des maschinellen Füllbetriebes auf. Beim Füllen von Flugminen mit einer Binitrobenzol enthaltenden Minenmischung sind zahlreiche leichte Fälle von Anilismus, aber auffallenderweise nie schwere Erkrankungen vorgekommen. Dies ist dadurch erklärlich, daß gerade im Hinblick auf die vom Binitrobenzol ausgehenden schweren Gesundheitsgefahren die denkbar weitgehendsten Vorbeugungsmaßnahmen getroffen waren. Sie gipfelten darin, den Austritt des Stoffes oder seiner Dämpfe aus den verwendeten Apparaturen ebenso wirksam zu verhindern wie jedwede Berührung der Hände und Kleider damit. Dies gelang durch den Einbau sinnreicher und zuverlässig wirkender Vorrichtungen vollkommen. Recht günstig wirkte auch der Umstand, daß mehrere Füllgebäude zur abwechselnden Benützung verfügbar waren, so daß die gründliche Reinhaltung der Füllhäuser gewährleistet war. Die in Eisenfässern von auswärts angelieferte Minenmischung wurde in völlig abgeschlossenen, mechanisch entlüfteten Räumen mittels heißer Luft aufgeschmolzen und in dichten Rohrleitungen nach den Vorratskesseln neben der Füllstelle geleitet. Der Austritt gefährlicher Dämpfe in die Arbeitsräume war durch Absaugung an den Abfüllstellen unmöglich gemacht, wo die Arbeiterinnen zudem noch durch einen Luftschleier geschützt wurden. Dadurch waren sie Erkrankungen weit weniger ausgesetzt als die in der Füllerei beschäftigten männlichen Arbeiter, denen der körperlich anstrengende Zu- und Abtransport der

Minenwagen unter der Zapfstelle zufiel. Bei durchschnittlich 26 derart beschäftigten Arbeitern sind 45 Zyanosefälle mit insgesamt 210 Krankheitstagen zu verzeichnen gewesen, während auf die durchschnittlich beschäftigten 8 Arbeiterinnen nur insgesamt 11 Fälle entfielen.

In den Zünderfabriken sind unter den Arbeiterinnen, die Pikrinkörper preßten, wickelten, paraffinierten und sonst fertig machten, im allgemeinen nur leichte Einwirkungen der Pikrinsäure — Übelkeit, Kopfschmerzen und Hautausschläge (Pikrinekzeme) — beobachtet worden. Als ein gutes Schutzmittel erwies sich auch hier der regelmäßige Genuß von Milch; durch Ausstellung von diesbezüglichen Bescheinigungen wurde dafür gesorgt, daß den Arbeitern möglichst $^1/_2$ l Vollmilch täglich geliefert wurde. Es sind nur 3 schwere Fälle mit einer Krankheitsdauer von 117 bis 183 Tagen bei Frauen bekannt geworden, die ärztlicherseits als Anämie (mit Magen- und Darmbeschwerden) und Phosphorvergiftung bezeichnet worden sind. Die letzte Diagnose beruht zweifellos auf einem Irrtum, da Phosphor nicht in Frage kam, und der Arzt wohl in der ersten Kriegszeit noch nicht wußte, daß Pikrinsäure Krankheitserscheinungen hervorrufen kann, die denen der Phosphorvergiftung ähneln. Eine weitere Arbeiterin war angeblich an Pikrinvergiftung gestorben, und der Tod als Unfall gemeldet worden. Durch ein für die Berufsgenossenschaft erstattetes Gutachten des Virchow-Krankenhauses wurde jedoch dargetan, daß eine solche Vergiftung nicht vorlag, sondern eine alte chronische Nierenentzündung die Todesursache war.

In den Räumen der Pikrinkörperpressereien, in denen Pikrinsäure abgewogen und in die Matrizen gefüllt wurde, war die Staubentwicklung recht beträchtlich. Von der Einrichtung von Staubabsaugungsanlagen wurde jedoch Abstand genommen, weil dadurch die Explosionsgefahren vermehrt worden wären. Die Arbeiter konnten sich daher nur durch Mund- und Nasenschützer schützen. Es war aber auch zu beobachten, daß sich die Arbeiter schnell an den Pikrinsäurestaub gewöhnten und nicht mehr den unangenehmen Reizwirkungen auf die Schleimhäute der Nase unterlagen, die anderen Personen ein Verweilen in den Arbeitsräumen unmöglich machten. Es fand hier auch im Laufe der Zeit eine Auslese von Personen statt, die für die Pikrinsäureverarbeitung besonders geeignet waren. Im übrigen wurde durch das Tragen von geschlossenen Arbeitsanzügen und Mützen, häufigere gründliche Säuberung der Arbeitsräume von Staubablagerungen und die Pflege körperlicher Reinhaltung nach Möglichkeit für die Gesunderhaltung der Arbeiter gesorgt." (RB. Potsdam.)

Bayern.

„Es war natürlich von vornherein zu erwarten, daß die ständige Berührung mit aromatischen Nitrokörpern gewerbliche Vergiftungen zur Folge haben würde, zumal da es sich zunächst um improvisierte Betriebe handelte mit nicht sehr erstklassigen Schutzeinrichtungen,

um anfänglich unerfahrene Betriebsleiter und meist Gelegenheits-
arbeiter, denen allen die in ihren Betrieben lauernde Gefahr soviel wie
unbekannt war; zunächst hieß es eben, mit allen Mitteln Munition zu
beschaffen. Auch die zuständigen Ärzte hatten anfangs meist keine
Ahnung von der Art der hier vorkommenden Erkrankungen, um so mehr,
als die eigentlichen Schädlinge, die Nitrokörper, nicht namentlich
bekannt waren.

Von den verschiedenen Nitrokörpern kamen in Frage das Dinitrobenzol, das Di- und Trinitrotoluol, nitrierte Naphthaline, das Trinitroanisol und das Trinitrophenol. Dieselben wurden teils in festem, teils
in geschmolzenem Zustande, allein für sich oder in Verbindung mit
Ammonsalpeter in die Geschosse eingefüllt. Die Gefährdung der
Arbeiter war gegeben teils durch Verstaubung der Haut bzw. Haut-
resorption. Als der weitaus giftigste Körper erwies sich das Dinitrobenzol. Derartige Vergiftungen wurden auf Grund der in Bayern
bestehenden Meldepflicht für bestimmte gewerbliche Vergiftungen
ME. v. 28. Juni 1912) durch die Krankenkassen von Anfang 1915 bis
zum Kriegsende rund 1000 Vergiftungsfälle gemeldet. In zahlreichen
Fällen waren Arbeiter mehrfach erkrankt (bis zu 5 mal und mehr).
Todesfälle kamen 12 zur amtlichen Kenntnis.

Die nachstehenden Zusammenstellungen geben über den Anfall
der Vergiftungen auf die einzelnen Monate, sowie über den prozentualen
Anteil der Arbeiterschaft, berechnet auf Vollarbeiter, Auskunft. In
diese Berechnung sind außer den eigentlichen Dinitrobenzolarbeitern
auch sonstige Munitionsarbeiter einbezogen, die der Berührung mit
Dinitrobenzol gelegentlich ausgesetzt waren; denn die Vergiftungsgefahr ist in diesen Betrieben überall und bei jeder Beschäftigung
innerhalb der Arbeitsräume gegeben, sei es infolge entweichender
Dämpfe, Verschmieren der Kleider und Schuhe durch feine Sublimate,
Verunreinigung des Fußbodens, Verschmutzen der Geschosse und Geräte usw.

In einem Betriebe A betrug die Zahl der eingestellten Arbeiter 874,
die Zahl der berechneten Vollarbeiter 123; der Arbeitswechsel betrug
demnach 7,1, d. h. um 100 Vollarbeiter zu bekommen, mußten rund
700 Arbeiter eingestellt werden. Die durchschnittliche Zahl der gemeldeten Dinitrobenzolvergiftungen (vgl. Tabelle), berechnet auf je
100 Vollarbeiter, betrug im Monat 14,7; dem Minimum im November-
Dezember 1917 mit 4,6 bzw. 2,3% steht ein Maximum im Juni bis
August 1917 mit 20,2 bzw. 30,8% gegenüber. Die Beteiligung der
männlichen Arbeiter ist wesentlich höher als die der weiblichen. Dieser
Unterschied ist wohl damit zu erklären, daß letztere im allgemeinen
weniger gefährlichen Arbeiten beschäftigt waren, bzw. daß eine Auslese der ‚Giftfesten‘ stattgefunden hatte. Bemerkenswert erscheint,
daß die Zahlenschwankungen bei den männlichen und weiblichen
Arbeitern fast genau dieselben sind, daß jedoch die weibliche Zahl mit
einer kleinen Ausnahme stets unter der männlichen Zahl bleibt. Dies
dürfte ein Beweis dafür sein, daß es wohl in der Hauptsache äußere

Momente waren, welche die Krankheitsziffer beeinflußten: Außen-
temperaturen, Betriebsstörungen, forcierte Arbeiten u. dgl. m. Im
allgemeinen zeigt die Zahl der Vergiftungen eine abnehmende Tendenz,
wohl die Folge der fortgesetzten hygienischen Überwachung und der
damit zusammenhängenden technischen Verbesserungen. Wenn es
trotzdem nicht gelang, die Vergiftungen dauernd zu beseitigen oder
auf ein Minimum zu beschränken, so liegt dies in der Hauptsache in
der außerordentlichen Giftigkeit und den sonstigen unangenehmen
Eigenschaften des Dinitrobenzols.

| | | Aus d. Arbeits-stunden be-rechnete Voll-arbeiter | Vergiftungsfälle | |
Monat	Jahr		absolut	auf 100 Voll-arbeiter
Dezember	1916	86,5	7 =	8,1
Januar	1917	52,2	10 =	19,1
Februar	1917	64,1	30 =	46,8
März	1917	96,2	16 =	16,6
April	1917	110,2	15 =	13,6
Mai.	1917	86,9	12 =	13,8
Juni	1917	77,7	24 =	30,8
Juli.	1917	110,8	14 =	12,6
August	1917	93,9	19 =	20,2
September	1917	139,7	17 =	12,2
Oktober.	1917	109,8	9 =	8,2
November	1917	108,9	5 =	4,6
Dezember	1917	130,8	3 =	2,3
Januar	1918	135,9	10 =	7,3
Februar	1918	148,1	19 =	12,5
März	1918	189,1	19 =	10,0
April	1918	136,9	16 =	11,7
Mai.	1918	127,5	21 =	16,4
Jnni	1918	142,6	19 =	13,3
Juli.	1918	199,5	20 =	10,0
August	1918	154,8	27 =	17,4
September	1918	144,9	2 =	1,4
Oktober	1918	103,1	6 =	5,8
		119,6	340	284,3

pro Monat durchschn. 14,7 = 12,2

Im Betriebe B betrug die Zahl der eingestellten Arbeiter 816, die
Zahl der Vollarbeiter 77, der Arbeiterwechsel betrug 10,6, d. h. um
100 Vollarbeiter zu bekommen, mußten 1000 Arbeiter eingestellt werden. Der Anfall an Vergiftungen und ihre Verteilung ist aus der vor-
stehenden Tabelle ersichtlich. Im wesentlichen sind die Zahlen beträchtlich höher wie im ersten Betrieb A, obwohl es sich hier um einen ganz
neu erbauten und gut eingerichteten Betrieb handelte. Dieser auffällige Hochstand der Vergiftungszahlen kann wohl nur durch die
Lage des Betriebes in einer ehemaligen Sandgrube mit Behinderung
des freien Luftdurchzuges und durch die klimatischen Verhältnisse

der betreffenden Gegend, die durch die drückenden Sommertemperaturen ausgezeichnet ist, erklärt werden; vielleicht war hier auch der durch örtliche Verhältnisse bedingte häufige Arbeiterwechsel mit Schuld, wobei die ständig wechselnde Arbeiterschaft mit den Gefahren des Betriebes zuwenig vertraut wurde und durch unsachgemäße Arbeiten häufige Betriebsstörungen verursachte. Auffällig ist hier die erhöhte Anfälligkeit der weiblichen Arbeiter gegenüber den männlichen, besonders anfangs; später verlaufen die beiden Ziffernreihen ziemlich gleich gerichtet, wiederum ein Zeichen dafür, daß es wesentlich äußere Einflüsse waren, welche auf alle Arbeiter gleichheitlich einwirkten. Der Durchschnitt der Vergiftungsziffern ist im Betriebe B etwa 4 mal so hoch wie im Betriebe A. Außer den schon erörterten Gründen für diese Häufung wäre vielleicht mit anzuführen, daß hier ein Füllverfahren angewendet wurde, welches sich als recht gefährlich erwies; nachdem dies abgeschafft war, gingen die Vergiftungen sofort zurück.

Das Krankheitsbild der Dinitrobenzolvergiftung wurde an anderen Stellen bereits ausführlich besprochen. Es handelt sich in erster Linie um eine schwere Blutschädigung (Bildung von Methämoglobin, Zerstörung der roten Blutzellen), die zur Störung der inneren Atmung und zu nervösen Schädigungen führt. Die Krankheitserscheinungen sind daher: Blausucht, Atemnot, Herzstörungen, auch Krämpfe, Bewußtlosigkeit u. dgl. m.; je nach Schwere der Vergiftung und persönlicher Widerstandskraft können die einzelnen Symptome recht vielgestaltig sein[1]). Hinsichtlich der Prophylaxe wäre zu bemerken, daß ärztliche Arbeiterauslese, peinliche Reinlichkeitspflege, Alkoholbekämpfung, regelmäßiger Wechsel zwischen Giftarbeit und giftfreier Beschäftigung von maßgebender Bedeutung sind. Leider konnten Auslese und Wechsel infolge des großen Arbeitermangels während des Krieges nicht immer so durchgeführt werden, wie dies den ärztlichen Anforderungen entsprochen hätte. In der heißen Jahreszeit war es unbedingt notwendig, die Schichten mögichst zu kürzen, und die Arbeitszeit in die kühlen Morgenstunden zu verlegen. Wasch- und Baderäume standen in mustergültiger Weise zur Verfügung und wurden auch unter Kontrolle regelmäßig benützt; auch die Versorgung mit Arbeitskleidern war trotz der Textiliennot noch genügend. Auf Antrag wurde auch eine erhöhte Seifenration zur Verfügung gestellt. In beiden Betrieben waren gut ausgestattete Rettungszimmer mit ständig anwesendem Sanitätspersonal vorhanden. Von regelmäßigen Sauerstoffatmungen, zum Teil während der Arbeitspausen, wurde mit Vorteil Gebrauch gemacht; nachdem die erste Scheu überwunden war, forderten die Arbeiter vielfach selbst den Sauerstoff, insbesondere nachdem die Verabreichung einer Milchportion damit verbunden war. Die außerordentlich krankheitssteigernde Wirkung des Alkohols konnte in zahlreichen Fällen beobachtet werden, wo trotz dringender Warnung Alkohol in irgendeiner Form aufgenommen worden war.

---

[1]) Vgl. die oben angeführten Veröffentlichungen.

In der letzten Zeit vor Kriegsende wurde an Stelle des giftigen Dinitribenzols Ammonsalpeter mit Zusatz von Natriumazetat bzw. Dicyandiamid verarbeitet. Die Erfahrungen mit diesen beiden Substanzen waren trotz reichlicher Verstaubung und Berührung günstige.

Die nitrierten Toluole wurden in größtem Umfange bei der Munitionsindustrie verwendet. Die gesundheitlichen Erfahrungen, die mit diesen Substanzen, insbesondere mit Trinitrotoluol, gemacht wurden, waren durchaus günstige. Eingehende Mitteilungen hierüber wurden bereits in der oben angegebenen Literatur gemacht, Vergiftungen wurden nur in einem ganz geringen Umfange beobachtet, und hier handelt es sich fast ausnahmslos um leichte Fälle von Blausucht mit Kopfschmerzenund Übelkeit. Nur einige wenige Personen, durchweg weibliche, erkrankten schwer. In 1 Falle war ein tödlicher Ausgang zu verzeichnen; es handelte sich um ein 14 jähriges Mädchen, das schon nach 2 tägiger Arbeit unter schwerer Blausucht erkrankte und nach einigen Tagen starb. Bemerkenswert sind weiterhin 2 Todesfälle und einige schwere Erkrankungen bei männlichen Arbeitern unter den Erscheinungen des Lungenödems; diese Erkrankungen waren jedoch nicht dem Trinitrotoluol an sich zuzuschreiben, vielmehr einer in ihm enthaltenen Verunreinigung, dem Tetranitromethan. Besonders hervorgehoben zu werden verdient, daß unter den vielen hundert Arbeitern kein einziger der anderwärts beobachteten Fälle von akuter gelber Leberatrophie vorkam. Wir halten uns daher zu dem schon früher geäußerten Schluß berechtigt, daß das einigermaßen reine Trinitrotoluol bei ordnungsmäßiger Verarbeitung eine gesundheitlich relativ harmlose Substanz ist, und daß die in jedem gut geleiteten Betrieb üblichen Maßnahmen genügen, um ernstere gesundheitliche Schädigungen hintanzuhalten. Zur Belehrung und Warnung der mit Trinitrotoluol beschäftigten Arbeiter wurde von uns das nachstehend abgedruckte Merkblatt verfaßt, welches in den Arbeitsräumen angeheftet wurde.

Vorbeugungsmaßnahmen bei Verarbeitung von Füllpulver.

Das Füllpulver ist bei vorsichtiger Verarbeitung ein relativ harmloser Stoff; es kann aber unter gewissen Umständen (wie Unvorsichtigkeit, Unreinlichkeit, Kränklichkeit des Arbeiters) gesundheitsschädlich wirken; dies wird verhütet durch:

1. Größte Reinlichkeit; vor den Pausen oder vor Arbeitsschluß Gesicht und Hände waschen; mindestens einmal wöchentlich baden!
2. Saubere Arbeitskleider und Mützen tragen; Leibwäsche fleißig wechseln!
3. Alkohol vermeiden!
4. Personen, die eine größere Empfindlichkeit gegen das Füllpulver (Kopfschmerz, Schwindel, blaue Lippen, Magen- und Darmstörungen usw.) zeigen, sind zu entfernen und anderweitig (im Freien) zu beschäftigen!

5. Bei Erkrankungen sofort zum Arzt gehen; demselben mitteilen, daß Patient in einem Munitionsbetrieb arbeitet! Sauerstoff ein-atmen!

6. Größte Sauberkeit des Betriebes, häufiges feuchtes Kehren; Vermeidung der Verstaubung und Verschmutzung der Räume, Geräte und Kleider.

Für kurze Zeit wurde auch das Trinitroanisol verarbeitet, doch waren die gesundheitlichen Erfahrungen mit dieser Substanz derart ungünstige, daß es bald wieder abgeschafft wurde. Die Krankheits-erscheinungen waren in erster Linie Hautentzündungen verschiedener Art und Schwere, zum Teil mit Allgemeinstörung, wie Kopfschmerz, Mattigkeit, Appetitlosigkeit, Fieber u. dgl., ebenso zeigten sich Reiz-erscheinungen an den oberflächlichen Schleimhäuten (Auge, Nase, Kehlkopf) und Magenstörungen.

Die nitrierten Naphthaline erwiesen sich durchweg als harmlose Substanzen; nennenswerte Gesundheitsschädigungen wurden nicht bekannt.

Günstig waren im allgemeinen auch die Erfahrungen, die mit der Pikrinsäure gemacht wurden. Eigentliche Vergiftungen wurden nie beobachtet. Die einzigen Klagen waren hier und da Magenbeschwerden infolge Verschluckens des Staubes, sowie, besonders im Sommer, harm-lose Hautreizungen. Nur in einigen wenigen Fällen dauerten, ver-mutlich infolge besonderer Empfindlichkeit, die Erkrankungen länger. (Dr. F. Koelsch.)

„Vergiftungen leichterer Art von 2 Arbeiterinnen durch Nitro-verbindungen in Granatfüllwerken (Dinitrobenzol), ferner verschiedene nicht ernstliche Erkrankungen (Hautreizungen und Magenbeschwerden) durch Pikrinsäure in Sprengstoffpreßwerken (sogenannte Gelbbetriebe).

In den Munitionsfabriken zogen sich 1 Arbeiter und 1 Arbeiterin leichte Pikrinsäurevergiftungen zu.

1 Krankheitsfall konnte auf Trinitrotoluol zurückgeführt werden, die Krankheit nahm jedoch einen ungefährlichen Verlauf." (München.)

„Neben der Abhängigkeit der Giftwirkung von persönlicher Ver-anlagung hat sich besonders auch eine Verschiedenheit der Wirkung bei den verarbeiteten verschiedenen Trinitrotoluolsorten je nach ihrer Herkunft und Beschaffenheit gezeigt, weshalb die eigentliche Gift-wirkung vornehmlich den Beimengungen zugeschrieben wird. Nament-lich das im Aufsichtsbezirk selbst hergestellte Füllpulver mit stärkerer Verunreinigung durch Tetranitromethan war von den Arbeitern besonders gefürchtet. Späterhin wurde dieses Pulver in einer besonderen Anlage getrocknet und dabei das Tetranitromethan entfernt. Auch andere Verunreinigungen, wie nitrierte Benzole, werden als Ursachen der Krank-heitserscheinungen vermutet. Die meisten Erkrankungen waren leich-terer, vorübergehender Natur; immerhin sind auch schwerere Fälle zu verzeichnen; besonders zu erwähnen ist ein Fall aus der ersten Zeit, der tödlich verlief. Er betraf einen Arbeiter an dem Schmelzkessel für Trinitrotoluol; die tödliche Giftwirkung wird dem Tetranitromethan zugeschrieben. Ungünstige äußere Umstände, dunstiges Wetter und infolgedessen ungenügende Wirkung der Dämpfeabsaugung, sowie unvorsichtiges Hineinbeugen in den Kesselabzug haben mit zu der Vergiftung Anlaß gegeben." (Oberbayern-Land.)

„Bei den Arbeiterinnen einer während des Krieges entstandenen gut geleiteten Pikrinpresserei kamen lediglich leichte Reizerscheinungen und Gelbfärbung der Haut, jedoch keinerlei schwerere Vergiftungen vor.

Bei der vorübergehenden Herstellung von Trinitroanisol traten die auch anderwärts beobachteten Dermatitiden auf. Ebenso wurden in einem Betrieb, in welchem Dinitrochlorbenzol verarbeitet wurde, 2 schwere Fälle diffuser Dermatitis beobachtet. Bei der Herstellung dieses Stoffes selbst kamen dagegen schwere Hauterkrankungen nicht vor. Anilin- und Nitrobenzolvergiftungen kamen während der Jahre 1914—1918 im ganzen 3 bzw. 2 vor, außerdem eine Paranitroanilinvergiftung. Dinitrobenzolvergiftungen wurden im nämlichen Zeitraum 27 beobachtet, durchweg subakute Vergiftungen leichteren Grades, kein Todesfall." (Pfalz-Nord.)

„Gesundheitsschädigungen von Arbeitern, deren Ursprung in der Art oder Dauer der Beschäftigung gesucht werden kann, sind, außer 2 Bleierkrankungen in einer Steingutfabrik, nur aus Sprengstoffabriken bekannt geworden. Aus einem dieser Betriebe sind während der Kriegszeit rund 600 Erkrankungen an Dinitrobenzolvergiftung durch Einatmen der sich entwickelnden Dämpfe, des entstandenen Staubes und dergleichen bei der Herstellung des Sprengstoffes, dem Füllen der Granaten und deren weiteren Fertigstellung zur Kenntnis gelangt. 4 an Dinitrobenzolvergiftung erkrankte Arbeiter starben, doch konnte der ursächliche Zusammenhang zwischen Vergiftung und Tod nicht ganz mit Sicherheit festgestellt werden." (Oberpfalz.)

„In einer Granatenfüllerei erkrankten in den ersten Wochen nach Betriebsbeginn mehrere Arbeiter bei der Verarbeitung von Trinitrotoluol an leichten Vergiftungserscheinungen, die wohl auf Verunreinigungen durch andere, giftigere Nitrokörper zurückzuführen waren. Außerdem wurden auch ekzemartige Hauterkrankungen durch Berührung mit Trinitrotoluol beobachtet. Durch die Beschaffung von Schutzkleidung (Lederschürzen, Handschuhe usw.), durch Anbringung von Abzugsvorrichtungen für Dämpfe und Staub, weiterhin infolge der Verabreichung von alkoholfreien Flüssigkeiten (Milch, Kaffee, Tee) konnten die Schädigungen so gut wie ganz behoben werden." (Nürnberg-Fürth.)

„Im Jahre 1918 führte die Errichtung einer Dinitrobenzolfüllanlage trotz aller bereits bei Errichtung der Neuanlage im Hinblick auf die Gefährlichkeit des zur Verarbeitung kommenden Stoffes getroffenen Schutzvorkehrungen, trotz der sorgfältigen Auswahl der Arbeiter auf Grund ärztlicher Untersuchung und dauernden Überwachung des Gesundheitszustandes der Arbeiterschaft, zu zahlreichen Erkrankungen, hervorgerufen durch Dinitrobenzolvergiftung, von denen weitaus die Mehrzahl einen günstigen Verlauf nahmen, 6 Fälle (darunter 1 Arbeiterin) jedoch tödlich verliefen. Die insgesamt zur Kenntnis gelangten 228 Erkrankungen betrafen 179 Personen, darunter 191 männliche und 67 weibliche. 146 Personen (143 männliche und 52 weibliche) waren 1 mal, 10 Personen (12 männliche und 7 weibliche) 2 mal, 12 Arbeiter (6 männliche und 6 weibliche) 3 mal und 2 Arbeiterinnen 4 mal erkrankt. Zur Hintanhaltung der Vergiftungen wurden sowohl seitens des Berichterstatters wie seitens der Firma alle zum Schutze der Arbeiter notwendig erscheinenden Maßnahmen getroffen. So wurde bei den wiederholt vorgenommenen Besichtigungen des Betriebes, namentlich auf Reinhaltung der Arbeitsstellen, auf möglichst vollständige Absaugung der besonders gefährlichen Dämpfe, tunlichste Ausschaltung der Händearbeit, Einführung von häufigen Wechselschichten, Verlegung der Abfüllarbeit auf die Nachtzeit und die frühen Morgenstunden während der heißen Jahreszeit, Verbot der Beschäftigung von jugendlichen Arbeitern beim Reinigen der gefüllten, meist mit Dinitrobenzol bespritzten Granaten, besonderes Augenmerk gerichtet. Die strikte Durchführung der getroffenen Anordnungen wurde allerdings zeitweise durch den Mangel an geeigneten Arbeitskräften sehr erschwert." (Unterfranken.)

„Bei einem 17 jährigen Arbeiter eines Pikrinsäurepreßwerkes wurden schwere Erkrankungserscheinungen beobachtet, die vermutlich als Pikrinsäurevergiftung gedeutet werden können. Im genannten Betriebe war nach dem Berichte der zuständigen Ortskrankenkasse stets eine große Erkrankungsziffer bei den männlichen wie weiblichen Beschäftigten zu verzeichnen. Die pulverförmige Pikrinsäure rief Hautausschläge, Bronchialkatarrhe und Verdauungsstörungen hervor. Meistenteils sind die Erkrankungen nicht rasch verlaufen, in nur wenigen Fällen dauerte die Krankheitszeit unter 4 Wochen. Fast in allen Fällen lag gänzliche Arbeitsunfähigkeit vor. Eine Folge dieser gesundheitsschädlichen Einwirkungen war, daß die Beschäftigten trotz der hohen Löhne nie lange im Betriebe ausgehalten haben. Einzelne Krankheitsfälle mit Übelkeit, Kopfschmerzen, Schwindel, Reizerscheinungen der Atmungsorgane und bei Frauen Anzeichen von Blutarmut, verbunden mit plötzlichen Ohnmachtsanfällen, traten in einem Füllwerk auf, in dem Nitrobenzol als Füllmasse für Granaten verwendet wurde. Die sich beim Schmelzen entwickelnden Gase versuchte man durch gute Abzugsvorrichtungen aus den Arbeitsräumen zu beseitigen. Durch Anwendung von Inhalationen aus vorrätig gehaltenen Sauerstoffbomben wurde den Erkrankten schon im Betriebe die erste Hilfe geleistet. Ernstlichere Folgen hatten die Erkrankungen nicht. Fortlaufende ärztliche Untersuchung war auch hier wie im vorgenannten Preßwerk angeordnet. Ebenso waren in beiden Betrieben hinreichend Waschgelegenheit, Aufenthalts- und Baderäume vorhanden." (Schwaben.)

Sachsen.

„In den Füllbetrieben für Munition wurden der Trinitrotoluol enthaltende Sprengstoff Perdit in loser Form und Pikrinsäure in der Form von fertig gepreßten Körpern verwendet. Während bei der Arbeit mit Perdit Gesundheitsstörungen nicht zu beobachten waren, hat eine Anzahl Arbeiterinnen die Beschäftigung mit den Pikrinkörpern, obschon diese nur wenig Staub abgaben, nicht vertragen. Die Arbeiterinnen bekamen außer der Gelbfärbung der Haut Magenbeschwerden mit Neigung zum Erbrechen oder geschwollenem Hals; bisweilen stellte sich auch Blutspucken oder Schlaflosigkeit ein. Mit der Entfernung von der Pikrinarbeit hörten die Beschwerden auf und es gelang durch Zuweisung von anderer Beschäftigung, die betroffenen Arbeiterinnen vor weiteren Gesundheitsschädigungen zu bewahren. Für die bei der Arbeit verbleibenden Personen wurde die Verabreichung von Milch angeregt. In einem der Betriebe, der außerhalb Leipzig lag und in dem die Pikrinarbeiterinnen regelmäßig Sonderzuweisungen an Milch hatten, sind Erkrankungen nicht vorgekommen, ohne daß ein Wechsel der Arbeiterinnen erfolgte. Eine Pikrinarbeiterin zog sich durch Verunreinigung einer unbeachtet gelassenen Rißwunde an der Hand eine Entzündung zu, deren Heilung 4 Wochen beanspruchte." (Bez. Leipzig.)

Württemberg.

„Besonderen Umfang nahmen Erkrankungen von Arbeitern in einer Füllanlage, in welcher in der ersten Zeit dieses Betriebes (Anfang 1915) zum Füllen von Granaten neben anderen Sprengstoffen Trinitroanisol in geschmolzenem Zustande verwendet wurde. In dem Füllwerk waren zu dieser Zeit ausschließlich männliche Arbeiter beschäftigt, die fast alle schon nach kurzer Zeit erkrankten. Nach Mitteilung des behandelnden Arztes bestanden die Krankheitserscheinungen in Verätzungen der Haut mit nachfolgender Dermatitis (Hautentzündung). Trotzdem von der Firma alles mögliche geschah, die Betriebsräume und die Arbeitsweise gesundheitlich Möglichst günstig zu gestalten, indem sie für reichliche Lüftung der Räume und für guten Abschluß der Schmelzapparate sorgte und die Arbeiter zu sorgfältiger Körperpflege und Vorsicht beim Umgang mit den Sprengstoffen anhielt, war keine wesentliche Herabminderung der Erkrankungen zu erreichen, so daß der Betrieb nach einigen Wochen wieder eingestellt wurde. Auch bei dem nach dem Trinitroanisol im Betrieb der Firma und in einer zweiten Füllanstalt zur Verwendung kommenden dinitrobenzolhaltigen Sprengstoff Fram 13 traten häufige Erkrankungen der in diesen Betrieben beschäftigten Arbeiter auf, jedoch nicht in dem Maße, wie bei der Verwendung von Trinitroanisol. Die Krankheitserscheinungen waren insofern anderer Natur, als es sich hierbei nicht um Entzündungen der Haut, sondern um typische Benzolvergiftungen handelte. Die Anzeichen waren Vorhandensein von Zyanose, Übelwerden, teilweise schwere krampfartige Erscheinungen und Degeneration der roten Blutkörperchen. Die Erkrankungen verliefen im allgemeinen gutartig und rasch. Ernstere Folgen wurden nur in einem Falle vom Arzt gemeldet. — Bei den späterhin in den beiden Füllanstalten verwendeten Sprengstoffen Fram 15 und Füllpulver 60/40, d. h. einer Mischung von 60 vom Hundert Ammoniaksalpeter und 40 vom Hundert Füllpulver 02

(Trinitrotoluol) traten besondere Krankheitserscheinungen unter den mit diesen Sprengstoffen beschäftigten nunmehr vorwiegend weiblichen Arbeitern nicht auf.

In einem Falle mußte eine Arbeiterin ‚wegen Hautausschlages‘ 4 Wochen mit der Arbeit im Pikrinsäurebetrieb aussetzen.“

Baden.

„In der badischen Munitionsindustrie wurde von Sprengstoffen hauptsächlich Pikrinsäure verwendet. Sie reizt die Haut und die Schleimhäute. In einem Falle wurde eine Durchlöcherung der Nasenscheidewand bei einer Arbeiterin einer Pikrinsäurepresserei nachgewiesen. Der Sitz und die Art des Leidens entsprechen genau den aus der Chromatindustrie bekannten Befunden. Nach ärztlichen Angaben waren Entzündungen der oberen Luftwege mit Kopfschmerz, Brechreiz und Herzbeschleunigung bei Pikrinsäurearbeitern nicht selten zu beobachten. Erzeugt wurde von Sprengmitteln nur Nitrozellulose, bei deren Herstellung Erkrankungen nicht beobachtet wurden.“

Hessen.

In einem Sprengstoffbetrieb wurden in den Jahren 1915—18 von insgesamt 8944 Krankheitsfällen 443 „als Nitrovergiftung festgestellt. Von den Vergiftungsfällen durch die Sprengstoffe hatten 13 tödlichen Ausgang; 3 davon bezogen sich auf männliche Arbeiter. Die Todesfälle, welche nicht nur Arbeiter aus Dinitrobenzolfüllbetrieben, sondern auch solche aus Trinitrotoluolfüllbetrieben betrafen, wiesen auf die größere Gefährdung des weiblichen Geschlechts im jugendlichen Alter hin. Mit Eintritt der heißen Jahreszeit nahmen Erkrankungen wie Todesfälle jedesmal zu.

„Die neben den regelmäßigen ärztlichen Untersuchungen angeordneten Blut- und Harnuntersuchungen der Arbeiter bewährten sich und wurden in der Folge für die rechtzeitige Erkennung von Vergiftungen äußerst wichtig und unentbehrlich. Die Rücksichten auf die Gesundheit der Arbeiter ließen es nicht zu, sie dauernd in den Füllbetrieben zu beschäftigen, weshalb sie zeitweise zu Nebenarbeiten verwendet wurden. Nach einiger Zeit kamen Weigerungen der Arbeiter und Arbeiterinnen, sich den Untersuchungen zu unterziehen, in erheblicher Zahl vor, sie verminderten sich aber nach entsprechender Belehrung der Arbeiter. Hauptgrund der Weigerung schien die Furcht vor dem ungünstigen Ergebnis der Untersuchung und dem damit verbundenen Ausschluß aus dem Füllwerk und dem Verlust der besser gelohnten Arbeit zu sein. Im Interesse der Leute war es aber von höchster Wichtigkeit, daß sie bei den ersten verdächtigen Erscheinungen zur Untersuchung geschickt und je nach dem Befund sofort von der gefährlichen Beschäftigung ausgeschlossen wurden. Diesen Vorbeugungsmaßregeln ist es wohl zu verdanken, daß Erkrankungsfälle mit Invalidität und Anspruch auf Krankenrente nicht vorgekommen sind.“ (Bez. Darmstadt.)

„Die Giftwirkung des Dinitrobenzols und Trinitrotoluols trat in einem Betriebe der chemischen Großindustrie, nachdem man in demselben begonnen hatte, jene Sprengstoffe zu fabrizieren und, mit Ammonnitrat vermischt, in die Geschosse zu füllen, in verschiedenen schweren Erkrankungs- und einzelnen Todesfällen zutage. Der Arbeiterbestand dieses Werkes setzte sich zur Zeit der stärksten Beschäftigung 1917—18 ungefähr wie folgt zusammen:

männliche Arbeiter 1580
weibliche Arbeiter 615
kommandierte Militärpersonen 315
                                     ————
                                     2510

Von den 615 Arbeiterinnen waren etwa 355 in den gefährdeten Granatfüllbetrieben, der Rest in ungefährlichen Betriebsabteilungen beschäftigt. Auf den Gesundheitszustand der Arbeiter mögen die abnormen Ernährungsverhältnisse sehr ungünstigen Einfluß ausgeübt haben. Die Betriebsleitung zeigte ernstes Bestreben, durch gute Verpflegung und sanitäre Einrichtungen die Zahl der Erkrankungen zu mindern. Die trotzdem eingetretene Vermehrung der Zahl der Kranken gegenüber der Friedenszeit ist auf die außerordentlich schädigende Beschäftigung der Arbeiter mit den giftigen Nitrostoffen im Verein mit der geringen Widerstandsfähigkeit der Arbeiter zurückzuführen.“

„Hiernach ist eine ansehnliche Zahl (443) der gesamten Krankheitsfälle als Nitrovergiftung festgestellt worden. Von den Vergiftungsfällen durch die Sprengstoffe hatten 13 tödlichen Ausgang; 3 davon bezogen sich auf männliche Arbeiter. Die Todesfälle, welche nicht nur Arbeiter aus Dinitrobenzolfüllbetrieben, sondern auch solche aus Trinitrotoluolfüllbetrieben betrafen, wiesen auf die größere Gefährdung des weiblichen Geschlechts im jugendlichen Alter hin. Mit Eintritt der heißen Jahreszeit nahmen Erkrankungen wie Todesfälle jedesmal zu.“ (Bez. Offenbach.)

„Bei der Verarbeitung von Pikrinsäure in einer Zünderfabrik wurde unter den damit beschäftigten Arbeiterinnen eine Pikrinsäurevergiftung festgestellt. Diese äußerte sich durch einen Ausschlag, der sich im Gesicht der Arbeiterin zeigte. Die Arbeiterin bekam sofort einen anderen Arbeitsplatz und täglich von der Firma eine größere Menge Milch, so daß ihre Wiederherstellung nur kurze Zeit beanspruchte.

Ein zweiter Fall von Pikrinsäurevergiftung, der in ursächlichem Zusammenhang mit dem gleichen Betriebe stand, betraf dessen bauleitenden Architekten. Dieser litt an einem Bindehautkatarrh und hat wahrscheinlich bei der Besichtigung der Räume, in denen mit Pikrinsäure gearbeitet wurde, einen mit Pikrinsäurestaub beschmutzten Finger an das kranke Auge gebracht. Es stellten sich heftige Juckreize in den Augen ein, und das ganze Gesicht bedeckte sich mit einem schmerzhaften Ausschlag.“ (Bez. Marburg.)

„Bei einer ganzen Anzahl Mädchen konnte an der eigenartigen fuchsigen Verfärbung der Haare und an leichter Blaufärbung der Lippen zwar die Beobachtung gemacht werden, daß Trinitrotoluol oder andere

Substanzen in den Körper aufgenommen waren, zu irgend welchen ernsteren Krankheitssymptomen ist es aber dank der vorzüglichen Einrichtungen, Überwachung und rechtzeitigen Ausschaltung nicht gekommen. Nur in einem Falle ist die Blutarmut, schwächliche Konstitution und Kränklichkeit einer Arbeiterin anscheinend der Fabrikleitung und dem Arzte entgangen und ein 23 jähriges Mädchen eines Tages in seiner verschlossenen Wohnung tot im Bette aufgefunden worden. Es konnte deshalb nicht festgestellt werden, unter welchen Erscheinungen das Mädchen erkrankt war. Leider ist auch die Todesursache durch eine gerichtliche Obduktion der Leiche nicht festgestellt worden, es konnte aber doch auf Grund des äußeren Leichenbefundes (intensive Gelbfärbung, die am Rumpfe nahezu bronzefarben wurde, intensive Gelbfärbung des Zahnfleisches, Blässe der Augenbindehäute und gelbliche Verfärbung der letzteren sowohl, als auch der Augäpfel, fuchsiges Aussehen der Haare, auffällige Blässe der Schleimhäute) die Vermutung ausgesprochen werden, daß das Mädchen Gift in seinen Körper aufgenommen und an einer Vergiftung gestorben war." (Bez. Worms.)

Kleinere Staaten.

„Bei dem Granatenfüllwerk, das in der Mehrzahl Frauen beschäftigen mußte, waren die besonders ungünstigen Verhältnisse hauptsächlich auf die stark gesundheitsschädliche Einwirkung der als Füllstoffe zur Verwendung gekommenen, als Blutgifte wirkenden Nitroverbindungen Trinitrotoluol und Dinitrobenzol veranlaßt. Bei der Verarbeitung von Trinitrotoluol traten weniger schwere Erkrankungen auf als bei Dinitrobenzol, welches letztere an und für sich als starkes Gift wirkt, während diese bei Trinitrotoluol nur in ungereinigtem Zustande der Fall und auf das dann in ihm enthaltene Tetranitromethan zurückzuführen ist. Die Vergiftungen traten meist als Zyanose (Blausucht), oft in Verbindung mit Gelbsucht auf. Äußere Anzeichen dafür waren blaue Lippen, fahle und gelbe Gesichtsfarbe. Bei Dinitrobenzoleinwirkung traten die mit Kopfschmerz und Schwindel verbundenen Erkrankungen oft so plötzlich auf, daß die davon Befallenen sofort in die Krankenstube gebracht und mit Sauerstoff behandelt werden mußten. Von den 6 unter den Arbeitern des Füllwerkes vorgekommenen Todesfällen ist bei 4 Fällen mit Bestimmtheit Vergiftung als Todesursache festgestellt, worunter 2 Männer und 2 Frauen waren. Bemerkenswert war die verschiedene Widerstandsfähigkeit der weiblichen Arbeiter; während die jungen Mädchen und Frauen sehr häufig mit anschließender Arbeitsunfähigkeit erkrankten, zeigten die älteren sich widerstandsfähiger und fühlten sich oft trotz äußerer Anzeichen, wie blaue Lippen, fahle Farbe, lange Zeit wohl und konnten weiter arbeiten." (Anhalt.)

„Eine Fabrik pharmazeutischer Präparate hatte ohne Vorwissen des Gewerbeinspektors das Vermahlen von Dinitrobenzol aus zweiter Hand übernommen, nachdem der Auftraggeber aus Unkenntnis versichert hatte, daß die Arbeiter durch das Vermahlen nicht gefährdet würden. Die neue, gut eingerichtete Mühle war mit Staubabsaugung versehen; die Arbeiter waren mit Mund- und Nasenschützern ausgestattet. Trotzdem erkrankten innerhalb weniger Tage nach Beginn des Mahlens die beiden in der Mühle tätigen Arbeiter; einer der Arbeiter verstarb an der Vergiftung. Ähnliche Vorkommnisse sind auch in anderen, außerhalb Hamburgs gelegenen Fabriken beobachtet. Die Arbeit wurde sofort eingestellt; bei der Reinigung der Mühle erkrankte vorübergehend noch ein dritter Arbeiter, so daß die Säuberung nur unter größter Vorsicht bei Verwendung von Atmungshelmen, Handschuhen und Schutzkleidung beendet werden konnte. Die Sprengstofffabrik, die den Auftrag vergeben hatte, und die für diesen Betrieb zuständige Gewerbeinspektion wurden sofort über das Vorkommnis benachrichtigt." (Hamburg.)

Schweiz.

„Die Militärverwaltung hatte großen Bedarf in Dinitrobenzol, der mit möglichster Eile zu decken war. Da suchte man sich zunächst mit den Einrichtungen zu behelfen, die zur Verfügung standen. Die hygienischen Rücksichten folgten erst nachher, so daß sich bald die Krankheitsfälle häuften. Besserung trat erst ein, als die unzulänglichen Einrichtungen aufgegeben und durch zweckmäßige Anlagen die Abführung der Gase und Dämpfe sichergestellt wurde. Große Firmen gingen nach dieser Richtung selbständig vor; die Munitionsfabrik in Thun und eine Fabrik in Aarau stellten ihre Abfüllanlagen für Dinitrobenzol vollständig unter Glasabschluß und kräftige Ventilation. Verkürzung der Arbeitszeit, Wechsel der Beschäftigung, Verabreichung von Milch und Arbeitskleidern, prophylaktische Sauerstoffinhalation, ärztliche Überwachung und Alkoholabstinenz wurden versucht und vorgeschlagen, um der Krankheit Herr zu werden. Die Erfolge sind in der Tat nicht ausgeblieben." (1916—17, II. Kreis.)

England
(s. a. „Anhang" S. 256).

1917.

„In der Vorkriegszeit war Trinitrotoluol nur in kleinen Mengen — etwa zu 10% — bei der Erzeugung von Explosivstoffen in Gebrauch und bewirkte keine Gesundheitsstörungen. Man bemühte sich, Dinitrobenzol, dessen giftige Eigenschaften bekannt waren, durch Trinitrotoluol zu ersetzen. Im Jahre 1901 zeigte Dr. Prosser White zusammen mit Dr. J. Hay in klassischen Versuchen, daß der Hauptweg der Aufnahme des Dinitrobenzols die Haut sei und erklärte Trinitrotoluol im allgemeinen für ungiftig.

,Trinitrotoluol', sagte er, ,ist bei gewöhnlichem Gebrauch nicht giftig ... eine praktisch sehr wichtige Tatsache ist, daß die Aufnahmefähigkeit von Mensch und Tier eine ähnliche ist. In manchen

Betrieben ist Trinitrotoluol mit großem Vorteil für die Gesundheit der Beschäftigten durch Dinitrobenzol ersetzt worden.' Infolgedessen ist jene Bemerkung unbeabsichtigterweise weniger beachtet worden und es konnten die Folgen eines ungewöhnlichen Gebrauches dieses Stoffes nicht vorhergesehen werden.

Bei Kriegsbeginn aber verursachten die Zustände in Betrieben, wo Trinitrotoluol verwendet wurde, mehr als die Erzeugung desselben Beunruhigung. Es erwies sich als nötig, Trinitrotoluoldämpfe mechanisch abzusaugen oder andere Mittel gegen sie anzuwenden. Die Erkenntnis, daß Reinlichkeitsmaßnahmen bei der Arbeit das Hauptmittel gegen die Vergiftung seien, wurde besonders durch den von Dr. Moore und seine Mitarbeiter geführten Nachweis gefördert, daß die Haupteintrittspforte des Giftes die Haut sei.

Der erste Todesfall durch Trinitrotoluol ereignete sich in einem chemischen Betriebe bei der Erzeugung des Stoffes im Februar 1915. Die Gelbsucht war an der Leiche auffallend und betraf allgemeine Decke und Sklera. Der Obduktionsbefund, namentlich bezüglich Leber und Niere, war ähnlich dem bei Tetrachloräthanvergiftung. (Untersuchung durch Dr. Spilsbury.)

Bei einem Fall in der Munitionsindustrie (Granatenfüllung) im Sommer 1915 konstatierte Dr. Collis Blutveränderungen, im August und Dezember wurde je 1 Todesfall gemeldet. Ich ließ damals eine Belehrung über die Natur der Vergiftung mit Nitroderivaten des Benzols unter den Ärzten zirkulieren, die mit der periodischen Untersuchung der in der Trinitrotoluolindustrie beschäftigten Arbeiter betraut waren. Diese Belehrung wurde auch an die staatlichen Füllbetriebe und an die ärztlichen Beamten des Kriegsministeriums geschickt, welche die Aufgabe hatten, die Gesundheit der Arbeiter dortselbst zu überwachen.

Als gegen Ende des Jahres 1915 die Notwendigkeit sich ergab, bessere Kenntnis über das Vorkommen der Trinitrotoluolvergiftung zu erlangen, wurde bestimmt, daß Fälle von ,toxischer Gelbsucht' entsprechend § 73 des Fabrikgesetzes vom Jahre 1901 anzeigepflichtig seien. Die Gründe, warum ,toxische Gelbsucht' und nicht ,Tetranitrotoluolvergiftung' in die Liste der anzeigepflichtigen Krankheiten aufgenommen wurde, waren folgende:

Meldung einer Berufskrankheit ist viel schwieriger als die einer Infektionskrankheit, und wenn sie nicht sorgfältig gehandhabt wird, so wird der Erfolg der Anzeigepflicht vereitelt. Zweck ist Kenntnis der Erkrankung und ihrer Verbreitung zum Zwecke der Behandlung und Verhütung zu erlangen. Die Schwierigkeit der Konstatierung der Berufskrankheit besteht darin, daß eine Zeitlang der Patient zwar Gift aufnimmt, aber nicht genug, um zu erkranken, und zu dieser Zeit bestehen in manchen Fällen Zeichen, wie der Bleisaum, die Zyanose bei Trinitrotoluolvergiftung.

Die Trinitrotoluolvergiftung hat ein Symptomenbild von wechselnder Beschaffenheit: 1. Lokale Reizerscheinungen der Haut, ähnlich einer Dermatitis, 2. Reizung des Magen-Darmtraktes (Gastritis, Erbrechen), ähnlich den durch andere Ursachen bedingten Affektionen dieser Organe, 3. Blutveränderungen = Methämoglobinbildung, infolgedessen Verminderung der sauerstofftransportierenden Fähigkeit des Blutes, weiterhin kommt es dann, wenn nicht durch Versetzung zu einer anderen Arbeit die Folgen gemildert werden, zu Erkrankungen des Herzens, der Leber, Nieren und überhaupt des Blutkreislaufsystems, 4. die spezifische Wirkung auf die Leberzellen, infolgedessen Gelbsucht, ein schweres Symptom, es führt in 25—30% der Fälle zum Tode. Endlich wurden 13 Fälle (fast alle tödlich) mit fortschreitender Anämie beobachtet, die mit Zerstörung des roten Knochenmarkes einherging, so daß starke Verminderung der roten und weißen Blutzellen eintrat. Diese Symptome sind nicht immer voneinander zu trennen; sie finden sich bei Trinitrotoluolvergiftung in verschiedensten Kombinationen.

Mit Ausnahme des ersten Symptoms können alle als Trinitrotoluolvergiftung beschrieben werden und sie können alle miteinander vorkommen, Zyanose mit Gastritis und toxischer Gelbsucht, Gelbsucht mit aplastischer Anämie, sie mögen vertauschbar oder konkomitierende Symptome derselben Vergiftung sein. Ich habe sie mitgeteilt, um zu betonen, daß hinsichtlich der statistischen Aufzeichnungen nicht alle Formen von gleicher Wichtigkeit sind, obwohl natürlich das Vorgehen gegenüber dem Betriebe in allen Fällen das gleiche sein muß. Aber bei Anzeigepflicht verlangen der praktische Arzt und der Arbeitgeber ein bestimmtes Symptom, nach dem sie sich zu richten haben. Eine Publikation der Statistiken über angezeigte Fälle von Trinitrotoluolvergiftung wäre meiner Meinung nach unzuverlässig, da sie einfach die Zahl der mit Trinitrotoluol Arbeitenden, die mit irgend welchen Klagen in ärztliche Behandlung treten, angeben müßte. Zahlen, die die Fälle toxischer Gelbsucht angeben, liefern greifbare Zeichen einer schweren Erkrankung, die auf eine chemische Verbindung zurückzuführen ist; sie heischen in jedem Einzelfall Untersuchung der Ursache und Beobachtung der Vorsichtsmaßregeln bei dem Arbeitsvorgange, in welchem der Erkrankte beschäftigt war. So hat diese Maßregel dem Staate Auslagen erspart, dem praktischen Arzte und dem Unternehmer Zweifel hinsichtlich der Meldepflicht, und Schwierigkeiten mit Zeitverlust, welche eingetreten wären, wenn man ihnen eine umfangreiche Untersuchung aufgetragen hätte.

Im September 1916 wurde Dr. W. J. O'Donovan dem Ministerium für Munitionsangelegenheiten zugeteilt, um die ärztlichen Einrichtungen in den staatlichen Füllereien zu überwachen. Der Erfolg der ärztlichen Organisation daselbst und, gleichzeitig mit deren Entwicklung, der Erfolg der Maßregeln zur Bekämpfung der Trinitrotoluolerkrankung sind zum großen Teil seiner Energie und seinem unermüdlichen Eifer zuzuschreiben. Der ärztliche Stab in den staatlichen Füllwerken beträgt nunmehr 15 ärztliche Angestellte, von denen 11 Frauen sind. Ähnliche Einrichtungen wurden in der Privatindustrie getroffen und ungefähr um dieselbe Zeit wurde ein interdepartementales Komitee geschaffen, das dem Munitionsministerium die Maßnahmen angeben soll, die zur Verhütung der Trinitrotoluolvergiftung in den Betrieben nötig sind. Als Endresultat dieser Anweisungen wurde ein Kodex von Spezialregeln zusammengestellt und vom Minister gutgeheißen, auf Grund der Bestimmungen zur Reichsverteidigung. Diese Regeln betreffen nicht die Trinitrotoluolherstellung, da die bezüglichen Betriebe schon nach dem Fabrikgesetze Regulative haben.

Die Meldevorschrift für „toxische Gelbsucht" war gesetzlich wirksam ab 1. Januar 1916. Seitdem wurden bis Ende 1917 $^{1}/_{4}$jährlich gemeldet (Todesfälle in Klammern): 6 (4), 16 (5), 73 (21), 86 (22) und 83 (12), 56 (20), 21 (8), 29 (4). Die beiden letzten Vierteljahre von 1916 zeigen ein starkes Anwachsen, vom 2. Jahresviertel 1917 an ist ein deutliches Absinken bemerkbar. Im Jahre 1916 nahm die Errichtung neuer Betriebe fortwährend zu, die Intensität der Arbeit war enorm, Tag und Nacht wurde gearbeitet, die Männer durch Frauen ersetzt. Die Gefahren des Trinitrotoluols wurden unterschätzt; auf die entsprechenden Maßnahmen, wie Reinlichkeit, Schutz der Haut und Schutz gegen die giftigen Dämpfe, wurde keine Rücksicht genommen. Die Zahl der Vergiftungen betrug 1916 bei Männern 70 (21), bei Frauen 111 (31). Im folgenden Jahre betrugen diese Zahlen 45 (2) und 144 (42). Die Zahl der Beschäftigten, besonders Frauen, war im Jahre 1917 weit größer als 1916. Die Letalität betrug 25,9% für alle zusammen (20,0% für die Männer, 28,6% für die Weiber). Von den befallenen Frauen standen 61,5% im Alter bis zu 25 Jahren, von den Männern nur 14,6%, eine Tatsache, die, wie es scheint, für die größere Mortalität in jüngeren Jahren spricht. Von über 40jährigen wurden 12 Männer und 1 Frau von der Krankheit ergriffen. Hoch ist die Sterblichkeit der Jugendlichen unter 18 Jahren im Jahre 1916 (6 Todesfälle unter 9 Erkrankungen); dies hat zu einer Beschränkung in der Einstellung Jugendlicher geführt.

Die kritische Jahreszeit für das Auftreten der toxischen Gelbsucht waren der 2. bis 4. Jahresmonat; 57,4% aller Befallenen erkrankten in dieser Zeit.

Bemerkenswert war in manchen Fällen, sowohl von toxischer Gelbsucht als von Anämie das lange Latenzstadium. In einem Falle wurde eine Frau nach 2 Monaten Trinitrotoluolarbeit in eine andere Abteilung versetzt, wo sie mit Benzol und Toluol zu tun hatte. Über 7 Monate später hatte sie einen Unfall, indem ihr ein schwerer Gegenstand auf den Kopf fiel. 1 Woche darauf entwickelte sich toxische Gelbsucht mit tödlichem Ausgang innerhalb 2 Wochen. Ein Fall von aplastischer Anämie entwickelte sich nach Dr. P. N. Panton 4 Monate nach Verlassen der Arbeit, ein anderer 9 Monate später. Die Anämie endete im Durchschnitt 6—7 Wochen nach ihrer Feststellung tödlich.

Während die Gelbsucht das sicherste Kriterium für die Vergiftung mit TNT. ist, kommt sie glücklicherweise selten vor gegenüber minder schweren Symptomen der Aufnahme von TNT. oder seiner Verunreinigungen, wie Tetranitromethan, z. B. Blässe mit Zyanose, Abgeschlagenheit und Verdauungsstörungen. Auf jeden Fall toxischer Gelbsucht kamen mindestens 30 solcher leichter Fälle, die mit zeitweiliger Arbeitsunfähigkeit verbunden waren; doch endete keiner tödlich, alle Befallenen kehrten nach Heilung zur Arbeit zurück. In einem Betriebe, wo Explosivkörper mit reinem kristallisiertem TNT. gefüllt wurden, berichtet der Gewerbearzt von 4 Fällen toxischer Gelbsucht und 52 leichteren Vergiftungen mit TNT., die zur Entschädigung berechtigten. In der staatlichen Munitionserzeugung sind die Erkrankungen von 11% im August 1916 auf 1% im Januar 1918 gefallen. Über die Zahl der Arbeiter, die mit TNT. zu tun hatten, sind keine sicheren Angaben zu gewinnen, vermutlich waren es über 50 000. Danach wäre die Erkrankungshäufigkeit an Gelbsucht $3,6^0/_{00}$ im Jahre 1916, $3,8^0/_{00}$ 1917, die Mortalität 1,0 und $0,9^0/_{00}$ gewesen.

Die Arbeitsprozesse ändern sich häufig, und bei einem Wechsel ist es oft schwer zu entscheiden, welche Art der Arbeit die Erkrankung verursacht hat. Nach den Beobachtungen des Dr. Moore ist Einatmen von Rauch im Schmelzhause sowie von Dunst in anderen Teilen des Betriebes ebenso gefährlich wie Absorption durch die Haut. Im Jahre 1917 wurde die Krankheit vermutlich erworben 53mal im Schmelzhause, beim Stemmen und Pressen 29mal, beim Stemmen und Füllen 6mal, beim Füllen von Explosivkörpern (reines TNT.-Pulver) 25mal, Zerkleinern, Sortieren usw. 11mal, Kügelchenpressen 9mal, im Mischraume 9mal, beim Reinigen und Fertigmachen 7mal, Übernehmen und Wägen des TNT. 6mal, Verpacken von TNT. 5mal, bei verschiedenen Arbeiten 25mal, Summe 185mal.

Die letzte Gruppe ist besonders interessant, weil sie einzelne Fälle enthält, wie a) Bedecken von Handwägelchen, die mit gefüllten Granaten beladen waren, b) Aufschichten von Granathülsen, c) ein Heimarbeiter, d) Rollen von Granaten ins Transportgebäude, e) Behandeln mit Wachs; alles Arbeiten, die meist mit Aufnahme des Giftes durch die Haut verbunden sind. Gering war die Zahl der Erkrankungen bei der TNT.-Erzeugung, da hier kein so inniger Kontakt mit dem Material vorkommt (16 [2] Erkrankungen).

Die Studien des Dr. Moore warfen Licht auf die Frage der großen Bedeutung der Absorption von TNT. im Wege der Haut. Dies ist nach meinen Erfahrungen auf dem Gebiete der Gewerbekrankheiten eine schwierige Frage hinsichtlich der Bekämpfung.

Zum Schutze gegen Vergiftung im Wege der Haut wurden Handschuhe empfohlen und von solchen vielleicht eine Million zur Verfügung gestellt und getragen. Sie schützten aber die Haut nicht vollkommen und wurden gelegentlich mehr als Quelle der Gefahr, denn als Schutzmittel angesehen, daher schließlich aufgegeben. Ähnlich ging es mit dem dauernden Tragen von Respiratoren, die auch als unpraktisches Schutzmittel erkannt wurden, anders steht es glücklicherweise mit der lokalen Absaugung.

Die ersten Maßnahmen nach Erkennung der giftigen Natur des TNT. bestanden außer ärztlicher Überwachung und allgemeinen Wohlfahrts-

einrichtungen in den Betrieben darin, einen 14 tägigen Wechsel zwischen
TNT.- und anderer Arbeit eintreten zu lassen und die Handarbeit möglichst auszuschalten. Es wurden Maschinen für Füllung von Explosivkörpern und von Granaten mit TNT.-Pulver statt der staubigen Handarbeit beschafft. Die Hülsen wurden vor dem Bespritztwerden mit
dem geschmolzenen TNT. beim Einfüllen desselben geschützt und die
erstarrte Masse an den Wägelchen, mit denen jene transportiert werden,
wurde durch Dampf systematisch entfernt, anstatt durch das gefährliche Abkratzen. Die Fußböden und Arbeitstische wurden sorgsam
abgewischt statt rasch gefegt und wo immer möglich wurde Absaugung
eingerichtet, um Staub und Dämpfe von den Tiegeln mit geschmol-
zener Masse zu entfernen, desgleichen dort, wo Pulver gemahlen wurde.
Die mechanischen Vorrichtungen wurden mit großer Sorgfalt hergestellt. Alles das kostete natürlich Zeit, da die Erzeugung nicht vermindert werden durfte.

Hervorzuheben ist die Tätigkeit der ärztlichen Beamten sowohl
hinsichtlich der Schutzmaßnahmen als der klinischen Tätigkeit bezüglich der Gewerbekrankheiten. Solche Männer waren mitunter
2 oder 3 jeder staatlichen Granatfüllerei angegliedert; ihre Haupt-
aufgaben waren: 1. Bewerber um Arbeitsposten zu untersuchen, 2. Frühsymptome gewerblicher Vergiftungen zu erkennen, zu behandeln, Erfahrungen darüber zu sammeln, bei welcher Gelegenheit Erkrankungen
am häufigsten auftreten, und zwar im Hinblick auf Verhütung derselben, 3. Differentialdiagnosen zu stellen, den Ärzten zum Zwecke
der Behandlung leichterer Fälle zu berichten, gleichgültig ob die Erkrankung durch den Beruf hervorgerufen wurde oder nicht, Fälle von
toxischer Gelbsucht ins Spital zu senden, 4. in Entschädigungsfällen
zu entscheiden, ob eine Berufserkrankung vorliege und in zahllosen
anderen Fällen ihren Einfluß geltend zu machen. Auch die Berichte
der Gewerbeärzte, die in vielen Betrieben den Gesundheitszustand
der Arbeiter überwachten, über die Fälle von toxischer Gelbsucht
waren von ungemein großem Wert für die Kenntnis der Arbeit und
der Krankheitssymptome.

Der Bericht über TNT.-Vergiftung wäre unvollständig ohne die Erwähnung der Vergiftungsgefahr durch nitrose Gase sowohl im Nitrier-
hause als auch bei der Salpetersäureerzeugung. Es folgen wichtige
Bemerkungen von Dr. Bridge.

»Der zunehmende Verbrauch von Salpetersäure hat zur Errichtung neuer
zahlreicher Anlagen geführt, die ebenso wie die alten mit voller Ausnützung
ihrer Leistungsfähigkeit tätig waren. Dementsprechend hat die Gefahr der Vergiftung durch nitrose Gase (NO_2 mit einem wechselnden Anteil von N_2O_3) zugenommen. Es ist unbekannt, was für Folgen oft wiederholte nicht tödliche
Dosen für die Gesundheit der Arbeiter haben, aber sehr unwahrscheinlich ist,
daß die Atmungsorgane durch kontinuierliches Einatmen solcher Dämpfe nicht
schwer leiden sollten. Es kann kaum bezweifelt werden, daß ein leichter Grad der
Entzündung der Schleimhaut die Folge davon ist. Ausbleiben von der Arbeit
für einen oder zwei Tage wegen sogenannter Bronchitis ist kein ungewöhnliches
Vorkommnis unter den Arbeitern dieser Betriebe. Bis zu einem gewissen Grade
gewöhnen sich die Schleimhäute an den Reiz der Dämpfe. Persönliche Er-

fahrungen von Männern, die ohne Schaden in einer Atmosphäre arbeiteten, die beim Beobachter Reizung der Augen, Trockenheit und Einschnürungsgefühl im Rachen hervorrief, zwingen zu diesem Schlusse.

Wo Dämpfe entweichen können, sollte nie eine Reparatur vom Arbeiter ohne Helm mit Frischluftzufuhr ausgeführt werden. Wollene Hauben, in die komprimierte Luft eingeblasen wird, haben sich für schnell durchgeführte Reparaturen bewährt. Reparaturen ohne Schutz sind gefährlich und die Arbeiter leiden mitunter schwer, was vermieden werden kann. Die Entscheidung, ob ein Helm zu verwenden ist oder nicht, sollte nicht dem Arbeiter überlassen werden. Den Arbeitern sind die Gefahren meist unbekannt; sie sind oft nicht erzogen, sich selbst zu schützen. Entweder sollte ein Abzug über dem Mannloch sein, um die Dämpfe, die herauskommen, zu entfernen, oder die Zisternen sollten so gebaut sein, daß man sie chargieren kann, ohne daß Dämpfe entweichen. Besonders gut können Dämpfe durch ein gußeisernes Rohr entfernt werden, das am Mannloch fixiert ist. Ein Dampfinjektor in dem Rohr liefert den nötigen Zug. Um ohne Abzug das Entweichen von Dämpfen zu verhindern, muß das Mannloch vor dem Einfließen der Säure geschlossen werden. In einem Betriebe wurde dies erreicht, indem ein fixes Rohr mit eigener Öffnungsvorrichtung vom Säurereservoir zu jeder Zisterne geführt wurde. Das Rohr ist fest, die Verbindung wird dicht gemacht. Zweckmäßig war auch die Einrichtung, daß eine kleine Öffnung in den Deckel des Mannlochs gemacht wurde. Das Mannloch ist geschlossen, die Säure rinnt durch die sekundäre Öffnung ein. Bei negativem Druck in der Anlage dürfte diese Vorrichtung genügen. Beim Füllen großer Korbflaschen ist es für die Arbeiter zweckmäßiger, die Dämpfe durch Abzüge zu entfernen.«"

1918.

„Im November 1915 wurde die ‚toxische Gelbsucht‘, auftretend in Industriebetrieben und bedingt durch Tetrachloräthan oder durch Nitro- und Amidoderivate des Benzols oder durch andere Giftstoffe, in die Liste derjenigen Krankheiten aufgenommen, die nach § 73 des Gewerbegesetzes vom Jahre 1901 für praktische Ärzte und Unternehmer anzeigepflichtig sind. Die Wirkungen des Tetrachloräthans bei der Verwendung in der Flugzeugindustrie und die ausgiebige Ventilation, welche erfolgen muß, ist bereits in früheren Berichten beschrieben worden. Die reichliche Lüftung war nötig mit Rücksicht auf die fortgesetzte Verwendung von Benzol- und Azetonersatzmitteln. In einem Betriebe, wo mit Rücksicht auf die Dringlichkeit der Arbeit einige Frauen mit Lackieren in einem Raume beschäftigt wurden, der nur mit natürlicher Ventilation versehen war, war bald ärztliche Hilfe nötig, da sich bei einigen Frauen Vergiftungssymptome zeigten.

Im letzten Jahresrapport habe ich die wichtigsten Punkte im Zusammenhang mit der Trinitrotoluolvergiftung besprochen. Es war dies die einzige Ursache für Fälle von toxischer Gelbsucht in den Berichten, seitdem die Vergiftungen mit Tetrachloräthan aufgehört hatten. Es sei bemerkt, daß Gelbsucht ein charakteristisches Symptom der Arsenwasserstoffvergiftung ist, um aber eine Verwechslung mit toxischer Gelbsucht durch Trinitrotoluol zu vermeiden, wurde jene unter Arsenwasserstoffvergiftung eingerechnet. Mit Rücksicht auf die vorjährige Beschreibung gebe ich einen Vergleich der Zahlen für Trinitrotoluolvergiftung innerhalb dreier Jahre.

Jahr	Vierteljahrsperioden				Summe
1916	6 (4)	16 (5)	73 (21)	86 (22)	181 (52)
1917	83 (12)	56 (20)	21 (8)	29 (4)	189 (44)
1918	13 (4)	6 (2)	5 (2)	10 (2)	4 (10)

Ein tödlicher Fall, der hinsichtlich der Arbeit noch in das Jahr 1918 gehört, wurde innerhalb der ersten 5 Monate des Jahres 1919 berichtet.''

Vergiftung mit Dinitrophenol. „In der französischen Munitionsindustrie wurde Trinitrotoluol weniger verwendet als in unserer, sondern durch ein Gemisch von Pikrinsäure und Dinitrophenol (DNP.) ersetzt. Letzteres war beim Fehlen von Reinlichkeitsmaßnahmen sehr giftig; in sieben Betrieben ereigneten sich bis August 1916 27 Todesfälle, 17 davon beim Wägen und Schmelzen, 8 beim Extrahieren, 1 beim Erwärmen, 1 beim Fertigmachen. Dazu kamen zahlreiche leichte Fälle. Die Vergiftungsbedingungen und chemischen Wirkungen der Substanz auf den Körper wurden genau studiert und schließlich. eine Harnprobe, genannt Derrienreaktion, angegeben, die die Menge des aufgenommenen Giftes zu bestimmen erlaubte. Jedes Arbeiters Harn wurde so täglich untersucht und danach bestimmt, ob seine Entfernung von dieser Art Arbeit nötig sei.

Die Schutzmaßnahmen, die aus Frankreich übernommen worden waren, bestanden in ärztlicher Überwachung der Arbeiter durch täglichen Besuch des Arztes, Harnuntersuchung bei jedem Arbeiter durch einen Pharmazeuten. Jeder Arbeiter, bei dem die Derriensche Reaktion durch einige Tage positiv blieb und an Intensität zunahm, wurde täglich untersucht und von der Arbeit entfernt, sobald nur die leisesten Symptome (Mattigkeit, Magen-Darmerscheinungen, Schläfrigkeit, Nieren-, Lebersymptome) der Intoleranz auftraten. Hautreinigung, Schutz gegen Dämpfe und Staub, lokale Absaugung, Arbeitswechsel taten die gewünschte Wirkung.

Als die Verwendung von Dinitrophenol in zwei Betrieben im Jahre 1918 nötig wurde, wurden die wichtigsten Betriebe in Frankreich von Lt. Col. O'Reilly, dessen unermüdliches Wirken in der Bekämpfung gewerblicher Vergiftungen Anerkennung verdient, besucht und daran anschließend sehr vollkommene Schutzmaßnahmen getroffen. Die Arbeiter bekamen vollständige Unter- und Oberkleider und wechselten dieselben gegen ihre Arbeitskleider in eigenen Kabinen, jede für einen Mann. Lokale Staubabsaugung von vorzüglicher Ausführung wurde zur Entfernung des Staubes bei der Schmelzerei der Mischungen und beim Füllen der zwölfzölligen Hülsen angewendet. Aller Staub, der sich am Rande der Hülsen sammelte, wurde durch den Vakuumreiniger entfernt. Die Waschvorrichtungen und Bäder waren so vollkommen wie nur möglich. Diese Maßnahmen zusammen mit täglicher Harnuntersuchung hatten zur Folge, daß keinerlei Gesundheitsstörung bei der Verarbeitung von Dinitrophenol sich einstellte. Ein einziger tödlicher Fall mit typischen Symptomen ereignete sich hier im Jahre 1916 in einem Betriebe, wo dieser Stoff erzeugt wurde.''

Niederlande.

1915.

„In letzter Zeit wurden statt Terpentin öfter giftige, Benzol und seine Homologen enthaltende Lösungsmittel von Lacken verwendet."

1917.

„In der Gießerei einer staatlichen Munitionsfabrik hantieren die Arbeiter mit Trinitrotoluol (Trotyl). Der medizinische Gewerbeinspektor vernahm Klagen bei der Untersuchung der Arbeiter, betreffend bitteren Geschmack im Munde, Tränen und Brennen der Augen, Schwäche, und bei einigen Schlaflosigkeit. Die Oberkleider und die Wäsche waren bei einigen Arbeitern rot gefärbt, die Hände gelb oder gelblichbraun infolge der Wirkung des Schweißes auf das Trotyl. Ein Arbeiter hatte blasiges Ekzem, nachdem er 12 Tage hindurch mit Trotyl gearbeitet hatte, ein anderer litt nach 4 Tagen bereits an akutem Ekzem, 2 weitere litten an chronischem Ekzem des Gesichtes bzw. der Fingerrücken. Zum Schutze der Haut wurden Glacéhandschuhe bereitgestellt, diese sind, solange sie neu sind, recht zweckmäßig.

Bei einer zweiten Visitierung wurden 69 Arbeiter ärztlich untersucht. 7 klagten über Magen-Darmbeschwerden, keiner über Appetitmangel, Übelkeit, Aufstoßen, Verstopfung, ferner war keine Gelbsucht der Haut und Schleimhäute zu beobachten. Alle arbeiteten seit 6—14 Monaten mit Trotyl. In den ersten Wochen bestand erhöhte Eßlust, hierauf Abnahme und im Anschluß daran Abmagerung, der Einfluß des Giftes auf die Ernährung ließ sich daher nicht beurteilen. Nicht mehr neue Handschuhe ließen das Trotyl durch, bei starkem Schwitzen auch neue. Die genannten 7 Arbeiter wurden von der Trotylarbeit ausgeschlossen.

Wichtig ist Schutz der Haut der Hände durch Tragen kattunener und darüber lederner Handschuhe und Auswechseln der abgetragenen Kattunhandschuhe; letzteres mußte bei einem der Leute wöchentlich einmal geschehen, da er stark schwitzte. Gelegentlich eines dritten Besuches wurde beim Harn die Webstersche Reaktion angestellt, die auf Trotyl spezifisch sein soll, nicht als pathologisches Zeichen, sondern als Beweis, daß der Arbeiter seit einigen Tagen Trotyl aufgenommen hat, das dann durch den Harn wieder ausgeschieden wird. 6 von den obigen 7 Arbeitern hatten leichte bis stark positive Trotylreaktion (rosa bis purpur), bei 1 war sie negativ, er hatte die letzten 8 Wochen nicht mit Trotyl gearbeitet.

Die medizinische Literatur gibt nur wenig Auskunft über Vergiftungen mit nitrierten aromatischen Verbindungen. Die bisherigen Beobachtungen stammen aus England, Deutschland und Amerika[1].

---

[1] Koelsch, Beiträge zur Toxikologie der aromatischen Nitroverbindungen, Zentralbl. f. Gewerbehygiene 1918, S. 60. — Derselbe, Die Giftwirkungen des Tetranitromethans, ebenda 1917, S. 185. — The origin, symptoms, pathology, treatment and prophylaxis of toxic jaundice observed in munition workers, Discussion of the royal society of medicine. Jan. 1917, London. — Fischer, Zentralbl. f. Gewerbehygiene 1917, S. 205.

Die gelegentliche Giftwirkung des sonst ungiftigen Trinitrotoluols wird auf Verunreinigungen, besonders intensive Einwirkung, Alkoholmißbrauch und unzweckmäßige Kleidung zurückgeführt. Als Verunreinigung amerikanischen Rohtrotyls fand der Chemiker der staatlichen Munitionsfabrik manchmal Spuren von Mononitrotoluol, niemals Nitrobenzol, Professor v. Romburgh in einer anderen Probe eine isomere Verbindung, das β-Trinitrotoluol, von giftiger Wirkung, Koelsch fand Tetranitromethan.

Als Schutzmittel sind über den Schmelzkesseln zweckmäßige Absaugevorrichtungen anzubringen, um die Dämpfe zu entfernen. Respiratoren, in die Schwämme mit Natriumkarbonatlösung eingelegt sind, werden getragen. Nur kräftige Personen mit gesunden Lungen eignen sich für diese Arbeit.

Welche Zwischenprodukte, bei der Destillation und Nitrierung entstehend, und sonstige Verunreinigungen das Krankheitsbild bei der Trotylvergiftung bestimmen helfen, ist noch eine offene Frage."

1918.

Trinitrotoluolvergiftung. Wieviele Fälle von Gelbsucht nach Arbeit mit Trinitrotoluol in den verschiedenen kriegführenden Ländern aufgetreten sind, wird wohl aus verschiedenen Ursachen niemals bekannt werden. Nach einem offiziellen Berichte[1]) wurden in einer amerikanischen Munitionsfabrik, wo nach einer Schätzung ein Zehntel aller Granatfüllungen mit Trotyl stattfanden, im Laufe von 20 Monaten 7000 Vergiftungsfälle, davon 105 mit tödlichem Ausgang, in den $7^{1}/_{2}$ Monaten vorher 17 000 Erkrankungen mit 475 Todesfällen beobachtet, wiewohl nunmehr auch dort schon gewisse Vorsichtsmaßregeln getroffen werden.

Zu Beginn der Munitionserzeugung war die Hast, mit der produziert wurde, Ursache grober Mißstände. Es wurden Leute in nur halb fertiggestellten Lokalen arbeitend gefunden. In einer Fabrik, die mit mehreren Millionen Dollar Stammkapital errichtet war, wurde durch 17 Monate ohne jede Absaugung der schweren giftigen Dämpfe gearbeitet, ohne jede ärztliche Aufsicht über die Arbeiter, ohne alle Maßregeln für persönliche Reinlichkeit, so daß die Mahlzeiten mit ungewaschenen Händen eingenommen wurden; „there is no way of knowing how much illness and death resulted from the nead rush during the first month of the war", sagt A. Hamilton.

Nächst guten hygiensichen Einrichtungen in den Fakriken und Verwendung möglichst reinen Trotyls scheint persönliche Reinlichkeit sehr wichtig zu sein. Die Verwendung von Frauen und Jugendlichen, wie es in England und Deutschland bei der Trotylarbeit vorkommt, hat in Amerika nur ausnahmsweise stattgefunden.

---

[1]) Industrial poisons used or produced in the manufacture of explosives 1917, p. 6. — U. S. Departement of Labor. Bureau of Labor Statistics, No. 219.

In den Niederlanden hat vom 14. April bis 14. Mai ein Streik der Munitionsarbeiter stattgefunden, hierauf wurden vom Reichsbund der Gewerkschaften Fragepunkte betreffend die Forderungen der Trotylarbeiter aufgestellt.

Im Anschluß daran fanden auf Wunsch der Direktion der staatlichen Artillerieeinrichtungen unter Beisein des medizinischen Gewerbeinspektors Besprechungen über bestimmte Fragen betreffend Ernährung, Kleidung und Reinigungseinrichtungen statt. Es wurden hierauf bestimmte Regeln aufgestellt. Besonders wichtig war strenge Auswahl der Arbeiter bei der Neueinstellung, dann die Gewährung der Möglichkeit, Klagen über ihre Gesundheit vorzubringen und ärztlichen Rat zu empfangen.

Die Direktion hatte die Absicht, immer mehr gereinigtes, gut gewaschenes Trotyl in Gebrauch zu nehmen. Es wurde daher die Anordnung für nötig erachtet, nach Ablauf der Arbeitseinstellung eine allgemeine Untersuchung der Arbeiter vorzunehmen, um daraus Daten für die periodische Untersuchung in bestimmten Zeiträumen zu schöpfen.

Einige Zeit darauf fand diese Untersuchung statt und im Einvernehmen mit der Direktion wurde dann eine 2 montliche periodische Untersuchung in der Patronen- und Sprengstoffabrik zu Heenbrug und eine allmonatliche für die Munitionsfabrik „Kattenburg" bei Amsterdam eingeführt. Diese Untersuchung, vom medizinischen Gewerbeinspektor und vom ärztlichen Fachmann der Gewerbeinspektion durchgeführt, gab folgende Resultate:

Ein auf leichte Trotylvergiftung hinweisender Symptomenkomplex, Kopfschmerz, Schläfrigkeit, unregelmäßiger Stuhlgang, Verstopfung, Magenbeschwerden, kam bei einigen Arbeitern vor.

In der Sprengstoffabrik Heenbrug wurden 4 Inspektionen vorgenommen, dabei 79, 84, 69, 81 Arbeiter untersucht. Stark ·gelbe[1]) Hände zeigten von diesen 38, 41, 22, 4, leicht gelbe 8, 22, 19, 23. Schläfrigkeit empfanden 5, 47, 37, 17, Kopfschmerzen 4, 19, 17, 8. Stuhlbeschwerden 4, 5, 2, 2, Magenbeschwerden 4, 2, 2, 0, andere Klagen 0, 1, 0, 5.

In der Heenbruger Patronenfabrik wurden 18, 19, 15, 12 Arbeiter untersucht. Die bezüglichen Zahlen lauteten 11, 7, 6, 4; 6, 3, 6, 1; 6, 6, 1, 2; 4, 4, 0, 2; 1, 0, 0, 1; 2, 0, 0, 0. Sonstige Beschwerden keine.

Die Untersuchung von 75, 82, 49, 50 Arbeitern der Munitionsfabrik Marinewerft bei Amsterdam ergab Beschwerden obiger Art in folgender Zahl: 13, 10, 14, 14; 28, 36, 18, 17; 26, 41, 18, 14; 9, 25, 13, 5; 1, 4, 3, 3; 9, 8, 3, 2; 6, 5, 4, 3; 4, 5, 3, 2.

Die Beschwerden waren, wie weitere Ausführungen des Originalberichtes angeben, in verschiedener Weise miteinander kombiniert.

---

[1]) Offenkundig liegt hier nicht etwa Ikterus, sondern einfache Gelbfärbung der Haut (Xanthoproteinsäurereaktion) vor. — Ref.

Kampfgase
(s. a. Hautkrankheiten S. 233).

Deutsches Reich.
Preußen.

„In einer chemischen Fabrik wurden Granaten mit einer tränenerregenden Flüssigkeit (T-Stoff) gefüllt. Trotz aller Vorsichtsmaßnahmen war nicht zu verhindern, daß Dünste der Flüssigkeit in die Arbeitsräume gelangten und stark reizend auf die Augen der Arbeiter wirkten. Manche gewöhnten sich bald an die Einwirkung, andere mußten indessen aus den Arbeitsräumen entfernt werden. Bei der Herstellung des Stoffes zogen sich die Arbeiter teilweise auch Hautrötungen und Hautausschläge zu, aber nicht alle, so daß eine Auslese der für diese Tätigkeit geeigneten Personen erfolgte.

Eine andere chemische Fabrik füllte einen Reizstoff (Clark), der ebenfalls in Granaten verschossen wurde, in Gasflaschen ab. Auch hierbei entstanden Reizungen der Nasenschleimhäute und Schwellungen im Gesicht, die aber nach kurzer Zeit zurückgingen und nur selten eine vorübergehende Arbeitsunfähigkeit veranlaßten. Die im Hinblick auf Art und Zweck des Reizstoffes verschwindend geringe Gesundheitsgefährdung war den ergriffenen Schutzmaßnahmen zu danken. Der Transport des erst durch Erwärmung flüssig gemachten Reizstoffes geschah in geschlossenen Röhren, das Einfüllen in die Flaschen und ihr Verschluß unter Abzügen mit kräftiger mechanischer Absaugung. Da der Stoff auf der Haut Verätzungen hervorruft, hatten die Arbeiter stets Chlorkalk zur Hand, der das Gift zerstörte und unwirksam machte. Am Eingang des Füllraumes hing ein Sauerstoffapparat mit Schutzmaske zum sofortigen Gebrauch, falls sich die Flüssigkeit, wie beim Zubruchgehen gefüllter Flaschen, im Arbeitsraum verbreitete. In solchen Fällen wurde der Arbeitsraum durch mehrere Türen sofort geräumt, und der verschüttete Reizstoff von einem mit der Atemmaske geschützten Manne durch Aufwerfen von Chlorkalk vernichtet. Die Arbeiter erhielten, um gegen Vergiftungen widerstandsfähiger zu sein, täglich $\frac{1}{2}$ l Buttermilch. Da die Arbeitszeit kurz war und außerdem besondere Lohnzuschläge gezahlt wurden, war das Angebot von Arbeitskräften für diese Abteilung der Fabrik immer sehr lebhaft.

An dieser Stelle dürfen auch die umfassenden Einrichtungen nicht unerwähnt bleiben, die die im Bezirk befindliche Feldmunitionsanstalt getroffen hatte, um die von ihr mit dem Füllen von Geschossen mittels Gaskampfstoffs beschäftigten Soldaten zu schützen. Hier vollzog sich das Abfüllgeschäft in den gegen die Umgebung vollkommen abgeschlossenen, unter zuverlässiger Absaugung stehenden Umbauten derart, daß eine Einatmung und Berührung mit dem Stoff völlig ausgeschlossen erschien." (RB. Potsdam.)

„Infolge einer Betriebsstörung mußte in der Abteilung Gaskampfstoffe (Perstorff) einer chemischen Fabrik ein Teil einer mißlungenen

Operation durch den geschlossenen Fabrikkanal schleunigst beseitigt
werden, um eine gefährliche Gasentwicklung im Betriebe zu verhüten.
Ohne Wissen des Aufsehers war der Kanal kurze Zeit vorher an den
am Betriebe vorbeifließenden Bach angeschlossen worden. Da dieser
wenig Wasser führte, trat eine starke Vergasung des Bachgeländes
durch Phosgen ein, der ein Arbeiter zum Opfer fiel. Er wurde während
der Nachtschicht in seinem vom Perstoffbetrieb abgelegenen Arbeitsraum von den Dünsten belästigt. Um ihnen zu entgehen, begab er
sich ohne Kenntnis der Gefahr in die Vergasungszone an den Bach,
wo er später aufgefunden wurde. — Durch Phosgen wurde auch bei
der Herstellung von Präparaten ein Arbeiter vergiftet. Unrichtige
Handhabung einer im Freien befindlichen Apparatur hatte zu Gas-
ausdünstungen geführt. Ohne den Meister zu benachrichtigen, versuchte der unerfahrene Arbeiter, den Fehler gut zu machen, wobei er
den Dünsten zu lange ausgesetzt war. Bedauerlicherweise wurde
seine Erkrankung erst so spät gemeldet, daß ärztliche Hilfe nicht mehr
gebracht werden konnte." (RB. Wiesbaden.)

„Die Verarbeitung von flüssigem Phosgen in großen Mengen für
Kriegsbedarf verursachte zahlreiche, zum Teil leichtere Erkrankungen
der Atmungsorgane. 2 Betriebsunfälle hatten tödliche Erkrankungen
zur Folge. Beim Überdrücken von flüssigem Phosgen aus den Lager-
behältern nach dem Betriebe blieb infolge ungenügender Verständigung
die Empfangsstelle unbeaufsichtigt. Hierdurch lief Phosgen über und
vergaste den Fabrikhof. 6 Arbeiter, die den Dünsten ausgesetzt waren,
kamen dabei ums Leben. Bei ordnungsmäßiger Bedienung der Apparatur konnte mit dem Austritt flüssigen Phosgens nicht gerechnet
werden." (Wiesbaden.)

England.

1918.

Kampfgase. „Die Herstellung giftiger Gase wurde unter die
Kontrolle des Munitionsministeriums gestellt, die ärztliche Seite der
Angelegenheit unterstand der Aufsicht des Dr. F. Shufflebotham.
So ungewöhnlich ist eine gewerbliche Vergiftung außerhalb der gewöhnlichen chemischen Industrie, daß hier nicht der Ort ist, darüber Mitteilungen zu machen. Die ganzen Angelegenheiten der reizenden Gase
im Kriege unterstand der Leitung des Kriegsamtes, und im Januar
1918 beauftragte der Generaldirektor des ärztlichen Dienstes im Heere,
unterstützt von dem Kontrolleur des chemischen Kriegsdeparte-
ments im Munitionsministerium, ein Spezialkomitee, Berichte anzu-
fertigen auf Grund der Meldungen aller unterstehenden Stellen, mit
dem Zweck, dieselben an alle beteiligten Arbeiter zu senden und sie
in den medizinisch-chemischen Angelegenheiten der Kriegsindustrie
zu unterweisen. Dieses Komitee hat 18 Spezialrapporte über Pathologie und Behandlung der Lungenschädigungen durch reizende Gase
herausgegeben. Dr. F. Shufflebotham hat die medizinische Aufsicht
über die Betriebe organisiert."

„Aus zwei Betrieben der Kriegsindustrie, in denen Phosgen erzeugt wird, wurden 1917 27 Fälle, 69 im Jahre 1918 gemeldet. Mr. Laudor (Newcastle) berichtet darüber: ,Das Phosgen wird in eigenen Räumen in große Zylinder gefüllt und von diesen in die Granaten, dabei ist eine wirksame Gasabsaugung in Tätigkeit, so daß sich hier nur wenige und leichte Fälle ereigneten, letztere infolge geringer Undichtigkeiten und Nachlässigkeit beim Arbeiten. Viele Vergiftungen traten auf, als ein Umbau im Betriebe nötig wurde; sie betrafen meist bei den Reparaturen Beschäftigte. Die Firma beteilte alle Handwerker und ihre Gehilfen mit eigenen Respirationsapparaten, die vom Munitionsminister beigestellt waren, und diese wurden sorgsam verwahrt, wenn die Arbeiter einer ungefährlichen Beschäftigung nachgingen. Die Handwerker wurden vor dem Gase gewarnt und ihnen aufgetragen, die Respirationsapparate bei Reparaturen, Störungen und sonstigen gasgefährlichen Arbeiten stets zu verwenden. Es kam vor, daß ein Handwerker, um seinen Gehilfen etwas zu sagen, den Apparat wegtat und sofort unter dem Gase zu leiden hatte. Für spezielle Arbeiten wurden auch Gashelme mit Luftrohren benützt. Jeder Mann konnte ganz wohl beurteilen, wie lange er einen Respirator tragen könne, bis die Filterschicht abgenützt war.

Auch die Frage interessierte die Firma, wie lange die Büchsenrespiratoren verwendbar waren, bis das Filtermaterial abgebraucht war oder so weit gelitten hatte, daß die Verwendung gefährlich wurde. Aber eine exakte Bestimmung hätte genaue Erhebungen über jeden einzelnen Apparat verlangt, und so blieb es dem Urteil des Arbeiters überlassen, wann er dem Vorarbeiter eine solche Mitteilung zu machen für richtig hielt. Leute, die konstant mit den Apparaten arbeiteten, wußten stets zu sagen, wann diese defekt zu werden begannen.“

Terpentin.

England.

1914.

„In einem der größten Betriebe ereigneten sich Fälle von Terpentin-ekzem. Die folgenden Erkrankungen sind typisch:

J. R., 58 Jahre, Vorarbeiter in einer Patronenfabrik. Er erkrankte infolge von Reinigen von Messingpatronen mit Terpentin, wobei er die Hände in das Terpentinöl eintauchte. Er hatte 30 Jahre in dem Betriebe gearbeitet. Er sagte, daß bei der bis vor 4 Jahren üblichen Arbeitsmethode der Kontakt mit dem Terpentin viel inniger gewesen sei als jetzt und schreibt seinen Zustand der alten Methode zu. Zum erstenmal erkrankte er an Ekzem vor 4 Jahren, seitdem immer wieder. Vor einem Monat war er mit geschwollenen und entzündeten Armen im Krankenstand.

Status praesens: Trockene Haut der Finger, besonders der Zeigefinger beiderseits, trockenes Ekzem am rechten Handrücken.

H. R., in einem gleichen Betrieb. Gewöhnlich nicht dem Terpentin ausgesetzt. Wegen Häufung der Arbeit bei heißem Wetter half er beim Patronenreinigen mit Terpentin. Beide Hände bedeckten sich alsbald mit einem blasigen

Ekzem, die Reste der Blasen sind auf den Handflächen noch zu sehen, auch am Handrücken und zwischen den Fingern.

A. S., 56 Jahre alt, seit 23 Jahren in dem Betriebe, zuletzt in der Patronenfabrik. Er wird gegenwärtig mit dem Befördern von Wägelchen mit Patronen beschäftigt, bevor dieselben mit Terpentin in Berührung kommen. Er schreibt seine Erkrankung der früheren Arbeit zu. Durch 7 Jahre bestand diese im Ausringen terpentingetränkter Flanellsäcke, in denen die Patronenhülsen gereinigt worden waren und im Aufhängen derselben zum Trocknen, eine Arbeit, die heute nicht mehr geübt wird. Auch wurden diese Säcke nicht, wie es heute geschieht, zweimal die Woche erneuert, sondern durch viele Wochen benützt, bis sie sehr schmutzig waren. Vor etwa 6 Jahren hat er an einem Ekzem des Handrückens und Unterarms gelitten und mancherlei Behandlungsverfahren wurden an ihm geübt. Er ist jetzt arbeitslos und hat für einige Monate ein Spital für Hautkranke aufgesucht.

Derzeitiger Zustand: Typisches trockenes chronisches Ekzem des Handrückens und Arms, die Kutis stark verdickt, die Epidermis trocken und rissig, die Gesichtshaut trocken und schuppend. Am Ohrläppchen eine ekzematöse Stelle, und es ist klar, daß die ganze Haut in einem derartigen Zustande ist, daß sie auf jeden Insult mit dem Ausbruch von Ekzem antwortet. Er ist dürr und abgemagert, offenbar infolge der schlaflosen Nächte, die das juckende Ekzem ihm verursacht hat. Er trägt Handschuhe bei der Arbeit und findet große Erleichterung durch die Salbe, die ihm im Spital gegeben wurde und die vermutlich aus Steinkohlenteerlösung, weißem Quecksilberpräzipitat und Paraffin besteht.

A. J., 62 Jahre, seit 20 Jahren in dem Unternehmen, war Maler (und zählt auch heute als solcher) bis vor 8 Jahren. Das Ekzem an den Händen begann vor 9 Jahren, als er durch 2 Wochen im Krankenstande war. Er sagt, daß reines amerikanisches Terpentin verwendet, jedoch für russisches ausgegeben wurde. 14 Tage lang fortgesetzte Verwendung dieses angeblich russischen Terpentins verursachte die Ekzemerkrankung von 13 Wochen Dauer. Er kehrte zur Arbeit zurück, wurde neuerlich befallen und ließ dann die Malerarbeit sein. Er ist jetzt Farbenmischer für Temperamalerei; wann immer er aber mit Terpentin in Berührung kommt, entwickelt sich Ekzem. Er meint, daß viele Leute unter Terpentinekzem leiden.

Gegenwärtiger Zustand: Leichter Grad von Eczema rimosum der Handflächen und Gelenke.

In einem bestimmten Stadium bei der Patronenerzeugung wird Bienenwachs verwendet und Terpentin dient dann dazu, um es zu entfernen. Die gewöhnlichen Patronen für kleinkalibrige Waffen werden von einem Knaben in einer automatischen Maschine eingefettet, die eine Patrone nach der anderen in aufrechter Stellung durch zwei Kissen durchführt, die dicht nebeneinander liegen. Etwa 15 Patronen werden dicht hintereinander in dieser Weise zwischen den Kissen hindurchgebracht. Nach dem Passieren werden sie in Säcke aus Segelleinen geworfen. Sie werden dann aus diesen herausgenommen und in Kisten gelegt. Der Arbeiter kommt mit ihnen nur wenig in Berührung. An einem Arbeitstisch war, wie mir gesagt wurde, eine andere Methode in Gebrauch. Diese diente nur für besonders kleine Pistolenpatronen. Hier wurden die Patronenhülsen in wollene Säcke, mit Terpentin getränkt, gefüllt und die Arbeit bestand im Hin- und Herbewegen der Patronen in den Säcken mit der Hand, um die Patronen mit dem Terpentin in innige Berührung zu bringen. Diese Methode bedeutete ausgiebige Berührung mit dem Terpentin und war bis vor wenigen Jahren für sehr kleinkalibrige Waffen allgemein in Gebrauch.

Zum Schutze werden die Hände vor der Arbeit mit einer Art Vaseline eingerieben oder auch mit dem zum Schmieren der Maschinen dienenden Maschinenöl.

Ich erfuhr ferner, daß amerikanisches und russisches Terpentin, sowie in kleinen Mengen auch Terpentinersatz verwendet wird. Die von mir gesammelten Proben gehörten vorwiegend der russischen Abart an. Russisches Terpentin ähnelt dem amerikanischen in vieler Richtung, ist aber mehr wechselnd in der Zusammensetzung, im spezifischen Gewicht und auch noch anderweitig. Es ist jedoch nicht gerechtfertigt, den Gebrauch russischen Terpentins zu verbieten, weil es auf die Hände der Arbeiter in höherem Maße reizend einwirkt als das amerikanische. Da der Gebrauch von Terpentin offenbar unvermeidlich und da es ferner unmöglich ist, zu verlangen, daß die Hände der Arbeiter in keine Berührung mit diesem Stoffe kommen, so gibt es nur einen Weg, nämlich die Haut nach Möglichkeit gegen die schädliche Wirkung zu schützen. Den Gebrauch von Vaselin habe ich schon erwähnt. Ich halte es nicht für das geeignetste Mittel, da es ja ein Abkömmling des bekanntlich die Haut reizenden Mineralöls ist; überdies: Terpentin löst es. In einem Teilbetriebe haben die Störungen nachgelassen. als Vaselin angewendet wurde, nachdem früher Ekzeme an der Tagesordnung waren, und es besteht kein Zweifel, daß, wenn es nicht das beste Schutzmittel ist, es jedenfalls gut tut. Es schien mir, daß die Verwendung tierischen Fettes, wie etwa Lanolin (Wollfett) noch geeigneter als Ersatz des natürlichen Hautfettes sei, wenn dieses durch Terpentin gelöst wird. Im Einvernehmen mit Dr. Prosser White[1]), Gewerbearzt zu Wigan (welcher mehr als irgendein anderer sich mit der Frage der traumatischen Ekzeme beschäftigt hat), und mit den Autoritäten der Pharmazeutischen Gesellschaft habe ich als bestes Mittel empfohlen, gleiche Teile Lanolin und Rizinusöl in die Haut einzuverleiben, eine Mischung, der zur Herstellung einer gewissen antiseptischen Wirkung 1—2% Karbolsäure zugesetzt wird. Die Arbeiter wurden angewiesen, gerade so viel davon zu nehmen, daß Hände und Gelenke eingefettet werden. Die Berichte über den Erfolg dieser Salbe waren günstig. Mit Rücksicht auf den hohen Anstieg des Lanolinpreises wurde das Verhältnis geändert auf 50 Teile Lanolin zu 100 Teilen Rizinusöl, dies gibt eine sehr gute Salbe.‚‘

Niederlande.

1915. ·

„Ein Mann war durch 12 Stunden beschäftigt, Terpentinfässer aus einem Schiffsraum heraus zu transportieren. Manche Fässer waren leck und Terpentin lief ihm über Hände und Füße. Am folgenden Morgen war nicht nur ihm schwindelig, sondern auch einigen Arbeitsgenossen. Kopfweh und Erbrechen fehlten, dagegen bestand Harndrang bei fehlendem Urinabgang. Der Arzt, der ihn untersuchte, berichtet (Ned. Tidjschr. v. Geneeskunde 1915 II No. 6 p. 807) wie folgt:

---

[1]) „Occupational affections of the skin" by R. Prosser White, H. K. Lewis 1915.

‚Um 6 Uhr ging er nach Hause mit einem Gefühl von Schwere und starker Müdigkeit in den Beinen, überdies war er schwindelig und hatte das Gefühl, als ob seine Zunge sehr dick wäre und ihn beim Sprechen behinderte. Patient sah so aus, daß seine Frau zunächst meinte, er sei betrunken. Essen konnte er nichts. Die Nacht verbrachte er unter Krämpfen im Unterleib und sehr viel Harndrang, wobei alle 5 Minuten ganz geringe Harnmengen unter großen Schmerzen gelassen wurden.‘

‚Bei einem anderen Arbeiter traten mittags während der Arbeit Krämpfe beim Harnlassen auf, noch am folgenden Tage bestand schmerzhafter Harndrang, der kräftig gebaute Mann sah auffallend bleich aus, Puls langsam, 48 Schläge pro Minute, leichte Bronchitis, Blasengegend leicht druckempfindlich, etwas Schmerzen in der Lendengegend. Urin dunkelrot, mikroskopisch viel rote und weiße Blutzellen, keine Zylinder, keine Epithelzellen, viel Eiweiß, der Geruch des Harns war stark und an Tinctura myrrhae erinnernd. 2 Tage nach Beginn der Erkrankung enthielt der Harn nach der Untersuchung des Dr. H. J. van't Hoff und L. Weeda Glykuronsäure. Am 4. Tage waren die Schmerzen beim Harnlassen schon viel geringer, die Pulsfrequenz war noch nicht über 48, der Harn enthielt noch viel Blut und hatte noch den starken Geruch. Erst 14 Tage nach Krankheitsbeginn war der Harn normal, doch bestand noch unvermindert häufiges Harnlassen. Das Terpentin soll amerikanischen Ursprungs gewesen sein. Ob es Beimischungen enthielt, die die Krankheitserscheinungen verursachten, läßt sich nicht sagen.“

Verschiedene Gifte.

Deutsches Reich.

Preußen.

„Mangelnde Erfahrung im Phosphoritbergbau hatte den Tod von 3 Arbeitern zur Folge. Sie erstickten in Phosphoritgruben infolge Einatmung giftiger Gase, die sich während der Betriebspause angesammelt hatten. Wahrscheinlich handelte es sich um Kohlensäure, die sich durch Einwirkung von Feuchtigkeit auf Eisenkarbonat, das die Phosphorit führenden Schichten nesterartig durchsetzt, unter Bildung von Eisenoxydhydrat entwickelte. Außer der Entlüftung der Schächte ist ihre häufige Untersuchung auf die Anwesenheit von Wettern und die Beschaffung von Gasmasken zur Rettung Verunglückter angeordnet worden.“ (RB. Wiesbaden.)

Kleinere Staaten.

„Zwei Arbeiter waren mit der Reinigung eines tags zuvor noch mit Wasser gespülten Säurekessels beschäftigt. Der erste von ihnen verspürte bald Beschwerden und verließ den Kessel, worauf ihn der andere, mit einer Schutzmaske ausgestattet, ablöste. Nach der in etwa 10 Minuten beendeten Arbeit klagte er sofort über Übelkeit und wurde ebenso wie sein Helfer mit Chloroform behandelt. Während letzterer sich bald erholte, ist er trotz erfolgter Einatmung von Sauerstoff und trotz ärztlicher Hilfe seinen Verletzungen erlegen." (Mecklenburg-Schwerin.) (Die Angabe „Säurekessel" genügt leider nicht, um die Ursache der Erkrankung festzustellen, daher ist auch nicht zu erkennen, warum die Chloroformbehandlung erfolgte. — Ref.)

Österreich.

„Im Berichte des Gewerbeinspektorats Tetschen für das Berichtsjahr 1906 erscheint erwähnt, daß Arbeiter beim Einsteigen in Gerbfässer der Extraktgerberei bewußtlos wurden. Die gleichen Wahrnehmungen wurden im Berichtsjahre im 1. Aufsichtsbezirke gemacht. In dem betreffenden Unternehmen glaubt man erkannt zu haben, daß solche Betäubungsfälle nur bei Verwendung von geschwefelten oder stark aufgewärmten Gerbextrakten eintraten." (Wien I.)

„In einer Kunstdüngerfabrik kroch ein Arbeiter in der Nachtschicht ohne Wissen des Meisters bzw. der Mitarbeiter in ein leeres Ölreservoir, welches später zu reinigen war; nach einigen Stunden wurde er darin, von den Gasen vergiftet, tot aufgefunden." (Kremsier.)

„Ein mit der Reinigung und Reparatur der Gay-Lussac-Türme einer Schwefelsäure- und Kunstdüngerfabrik beschäftigter Arbeiter meldete sich nach kurzer Arbeitsdauer krank und starb 2 Tage darauf. Amtsärztlicherseits wurde zwar die Ursache des Todes lediglich auf Herzlähmung des herzleidenden und dem Trunke ergebenen Arbeiters zurückgeführt. Vorsichtshalber ordnete jedoch das Amt für die allerdings nur in langen Zeitintervallen notwendige Vornahme dieser Arbeit eine ausgiebige mechanische Entlüftung, häufigen Arbeiterwechsel (nach je 15—20 Minuten) und die Heranziehung nur gesunder Arbeiter an."

„Bezüglich des in einer Schwefelsäurefabrik stattgefundenen Todesfalles wäre ergänzend zu bemerken, daß mit der Reinigung des Zisternenwagens, in welchem nach dem Ablassen der sogenannten Abfallschwefelsäure noch etwa 1000 kg Schlamm zurückgeblieben waren, 2 Arbeiter betraut wurden, welche diese Reinigung abwechselnd besorgten. Nach einer 3stündigen Arbeit erkrankten beide Arbeiter unter Vergiftungserscheinungen; der eine konnte nach längerer Spitalsbehandlung noch gerettet werden, der andere hingegen starb 2 Stunden nach dem Eintreffen des Arztes." (Krakau.)

„Beim Entleeren der Senkgrube eines militärischen Betriebes durch ein Latrinenreinigungsunternehmen wurden 1 Latrinenvorarbeiter und 2 zur Hilfe herbeigeeilte Militärarbeiter durch Stickgase tödlich vergiftet." (W.-Neustadt.)

„In einer kleinen Naphthadestillatur gab die unzulängliche Einrichtung zum Reinigen der Destillate mit Schwefelsäure Anlaß zum Einschreiten, da giftige Gase in den Arbeitsraum gelangten." (Krakau.)

„In einer chemischen Fabrik, welche unter anderen ein Denaturierungsmittel für Alkohol erzeugt, waren die technischen Behelfe in dieser Abteilung äußerst primitive und die Beschaffenheit des betreffenden Lokales eine den hygienischen Anforderungen nicht entsprechende. Nachdem sich wiederholt Fälle von Vergiftungen verschiedener Grade bei den mit der Herstellung des Denaturierungsmittels betrauten Arbeitern ereignet haben, wurde die Firma zur Vorkehr jener Maßnahmen verhalten, welche eine Gefährdung der Arbeiter künftighin auszuschließen geeignet sind." (Wien V.)

„Ein Taglöhner einer Stärkefabrik wurde in einem Rührwerke, in das er aus unbekannter Ursache gestiegen sein mußte, tot aufgefunden." (Troppau.)

„Der in einer Schwefelsäurefabrik vorgekommene tödliche Unfall erscheint aus dem Grunde rätselhaft, weil die Bedienung eines Gaillardofens einfach und bei einiger Vorsicht ungefährlich ist. Der beim Ofen beschäftigte Arbeiter wurde über einem eisernen, zur Beschickung des Ofens mit Koks dienenden Fülltrichter liegend mit Brandwunden am Kopfe und Oberleibe tot aufgefunden. Da ein Herausschlagen von Flammen oder heißen Gasen aus dem Fülltrichter unmöglich erscheint, blieb die Ursache dieses Unfalls unaufgeklärt, zumal hierbei sonst niemand zugegen gewesen war." (Krakau.)

England.

1918.

Ammoniak. „Von den 4 Fällen ereignete sich einer beim Reinigen einer Rohrleitung, einer durch Bruch eines Ammoniak enthaltenden Gefäßes, einer bei der Reparatur eines Refrigerators (in diesem Falle wurden bloß die Augen verletzt), ein tödlicher Fall endlich an Bord eines Schiffes durch Explosion einer Trommel und Verschütten des Materials innerhalb des Raumes. Mr. Warren (Lincoln) empfahl hier die Verwendung eines Rettungshelms für den Fall, daß solche Ladungen transportiert werden."

„Einige Äthervergiftungen ereigneten sich bei der Herstellung von rauchschwachem Schießpulver, wobei eine Mischung von Äther und Alkohol als Lösungsmittel anstatt Azeton verwendet wird. Fast alle Vergiftungen waren vorübergehend. In der ersten Zeit, bevor die Verbesserungen an den Trockenöfen hergestellt waren, mußten die Arbeiterinnen diese, obwohl sie voll Ätherdampf waren, betreten und es gab besorgniserregende Fälle. Sie mußten daher durch Männer, die hierfür minder empfindlich sind, ersetzt werden."

Niederlande.

1914.

„Ein Fall betraf einen Gasarbeiter bei der Trockenreinigung von Leuchtgas. 2 Stunden nach Öffnung des Reinigungsdeckels wurde er schwindelig und erbrach wiederholt, durch 2 Tage klagte er über Kopf- und Rückenschmerzen."

Milzbrand.

Deutsches Reich.

Preußen.

„Mit der verminderten Verarbeitung ausländischer Häute in Gerbereien gingen die Milzbranderkrankungen ganz zurück." (RB. Königsberg.)

„In den Kirchhainer Gerbereien haben die Milzbranderkrankungen im Jahre 1918 infolge der Verarbeitung ungarischer Schaffelle erheblich zugenommen. Während 1915 und 1916 bei ungefähr 500 Arbeitern nur je 2 Krankheitsfälle und 1917 bei 350 Arbeitern 3 Milzbrandfälle vorgekommen waren, stiegen sie 1918 bei etwa 320 Arbeitern auf 9, darunter 2 mit tödlichem Ausgang. Außerdem erkrankten noch die Tochter eines Gerbereipächters und eine Herbergsbesitzerin, bei der in der Hauptsache Gerbereiarbeiter verkehrten, durch Übertragung der Keime außerhalb der Betriebsstätten." (RB. Franfurt a. O.)

„In gewerblichen Betrieben kamen im Jahre 1914 4 Fälle von Hautmilzbrand vor, von denen jedoch keiner zum Tode führte. Ein Schlächter, der geholfen hatte, einen notgeschlachteten Ochsen auf den Wagen des Abdeckers aufzuladen, erkrankte am rechten Unterarm; an der erkrankten Stelle war zuvor ein Hautpickel vorhanden gewesen. Ein Abdeckereibesitzer, der eine milzbrandkranke Kuh nach seiner Abdeckerei fuhr, wurde von einem Insekt im Gesicht gestochen und danach von Milzbrand befallen. Von 2 Abdeckereiarbeitern, die einen milzbrandigen Bullen abgehäutet hatten, erkrankte der eine am linken Unterarm und der andere an der linken Hand." (RB. Stettin und Stralsund.)

„In einem Falle erlitt ein Gerbereiarbeiter infolge eines Fliegenstiches Milzbrand und starb daran." (RB. Oppeln.)

„Die Zahl der Milzbranderkrankungen ist während des Krieges in bemerkenswerter Weise zurückgegangen; es fanden statt im Jahre 1910: 7, 1911: 12, 1912: 11, 1913: 5, 1914: 6, 1915: 1, 1916: 0, 1917: 1 und 1918: 12 Erkrankungsfälle. Es wird damit aufs neue bestätigt, daß die Zahl der Milzbranderkrankungen mit dem Umfange der aus dem Auslande eingeführten Häute in ursächlichem Zusammenhange steht. Die in den letzten beiden Jahren festgestellten 3 Krankheitsfälle dürften auf die starke Verarbeitung von Schaf- und Ziegenfellen aus den Balkanländern und Kleinasien zurückzuführen sein." (RB. Schleswig.)

„In einer Roßhaarspinnerei wurde im Jahre 1914 bei einer Sortiererin ein Milzbrandkarfunkel festgestellt. Sie kam sofort in ärztliche Behandlung und am nächsten Tage in das Krankenhaus. Die Erkrankung endigte mit völliger Genesung. Die Arbeiterin war beim Sortieren ausländischer Pferdehaare beschäftigt gewesen, die angeblich desinfiziert waren. Bei der Untersuchung des Erkrankungsfalles stellte sich heraus, daß der benützte Desinfektionsapparat eine Abtötung des Milzbrandbazillus nicht gewährleistete, weil er so undicht war, daß der Wasserdampf nicht durch den Inhalt hindurchströmte. Es wurde veranlaßt, daß der Apparat sofort außer Betrieb gesetzt und die Desinfektion auf einwandfreie Art vorgenommen werde.‘‘ (RB. Arnsberg.)

„Milzbranderkrankungen sind bei 3 im Häutelager der Kriegsleder-Aktiengesellschaft in Frankfurt a. M. beschäftigten Arbeitern im Jahre 1918 aufgetreten, die mit dem Sortieren ausländischer Rinderhäute beschäftigt wurden. Die nicht tödlich verlaufenden Erkrankungen gaben Veranlassung, die Vermehrung der Wascheinrichtungen unter Überweisung von Waschmitteln und die getrennte Aufbewahrung von Arbeitskleidern und Straßenkleidern anzuordnen.‘‘ (RB. Wiesbaden.)

Bayern

(s. a. „Allgemeines‘‘ S. 1).

„Milzbranderkrankungen sind nicht bekannt geworden und werden während der Kriegsjahre mangels Einfuhr ausländischer Häute und Felle solche im Aufsichtsbezirk auch nicht vorgekommen sein.‘‘ (München.)

„In der Lederindustrie hatte die Verarbeitung ausländischer Häute nach Aufarbeitung der bei Kriegsausbruch vorhandenen Lagerbestände und jener verhältnismäßig geringfügigen Mengen, welche noch vor Eintritt Italiens in den Krieg hatten eingeführt werden können, gänzlich aufgehört. Dies hatte zur Folge, daß Milzbranderkrankungen, von denen vor dem Kriege fast alljährlich einige Arbeiter dieser Industrien befallen worden waren, in den Kriegsjahren nicht aufgetreten sind.‘‘ (Oberfranken.)

„Ein Pinselmacher erkrankte an einer Milzbrandinfektion, an der er nach wenigen Tagen verstarb. Der Arbeiter fertigte seit längerer Zeit Pinsel aus Bären- und Ziegenhaaren an. Das Material war vorschriftsmäßig laut Buchnachweis desinfiziert. In den entnommenen Proben konnten Milzbrandsporen nicht festgestellt werden. Ob der Arbeiter sich die Infektion im Betriebe zuzog war somit nicht aufzuklären.‘‘ (Nürnberg-Fürth.)

Sachsen.

„Ein 17jähriger Handarbeiter zog sich wahrscheinlich beim Sortieren von trockenen Schaf- und Ziegenfellen in einem Häutelager eine verhältnismäßig leicht verlaufende Milzbranderkrankung zu. Die Infektion gab sich am Nacken zu erkennen.‘‘ (Bez. Chemnitz.)

„Aus den Pinsel- und Bürstenfabriken des Bezirkes Freiberg wurden während der Kriegsjahre 3 Fälle von Milzbrand gemeldet, von denen 2 tödlich verliefen. In 2 Fällen waren ausländische, in 1 Falle inländische Pferde- und Schweinshaare verarbeitet worden. Die Entkeimung der Borsten wird in einem mehrfach besichtigten und nicht beanstandeten Apparate vorgenommen. Die genaue Befolgung der Entkeimungsvorschriften wurde den betreffenden Firmen von neuem eingeschärft und eine gründliche Säuberung der Borstenzurichtmaschinen und der Heizkanäle verlangt." (Bez. Dresden.)

„An Milzbrand erkrankten 2 Personen. Eine Arbeiterin, die in einer Wollkämmerei von der Kriegsrohstoffabteilung überwiesene Mohärziegenwolle aus Kleinasien in Körbe verpackte und nach dem Wolf brachte, hat ein Blütchen im Gesicht aufgekratzt und die Ansteckung dadurch begünstigt. Im zweiten Falle zog sich ein Arbeiter die Krankheit beim Aufstapeln von Ziegen- und Schaffellen zu, die aus Feldschlachtungen stammten. Er starb nach 3 Tagen." (Bez. Leipzig.)

Württemberg.

„Erkrankungen an Milzbrand wurden im Jahre 1914 9 Fälle, im Jahre 1915 1 Fall gemeldet, in den Jahren 1916—18 keiner. Die Fälle betrafen 9 Gerber und 1 Arbeiter in einer Filzfabrik. Tödlichen Verlauf nahm keiner der Fälle. Das vollständige Verschwinden des Milzbrandes vom Jahre 1916 ab ist zweifellos auf das Aufhören der Verarbeitung von ausländischen Wildhäuten zurückzuführen."

Hessen.

„Bei Milzbranderkrankungen machte sich eine Abnahme während der 5 Kriegsjahre gegenüber dem letzten Friedensjahre bemerkbar. So betrug die Zahl dieser Fälle 1913 insgesamt 8, dagegen war sie 1914: 4, 1915: 1, 1916: 0, 1917: 0, 1918: 1.

Sämtliche 6 Erkrankungen traten im Betriebe derselben Firma auf, während andere Fabriken nicht daran beteiligt sind. Von diesen 6 Fällen ist einer nach Verlauf von 1 Woche, von der Krankmeldung an gerechnet, tödlich verlaufen, während die übrigen Erkrankten geheilt werden konnten, nachdem in allen Fällen die Aufnahme in das Stadtkrankenhaus stattgefunden hatte. Die betreffenden Leute waren nicht etwa nur mit der Bearbeitung roher Felle beschäftigt, sondern arbeiteten in den verschiedensten Teilen der Fabrik, wie Fellhalle, Chromgerberei, Wasserwerkstatt, Äscherkammer und Färberei. So war gerade der oben erwähnte, an Milzbrand verstorbene Arbeiter nach Aussage der Firma mit Ausrecken gegerbter Felle beschäftigt gewesen; er war unter 16 Jahre alt, während es sich bei den übrigen um erwachsene Arbeiter handelte." (Bez. Offenbach.)

„Milzbranderkrankungen ohne tödlichen Ausgang sind im Jahre 1914 4 gemeldet worden, in den übrigen Jahren, nachdem die Zufuhr ausländischen Rohmaterials abgeschnitten war, keine mehr." (Bez. Worms.)

Kleinere Staaten.

„Die Milzbranderkrankungen erfuhren durch den Krieg eine bedeutende Verringerung, weil keine Häute und Felle aus verseuchten Ländern eingeführt wurden. Im Jahre 1914 erkrankten 18 Personen an Milzbrand, im Jahre 1915 kamen noch 3 und in den 3 folgenden Jahren nur je 1 Erkrankung vor. Von den 24 Erkrankungen verliefen 11 tödlich; bei 5 der tödlichen Fälle handelte es sich um Lungenmilzbrand. 3 der Erkrankungen, davon 1 mit tödlichem Ausgang, kamen in einer Rauchwarenzurichterei vor, in der ausländische Schaffelle für Militärmäntel zugerichtet wurden. Die Einrichtung dieses Betriebes entsprach inbezug auf Sauberkeit der Arbeitsräume und Waschgelegenheit für die Arbeiter nicht den Anforderungen, die an solche Anlagen gestellt werden müssen. Da der Betriebsinhaber nicht freiwillig bessere Einrichtungen schaffen wollte, mußte unter Mitwirkung des Medizinalamtes zu Zwangsmaßnahmen gegriffen werden. — 1 Erkrankungsfall betraf einen Arbeiter in einer Kraftfuttermittelmühle, 1 Fall eine Arbeiterin in einer Haarzupferei und 16 Fälle, darunter 8 mit tödlichem Ausgang, betrafen Arbeiter in Stauerei- und Lagerbetrieben. In 3 Fällen. darunter 2 mit tödlichem Ausgang, handelte es sich um Personen, bei denen die Ursache der Infektion unaufgeklärt geblieben ist." (Hamburg.)

„Milzbrand war 1914 11 mal und 1915 1 mal zu verzeichnen. Der Rückgang dieser Erkrankungen erklärt sich aus dem allmählichen Ausbleiben der ausländischen Häute. Tödlich ist keiner der Milzbrandfälle verlaufen." (Sachsen-Weimar.)

Österreich.

„Ein Gerbergehilfe bekam am Oberarme eine Milzbrandpustel, die zur Heilung gelangte." (Wien I.)

„In den flußabwärts einer großen Lederfabrik des Aufsichtsbezirkes gelegenen Ortschaften traten 21 Milzbrandfälle bei Kühen und 6 bei Personen auf; 3 der letzterwähnten Fälle betrafen gewerbliche Hilfsarbeiter (Fleischergehilfen). Die Zeit dieses Auftretens fiel mit der Verarbeitung ausländischen Häutematerials und einer Räumung der Absetzbecken für die Fabrikabwässer zusammen, so daß die Vermutung nahelag, die Infektion sei auf das ausländische Häutematerial zurückzuführen. Gelegentlich der von der politischen Behörde veranlaßten Erhebungen, bei welchen Untersuchungsproben entnommen wurden, konnte konstatiert werden, daß die für die Verwahrung dieser Häute vorgesehenen Einrichtungen gänzlich unzulänglich waren. Die bakteriologischen Untersuchungen ergaben, daß sowohl die Häute, als die Abfallsprodukte (Staub sowie Schlamm aus den Weichgruben und aus den Klärteichen) Milzbrandsporen aufwiesen. Die Häute waren teils im Lohmagazin, teils im offenen Wagenschuppen eingelagert. Vor ihrer Verarbeitung wurden sie 4 Tage im Kalkwasser geweicht, gewalkt und erst dann der weiteren Verarbeitung unterzogen. Das Weichwasser wurde in die Absetzweiher abgelassen, der Bodensatz auf einen Haufen gebracht. Merkwürdigerweise hat sich unter der Arbeiterschaft der Fabrik kein einziger Fall einer Infektion ereignet. Dem Unternehmen wurden umfassende Vorkehrungen zur Beseitigung der Milzbrandgefahr aufgetragen." (Linz.)

„In einer während des Krieges entstandenen Fellzurichterei infizierten sich 6 Fabriksarbeiter beim Krempeln und Reinigen der zuvor eingeweichten Felle mit Milzbrandsporen. Bei einem Arbeiter trat nach Überführung ins Krankenhaus der Tod ein, die übrigen Arbeiter haben nach der Genesung wieder weitergearbeitet. Die Ursache dieser Erkrankungen dürfte auf die Verarbeitung von aus dem Auslande dem Betriebe zugewiesenen Schaffellen zurückzuführen sein. Nachdem die Desinfektion der Pelzhäute mit Dampf wegen Schrumpfung derselben unmöglich und die Behandlung der Felle mit wirkenden Desinfektionsmitteln wegen Ausfallens der Haare und Kostspieligkeit derartiger Desinfektion kaum möglich sein dürfte, mußten sich die Vorkehrungen zur Vermeidung weiterer Erkrankungen hauptsächlich auf das Vorhandensein entsprechender Waschvorrichtungen und auf die zweckmäßige Desinfektion der Hände der mit Fellen hantierenden Arbeiter beschränken." (Pardubitz.)

„Bei den im Aufsichtsbezirke ansässigen Bürstenerzeugern ereigneten sich im Berichtsjahre 3 Fälle von Milzbranderkrankungen, und zwar erkrankten 1 10 Jahre alter Knabe, welcher zum Bürsteneinziehen verwendet wurde, weiter 1 Bürsteneinzieher und 1 Bürsteneinzieherin. Diese Infektionen waren auf die Verarbeitung von nicht desinfiziertem Rohmaterial zurückzuführen." (Olmütz.)

England.

1914.

„Es ereigneten sich 54 Anthraxfälle (gegenüber 70 im Vorjahre) mit 7 Todesfällen (im Vorjahre die gleiche Zahl).

Wolle. Der Krieg muß einen Einfluß gehabt haben, denn von den 42 Fällen überhaupt wurden 23 Wollfälle in den ersten 7 Monaten beobachtet, obwohl seit August ungeheure Mengen von persischer und anderer Schabwolle zur Verarbeitung kamen. In nicht weniger als 10 Fällen betraf der Verdacht ostindische Wolle.

In Bradford war die Reihenfolge der Gefährlichkeit: persische Wolle, Kamelhaar, türkisch Mohär, ostindische Ziegenhaare, syrische, ägyptische Wolle. Persische Wolle wurde in größerer Menge als in anderen Jahren verarbeitet.

Alle Fälle, die in Kidderminster auftraten, wurden, wie Mr. Mudford berichtet, mit Sclavos Serum behandelt.

Anthrax-Erforschungsbehörde. Der 9. Jahresbericht enthält die Versuchsresultate über weitere Versuche mit chemischen Desinfektionsmitteln; diese bestätigen leider nicht die sterilisierende Wirkung des Zyllins und der Flüssigkeit von Leach, die früher als sehr wirksam galten. Alles Material, das von den verschiedenen Mitgliedern der Behörde gesammelt wurde, ist zur Gänze dem Anthraxkomitee zur Verfügung gestellt worden, dessen Arbeit auf diese Weise ungemein vereinfacht wurde. Ich erhielt alle Einzelheiten über die von Dr. Eurich untersuchten Fälle. Im Jahre 1913 hielt Dr. Eurich vor der königlichen medizinischen Gesellschaft zu London über ‚Anthrax in der Wollindustrie mit besonderer Berücksichtigung von Bradford' einen Vortrag.

Pferdehaare. In geringeren Sorten von Pinseln, für welche Pferdehaare verwendet werden, ging das Geschäft seit Kriegsbeginn besser. Im November wurde 1 Fall von Anthrax bei einem Heimarbeiter gemeldet; derselbe ereignete sich in Chesham, es war der erste Fall im Distrikt, wo von 6 Bürstenbindereien mehrere Hundert Heimarbeiter beschäftigt werden. Offenbar war undesinfiziertes chinesisches Roßhaar zur Verwendung gelangt. Nach Miss Whiteworth's Untersuchungen schien es außer Zweifel, die Schwierigkeit aber, es zu beweisen, lag darin, daß kein chinesisches Roßhaar zur Probe vorlag. Der Beweis wurde erbracht durch das Vorgehen der Miss Squire gegen den Besitzer des Unternehmens. Es ist schwer, das Roßhaarregulativ zu befolgen mit Rücksicht auf die Desinfektion. Im Jahre 1911 hätte an die Roßhaarhändler ein Brief gesandt werden sollen wegen der Unbestimmtheit bzw. Ungleichheit der Garantien, die betreffend der Desinfektion hatten gegeben werden sollen. Unter Dampfdesinfektion im Sinne des Regulativs ist sicherlich die Verwendung eines Desinfektionsapparates zu verstehen. Dampf kann nur in einem geschlossenen Apparate die Temperatur von 100° C erreichen, bei der er dann unsichtbar ist. Gewöhnlich versteht man aber unter Dampf kondensierte Feuchtigkeit in sichtbarer Form, die aus einem Kessel kommt, und das stimmt nicht mit jener Definition. Soviel ich weiß, ist Dampf unter Druck nur bei farbigem Haar verwendbar; weißes wird dadurch gelblich, hier muß daher ein anderes Desinfektionsverfahren angewendet werden. Der Vorteil der Dampfdesinfektion ist die Schnelligkeit, die Sicherheit, mit der die Zerstörung der Anthraxsporen erfolgt, und das Fehlen von Feuchtigkeit im Haar nach der Desinfektion.

Dampf macht das Haar nur für kurze Zeit nach der Öffnung der Tür des Desinfektionsapparates feucht. Wenn Dampf verwendet wird, so wird kein Zertifikat verlangt. Die Händler sollten gedruckte Blätter haben, welche mit dem Vermerke versehen werden könnten: ‚Garantiert als durch Dampf desinfiziert nach den Bedingungen des vom Ministerium des Innern für das Roßhaar herausgegebenen Regulativs.'

Eintauchen von Roßhaar in siedendes Wasser ist nicht gleichwertig mit der Dampfdesinfektion, und das muß in dem Zertifikat über das Desinfektionsverfahren zum Ausdruck kommen. Ein solches Zertifikat wurde von Dr. Blair M. Martin, Professor der Bakteriologie an der Universität Glasgow für zwei Firmen vorgelegt. Andere Firmen können ein solches Zertifikat betreffend Behandlung mit siedendem Wasser von Dr. Blair M. Martin oder einem anderen Bakteriologen erhalten und müssen es dann dem Staatssekretär vorlegen.

Die Milzbranderkrankung bei jenem Heimarbeiter veranlaßte mich, an den betreffenden Gesundheitsbeamten zu schreiben, der gleichzeitig auch der ‚Gewerbearzt' war und mir die erste Mitteilung über den Fall zugehen ließ. Ich schrieb darin, daß nach meiner Meinung der städtische Distriksrat zweckmäßig die Vorkehrungen betreffend Infektionskrankheiten auch auf Anthrax ausdehnen könnte. Der Sekretär des Ministeriums der Lokalverwaltungen hat in seinem Memorandum vom 29. X. 1909 an die städtischen Distriktsräte konstatiert, daß, wenn einer derselben es wünschte, das Ministerium bereit wäre, dem Wunsche nachzukommen. Nach § 73 des Fabrikgesetzes vom Jahre 1901 wird nur verlangt, daß die praktischen Ärzte dem Chefgewerbeinspektor die in Fabriken und Handelsunternehmen akquirierten Fälle melden, es ist daher leicht möglich, daß Heimarbeiter der Meldung entgehen. Dies wäre bedauerlich, wenn man bedenkt, wieviel die Lokalbehörde für die Sicherheit der gewerblichen Berufe tun kann, indem sie nach einem Anthraxfalle die im Hause des Heimarbeiters vorgefundenen infektiösen Materialien durch Dampf und Kochen desinfizieren läßt.

Häute und Felle. Außer den in den Berichten enthaltenen Fällen ereigneten sich 8 weitere (darunter 2 tödliche) bei Dockarbeitern und konnten daher nicht in die Tabellen aufgenommen werden. Ein weiterer Fall — der erste überhaupt — wurde aus einer Handschuhfabrik in Yeovil berichtet, die Kaphäute verarbeitet. Von den 7 anderen Fällen schreibt Mr. Brothers in Warrington:

»7 Fälle von Anthrax ereigneten sich im Zusammenhange mit Häuten zwischen Januar und Mai, in den übrigen 7 Jahresmonaten kein Fall, so daß wahrscheinlich mehrere von den Fällen durch die gleiche Sendung infizierten Materials hervorgerufen waren. Innerhalb 2 Monaten nach einem Fall bei einem Werftarbeiter in einem Warenmagazin, wo Häute auf ihrem Wege zu den Gerbereien eingelagert werden, ereigneten sich 3 andere Fälle in Gerbereien oder in Betrieben, wo das bezügliche Haar verarbeitet wird. Es ist nicht möglich, eine bestimmte Partie Häute als infiziert zu konstatieren, es scheint aber naheliegend, daß das gleiche Material zu mehreren Infektionen Anlaß gegeben hat.«

In einem der Fälle berichtet Mr. Shuter:

»Ein Unternehmer, der eine unbedeutende Brandwunde am kleinen Finger hatte, drehte eine Partie Mombassahaare um, um sie zu untersuchen. Es entwickelte sich eine Pustel an der verletzten Stelle und ohne Amputation des Fingers wären schwere Symptome aufgetreten.«

Andere Industrien. „4 Fälle ereigneten sich in den Knochendüngerwerken zu Aberdeen, 1 davon betraf eine Frau, die damit beschäftigt war, Säcke für fertiges Knochenmehl auszubessern, und verlief tödlich. Die Diagnose wurde nicht rechtzeitig gestellt, um durch einen chirurgischen Eingriff das Leben zu retten. Das Knochenmehl war aus Bombey importiert. Ein anderer Fall ereignete sich in Liverpool und wurde auf die Arbeit mit ägyptischen Knochen zurückgeführt. Die proteusartige Natur der Krankheit zeigte sich bei 3 Fällen, einer ereignete sich beim Glätten von Lumpen, einer in einem Getreidespeicher und der dritte beim Kaffeesortieren und Reinigen des Kontors eines Handlungshauses. Der Kaffee kam aus Mombassa und die Berichte sagen, daß die von dort stammenden Häute und Felle als verdächtiges Material gelten.“

Mr. Buchan (Liverpool) schreibt:

»5 Fälle haben sich ereignet, 3 davon auf den Docks, 2 in einem Öl-
kuchenbetrieb. 2 von den Dockfällen betrafen Arbeiter, die mit Häuten aus
Westafrika und Brasilien zu tun hatten. Handschuhe stehen zur Verfügung,
doch die Leute erklären, sie nicht anwenden zu können, da sie zu sehr bei der
Arbeit stören. In einem tödlichen Falle bemerkte der Sohn die Pustel auf
dem Nacken des Vaters und vermutete Anthrax, da er das gleiche Bild auf
den Abbildungen vom Ministerium des Innern, ausgestellt auf dem Dock, gesehen hatte. Er machte den Vater aufmerksam, er solle ärztliche Hilfe in Anspruch nehmen, aber dieser verschob es, bis es zu spät war. Die Fälle in der
Ölkuchenfabrik sind vielleicht auf gleichzeitige Verschiffung von Baumwoll-
samensäcken mit infizierten Häuten zurückzuführen. Die Firma wird jetzt von
den Schiffern benachrichtigt, wenn Häute, Wolle oder Haare mit dem für sie
bestimmten Material zusammen im Schiffe verstaut waren.«

Oft wurde der Ausbruch von Anthrax bei Tieren gemeldet, in Fällen,
wo vermutlich ein Wasserlauf, durch den die Erkrankung erfolgte,
durch Gerbereiabwässer infiziert war.

Auf einem Gute ereigneten sich 6 solche Fälle im Berichtsjahre,
32 seit 1902. „Eine Genossenschaft von Grundbesitzern und Pächtern
bildete sich, um den Unternehmer zu verklagen; bevor es aber dazu
kam, erklärte sich dieser bereit, volle Entschädigung für jedes an Anthrax gefallene Tier zu leisten."

1918.

„Die Anthraxfälle haben im Kriege stark zugenommen, nicht im
gleichen Maße die Todesfälle. Die Zahlen für das Jahrfünft 1909—13
betrugen für Wolle 165 (26), Roßhaar 34 (5), Häute und Felle 79 (11),
andere Industrien 10 (3), für 1914—18 lauteten diese Zahlen 242 (31),
20 (6), 94 (11), 18 (3)."

Anthraxfälle in der Wollindustrie. In den letzten 40 Jahren
hat man sich bemüht, die Gefahren zu bannen, die durch milzbrand-
infizierte Wolle und Haare aus Süd-, Zentral- und Westasien, Süd-
afrika und Peru drohen, indem man sich bemühte, u. a. den Staub durch
Absaugevorrichtungen zu entfernen, minderwertige Felle und blut-
beflecktes Material auszuscheiden und die Arbeiter auf die Notwendigkeit frühzeitig einsetzender Behandlung aufmerksam zu machen,
indem man Plakate mit Bildern anschlug, welche die Natur der Krankheit klar machen sollten. Obwohl die Mortalität an Milzbrand abnahm,
und zwar vermutlich infolge der früher beginnenden und verbesserten
Behandlungsmethoden, war andererseits doch die Zunahme der Fälle
während des Krieges sehr beachtenswert. Der Grund, warum die
Woll- und Haarregulative hinsichtlich der Bekämpfung der Krankheit
einen Fehlschlag bedeuten, ist der Umstand, daß der Milzbrand nicht,
wie die gewerblichen Vergiftungen, durch eine in der Industrie verwendete bekannte chemische Verbindung oder leblose Substanz verursacht wird, sondern ein lebender Organismus ist, der zufällig dem
zur Verarbeitung gelangenden Material anhaftet und seine Gegenwart
nicht zu erkennen gibt. Alle weiter oben angeführten Verfahren dienen
nur dazu, die Folgen und nicht die Ursachen zu beeinflussen.

Nur zwei Verfahren gibt es, um der Ursache zu Leibe zu gehen, entweder man verhindert die Anthraxinfektion der Tiere oder man vernichtet die Sporen, bevor das Fell bzw. die Haare zur Verarbeitung gelangen. Kein Mensch kann sich einbilden, daß die Nomadenstämme in Zentralasien es unternehmen werden, die Seuche aus ihren Herden zu vertilgen. Wenn andererseits die Desinfektion durchführbar sein sollte, verlangt das Problem infolge seiner Größe, daß die Industrieländer den Versuch machen, es auf die gefährlichen Arten von Wolle zentral- und südasiatischer Provenienz zu beschränken. Australische und neuseeländer Wolle ist glücklicherweise so ungefährlich, daß eine Desinfektion überflüssig erscheint. Dampf, der Antrhaxsporen vernichtet, macht gleichzeitig die Wolle unbrauchbar für Verarbeitungszwecke. Untersuchungen des Desinfektionssubkomitees des Anthraxkomitees, die während des Krieges in Bradford durch Mr. G. Elmhorst Duckering, einen tüchtigen Chemiker, und Dr. F. W. Eurich, Bakteriologen des Anthraxerforschungsamtes zu Bradford, als Experten angestellt wurden, haben nach 130 Experimenten ergeben, daß hochinfizierte Wolle sterilisiert werden kann durch 20 Minuten langes Bewegen in warmem Seifenwasser mit etwas Soda, dann Durchquetschen durch Rollen, hierauf ein warmes Bad mit 2,5% Formaldehydzusatz, abermals Rollen, endlich Trocknen in heißer Luft. Professor Sheridan hat die Versuche kontrolliert. Als Ergebnis der Empfehlungen des Schlußrapportes des Anthraxkomitees sind Schritte erfolgt, um eine Versuchsdesinfektionsanstalt zu errichten und die gefährlichsten Materialien zu desinfizieren, desgleichen sollen unter englischer Kontrolle stehende Desinfektionsanstalten an den Hauptexportplätzen für infiziertes Material wie Basra, Karachi, Bombay u. a. errichtet werden, weil, wenn die Desinfektion gleich zu Beginn vor dem Packen und Pressen in Ballen stattfindet, die Sporen im frühesten Augenblick vernichtet werden, infolgedessen jede Gefahr beim Transport beseitigt wird. Die Wolle könne dann rein und frei von dem derzeit darin befindlichen Sand einlangen. Dadurch könnte die ganze Milzbrandgefahr in der Heimat verschwinden, die zu ihrer Bekämpfung aufgewendeten Mittel würden überflüssig und könnten für Arbeiterwohlfahrtseinrichtungen verwendet werden.

Roßhaar. Interessant sind die bei Militär und Zivil aufgetretenen Fälle von Anthrax, die durch Bürsten vermittelt wurden. In den 19 Zivilfällen war die Sterblichkeit sehr hoch (55%), was ja zu erwarten war mit Rücksicht darauf, daß die Milzbrandinfektion aus dieser Quelle völlig überraschend kam.

Die Hauptinfektionsquellen waren Bürsten, aus Japan und Amerika eingeführt, dann solche aus chinesischem Roßhaar, vom englischen Erzeuger als „Ziegenhaar" bezeichnet, daher nicht der Desinfektion nach dem Roßhaarregulativ unterworfen. Auf chinesisches Roßhaar fielen 9 Erkrankungen, es wurde als schwer infiziert erkannt, und in der Fabrik selbst ereignete sich kein Fall. 4 von den 20 Fällen aus Industriebetrieben ereigneten sich in Bürstenbindereien. Die Befolgung der Vorschrift, die Zerstörung der Sporen durch Dampf oder wirksame chemische Desinfizientien verlangt, war stets schwer erfüllbar. Das Durchdringen des Dampfes ist gerade bei den infektionsgefährlichen Arten, wie Chinahaar, die in festen Ballen gehandelt werden, sehr schwierig, ohne die Bänder zu öffnen. Die Desinfektion auf chemischem Wege ist nach den Versuchen unsicher, wie Dr. A. Eastwood zeigte, und Ballen, die laut Zertifikat mit Zyllin und Izal desinfiziert waren, ferner russisches Haar erlaubten noch die Kultur von Anthrax, so daß alles aus dem Osten stammende Roßhaar verdächtig ist. Unsere Betriebe sind nicht eingerichtet, eine Operation durchzuführen, die soviel Aufmerksamkeit auf Kleinigkeiten erfordert wie eine ordentliche Desinfektion. Am Ende des Jahres 1917 fand eine Konferenz zwischen Delegierten des Ministeriums der Lokalverwaltungen, des Ministeriums des Innern, den Haarimporteuren, Maklern und Roßhaar- und Bürstenfabrikanten statt. Am Ende derselben war es klar, daß graues chinesisches Roßhaar die Ursache der Fälle in der Bürstenindustrie war. Da die Erfolge der vom Anthraxdesinfektionssubkomitee angestellten Versuche für die Desinfektion der Wolle erkannt wurden, wurde dieses Komitee ersucht, die Frage anzugehen, ob ein solcher Vorgang auch für die Desinfektion von Roßhaar geeignet sei. Die Untersuchungen sind im Gange.

Häute und Felle. Die bedeutende Zunahme der Fälle im Jahre 1917 war zurückzuführen auf den nach meiner Erfahrung noch nicht dagewesenen Ausbruch von 11 Fällen in einem Betriebe. Milzbranderkrankungen pflegen einzeln oder höchstens zu dreien in einem Betriebe auf einmal aufzutreten. Diesmal war nicht nur die Zahl der Fälle, sondern auch der Industriezweig: Herstellung von Riemen für Webstühle, auffallend, da die Krankheit hier nur sehr selten vorgekommen ist, auch war es ungewöhnlich, daß in einem Falle die Infektion auf die Frau, in einem anderen auf den Bruder eines Arbeiters übertragen wurde. Mr. Duckering beschreibt die Umstände folgendermaßen:

»Die Firma erzeugt Riemen für Webstühle, wozu seit mehreren Jahren Büffelfelle aus Singapore, Honkong, Java dienen. Diese Häute werden von allen solchen Fabrikanten verwendet und 'es war nicht möglich, eine bestimmte Sorte unter ihnen für die Infektion verantwortlich zu machen, denn die Erkrankten gaben an, mit allen, freilich am meisten mit Singaporehäuten, gearbeitet zu haben. Dieser Umstand ist, so scheint es, von geringerer Bedeutung, denn es ist das erstemal, daß die Erzeugung von ‚schwarzen Riemen‘ (s. u.) in dieser Weise erfolgte. Diese Firma speziell erzeugt zwei Arten: die gewöhnlichen heißen weiße Riemen, die ausnahmsweise hergestellten schwarze Riemen. Alle Anthraxinfizierten waren mit der Fabrikation schwarzer Riemen beschäftigt gewesen.

Die für weiße Riemen bestimmten Felle kommen zuerst für 24 Stunden in Boraxlösung und dann für 4—6 Wochen in Kalkwassergruben, in dieser Zeit werden sie oft umgelegt und das Kalkwasser erneuert, dann werden die Felle herausgenommen und für 1 Woche zum Trocknen aufgehängt. Das ist das gewöhnliche Verfahren, durch das die Haare von den Häuten entfernt werden. Durch Schlagen der Häute kann erkannt werden, ob der Kalk durch die ganze Stärke der Haut durchgedrungen ist oder nicht. Bei dieser Gelegenheit soll bemerkt werden, daß Dr. Ponder in einem Berichte vom Jahre 1911 an die Genossenschaft der Lederhändler sagt, er habe Anthrax aus künstlich infizierten Häuten nicht züchten können, nachdem diese durch 23 Tage in Kalkwasser getaucht gewesen waren, während sie nach 14 Tagen noch als infektiös befunden wurden.

Die zur Herstellung schwarzer Riemen bestimmten Häute werden dem Prozeß des Kalkens nicht unterzogen. Sie werden, die Fleischseite nach unten, auf den Boden gelegt und eine Mischung von Natriumsulfidlösung (von der Firma ‚Alkali‘ genannt) und Kalk wird auf die Haarseite aufgebracht. So bleiben die Häute $^1/_2$ bis $^3/_4$ Stunden, in dieser Zeit trennt sich das Haar vollständig von der Haut und ersteres sowie die Chemikalien werden mittels Wasserstrahl von der Haut abgewaschen. Die Haut ist nunmehr haarlos, trocken und geeignet zur Erzeugung der Riemen. Es muß bemerkt werden, daß die Fleischseite mit keinerlei chemischen Mitteln in Berührung kommt und daß solche auch nicht durch die Haut hindurchdringen, so daß die Arbeiter, welche schwarze Riemen erzeugen, praktisch mit den Fellen in einem Zustande umzugehen haben, wie diese von draußen kommen. So ist meiner Ansicht nach das Auftreten der Erkrankungen zu erklären. Zuletzt wurden allerdings Javahäute auf schwarze Riemen verarbeitet, aber es ist schwer, sie zu bekommen und wie es scheint war es das erstemal, daß infektiöse Häute für diesen Zweck verwendet wurden.

Die Verwendung dieses Materials für die Erzeugung schwarzer Riemen wurde unterbrochen und alles, was von den mittels des Sulfidprozesses enthaarten Häuten vorhanden war, mußte in die Kalkgruben kommen. Aller Wahrscheinlichkeit nach wird hierdurch die Gefahr der Anthraxerkrankungen verringert. Die Milzbrandepidemie, denn so kann man die Erkrankungen mit Rücksicht auf die Zahl der Fälle schon bezeichnen, ist darauf zurückzuführen, daß die für schwarze Riemen bestimmten Felle keinerlei Behandlung durchzumachen hatten.

Dr. Ponder gibt in seinem Berichte eine Übersicht über zahlreiche Experimente hinsichtlich der Häutedesinfektion durch Formaldehyd und sagt, daß diese Substanz vermutlich fäulniswidrig, aber nicht desinfizierend wirke, daß sie ferner zwar die Anthraxsporen nicht abtötet, wohl aber die Häute dauernd schädigt; nur eins, sagt er, müsse noch abgewartet werden, die Wirkung einer schwachen Formalinlösung beim Gerbprozeß nach Payne und Pulman. Dies sind die Schlußresultate seiner Versuche, welche zeigen, daß viele Experimente auf dem Gebiete der Häutedesinfektion ebenso verfehlt erscheinen wie die hinsichtlich der Entkeimung der Wolle.«

Die Ereignisse bei der Herstellung der schwarzen Riemen bestätigen die Anschauung, daß der Prozeß des Kalkens, wenn er auch nicht alle den Häuten und Fellen anhaftenden Sporen abtötet, sie doch für alle späteren Arbeitsprozesse wesentlich ungefährlicher macht. Nur schade, daß die Dockarbeiter, Magazineure und Sortierer — und die Mehrzahl der Fälle ereignet sich unter diesen — mit den Häuten umgehen müssen, bevor dieses Desinfektionsverfahren auf sie eingewirkt hat.“

Niederlande.

1914.

Ein Fall trat bei einem Lohgerber auf, die Pustel entwickelte sich am Handrücken, Milzbrandbazillen wurden nicht gefunden (es scheint somit fraglich, ob Milzbrand vorlag — Ref.). Der Verlauf war günstig. Der zweite Fall betraf einen Fischer, der beim Verbrennen einer an

Milzbrand eingegangenen Kuh mithalf. Die Pustel entwickelte sich in der Gegend des linken Auges. Nach 3 Tagen verstarb der Patient im Krankenhause.

1915.

5 Erkrankungen wurden gemeldet, 2 bei Lohgerbern. Die Pustel entwickelte sich im Gesicht. Einer der Patienten hatte mit Javabüffelhäuten zu tun gehabt; bei diesem wurden Bazillen gefunden. Beide Fälle wurden mit Milzbrandserum behandelt und genasen. Die 3 übrigen Fälle betrafen Leute, die Milzbrandtiere geschlachtet hatten. Die Pusteln entwickelten sich an der Hand, und zwar am Handrücken bzw. am Mittelfinger rechts, nur 1mal fand man Bazillen. Serumbehandlung erfolgte in 2 im Krankenhause zu Utrecht, Genesung in allen 3 Fällen.

1916.

Es kamen 5 Milzbrandfälle zur Anzeige, 3 davon bei Lehrlingen. Die Pustel war 1mal am rechten Unterarm, 1mal unter dem rechten Ohr, sonst auf der linken Wange. Bazillen wurden 2mal gefunden, Serum in allen Fällen eingespritzt, alle sind genesen. Einer von den Erkrankten war Arbeiter in einer Gerberei, die Pustel entwickelte sich an der Stirn, ein zweiter erkrankte durch eine kleine Wunde, die er sich durch Verletzung an einer Rippe eines an Milzbrand verendeten Tieres zuzog.

1917.

Es kamen 3 Fälle vor, 2 davon wurden mit Serum behandelt, von diesen starb 1. Ein dritter Fall betraf einen Sackausbesserer einer Leimfabrik. Er hatte alte Säcke ausgebessert, in denen ostindische Knochen gewesen waren. Die Pustel entwickelte sich unter dem linken Auge, unter Serumbehandlung erfolgte Genesung mit starker Verziehung des Augenlides.

1918.

Anthrax wurde bei einem Schweineschlächter beobachtet.

Verschiedene Infektionen
(s. a. Hautkrankheiten S. 233).

Deutsches Reich.

Preußen.

„Besondere Maßnahmen erforderte eine im Jahre 1917 in einem großen Werke mit Massenquartieren auftretende Krätzeepidemie. Anordnungen auf genaue persönliche Untersuchungen und Desinfektionen der Kleidungsstücke und Schlafstätten wurden getroffen. Die Krätzekranken wurden besonderen Kuren unterworfen, für deren Überwachung eine besondere Fürsorgerin dem Fabrikarzt beigegeben war. Es gelang auf diese Weise nach und nach, die belästigende und die Arbeitsleistungen benachteiligende Krankheit zum Verschwinden zu bringen." (RB. Köln.)

Kleinere Staaten.

„In einer Anlage zur Herstellung von Fleischkonserven erkrankten in der Zeit vom Juni bis November 1916 12 Arbeiterinnen an Blutvergiftung. Es wurde vom Ausland eingeführtes Fleisch bearbeitet, das nicht mehr ganz einwandfrei war. Bei dem Entfernen des Fleisches von den Kopfknochen kam es vor, daß sich die Arbeiter an den Knochen leichte Hautverletzungen zuzogen, die dann zu Entzündungen und Blutvergiftungen führten. Die Firma wurde unter Mitwirkung des Medizinalamtes angehalten, die Waschgelegenheit zu verbessern, sowie Verbandstoffe und Desinfektionsmittel bereitzuhalten. Alle erkrankten Arbeiterinnen wurden geheilt." (Hamburg.)

Österreich.

„Im Frühjahre des Berichtsjahres erkrankten in drei verschiedenen Baumwollspinnereien insgesamt 4 Arbeiter an Blattern. Vermutlich wurde die Infektion durch die in diesen Spinnereien zur Verarbeitung gelangte asiatische Baumwolle eingeschleppt. Alle erkrankten Arbeiter waren in der Karderie oder Vorspinnerei beschäftigt gewesen. Die Sanitätsbehörden veranlaßten in den drei Fabriken die Impfung sämtlicher Spinnereiarbeiter, wodurch der Gefahr weiterer Erkrankungen begegnet wurde." (W.-Neustadt.)

„In einer Kleider- und Wäscheputzanstalt, in welcher auch Kleidungsstücke von verwundeten Soldaten gereinigt wurden, erkrankte bei dieser Arbeit eine 30jährige Arbeiterin an Cholera asiatica mit tödlichem Ausgange. Der Betrieb wurde zur Durchführung der nötigen sanitären Maßnahmen für mehrere Tage gesperrt." (Salzburg.)

„In einer Baumwollspinnerei erkrankten in der Zeit vom 14. März bis 4. April 3 Arbeiterinnen der Vorspinnerei an echten Blattern, 1 Person starb. Nach dem Ergebnisse der Erhebungen muß angenommen werden, daß die Ansteckung durch ostindische Baumwolle erfolgte. Die Gewerbebehörde veranlaßte den Unternehmer, die Verarbeitung der verdächtigen Baumwolle einzustellen und verfügte, daß bis 1. Oktober nur solche Arbeiter aufgenommen werden dürfen, welche sich unmittelbar vorher impfen lassen. — Bei einem Straßenbau erkrankten 2 Arbeiter an Ruhr und eine beträchtliche Anzahl an Durchfall. Die Erkrankten — meistens ehemalige Sticker — waren weder die Arbeit, noch auch die kräftige Kost gewohnt und führten die Erkrankungen auf die letztere zurück. Es wurde erhoben, daß die Erkrankten häufig in erhitztem Zustande kaltes Quellwasser tranken und auch Schnaps genossen. Der eine größere Anzahl dieser Erkrankungen behandelnde Arzt ließ die h. a. Anfragen leider unbeantwortet." (Bregenz.)

„In einer Fleischselcherei zog sich ein Lehrling beim Putzen eines Fleischwolfes eine Zerquetschung der rechten Hand zu; er starb bald darauf infolge einer hierbei erlittenen Tetanusinfektion.“ (Kremsier.)

„Bei einer Arbeiterin einer Dampfwäscherei, welche Lazarettwäsche reinigte, wurde Blatternerkrankung festgestellt; von der betreffenden Stadtgemeinde wurde in dieser Wäscherei, um die Verbreitung ansteckender Krankheiten zu verhindern, ein besonderer Wäschedesinfektionsapparat aufgestellt.“ (Mähr. Ostrau.)

„In einer Äroplanfabrik, welche ihre Hallen mit blauem Glas eingedeckt hat, wurde beobachtet, daß Fliegen die betreffenden Räume meiden. Es ist dies eine Wahrnehmung, welche für die Verhütung von Infektionsübertragungen nicht bedeutungslos ist. Eine Brückenbauanstalt, welche ebenfalls blaue Dachverglasungen besitzt, will — wie sie auf eine im Gegenstande an sie gerichtete Anfrage mitteilt — ebenfalls bemerkt haben, daß in diesen Hallen Fliegen fehlen.“ (Wien I.)

Staub

(s. a. „Hautkrankheiten“ S. 233, „Augenkrankheiten“ S. 248 „Benzolderivate in der Kriegsindustrie“ S. 164).

Deutsches Reich.

Preußen.

„Meist recht unhygienische Zustände zeigten sich in den Futtermittelfabriken. Besonders das Mahlen des getrockneten Laubheus, das im letzten Kriegsjahre in größerem Umfange geschah, war mit der Entwicklung eines abscheulich beißenden Staubes verbunden. Auch hier war neben der Lässigkeit des Betriebsleiters der provisorische Charakter des Unternehmens schuld, daß die hygienischen Abwehrmaßnahmen ganz versagten.“ (RB. Bromberg.)

„Viele Eisen- und Stahlgießereien richteten sich während des Krieges auf das Gießen von Granaten ein. Beim Entfernen der Kerne aus den gegossenen Granaten mit Preßluftwerkzeugen wirkte der mit Luftdruck ausgeblasene und dadurch im ganzen Arbeitsraum verteilte Kernstaub besonders schädlich auf die Atmungsorgane. Die Arbeiter verlangten vor allem als Gegenleistung für diese Gesundheitsschädigungen neben hohen Löhnen und kurzer Arbeitszeit die Anerkennung als Schwerstarbeiter in der Rüstungsindustrie, um die damit verbundenen Lebensmittelzulagen zu erhalten. Die Gewerbeaufsicht drang auf gut gelüftete Arbeitsräume und genügende Entfernung der Arbeitsplätze voneinander. Außerdem wurde den Granatengießereien eine einfache Kippvorrichtung empfohlen, die der Bochumer Verein mit Erfolg in nachstehender Weise benutzte. Nachdem der Kern der in die Kippvorrichtung eingespannten und wagerecht gedrehten Granate durch

einen Preßluftmeißel locker gestoßen ist, wird die Granate mit dem
Mundloch nach unten gekippt und soweit als möglich durch Auslaufen-
lassen des Kernstaubs entleert, der unschädlich zu Boden fällt. Es
braucht alsdann nur noch ein geringer, fester anhaftender Teil des
Kernstaubs ausgeblasen zu werden, so daß die dabei entstehende Luft-
verunreinigung auf ein Mindestmaß herabgedrückt wird." (RB. Arnsberg.)

Österreich.

„Als mustergültig muß eine Staubabsaugeeinrichtung, die in einem
Automobilwerke beim Ausschleifen der Motorzylinder in Anwendung
gebracht wurde, bezeichnet werden. Während kleine Schmirgel-
scheiben im Innern des Zylinders die Arbeit besorgen, wird unter Vermittlung eines biegsamen Metallschlauches der entstehende Schleif-
staub durch die Auspufföffnung des Zylinders abgesogen." (Wien I.)

„Eine sehr wirksame Entstaubungsvorrichtung wurde in der Holz-
bearbeitungswerkstätte einer Nähmaschinenfabrik an einer Schleif-
maschine vorgefunden. Das in horizontaler Richtung schnell bewegte
Schmirgelschleifband dieser Maschine griff in sehr wirksamer Weise
die zu bearbeitende Holzfläche an, so daß die entstehende Holzstaub-
menge eine sehr beträchtliche war. Die gesamte vom bewegten Schleif-
bande zum Teile mitgerissene Staubmenge wurde am Ende des Bandes
von einem weiten, zweckmäßig geformten Absaugetrichter nahezu restlos abgesaugt. Der betreffende Arbeitsraum, welcher ehedem, als die
zu polierenden Flächen noch von Hand aus abgeschmirgelt wurden,
immer stark verstaubt gewesen war, ist seit Aufstellung dieser Arbeits-
maschine nahezu gänzlich staubfrei." (Wien I.)

„Während der kalten Jahreszeit wurde seitens der Betriebsleitung
einer Hanfspinnerei der Wirkungsgrad der sehr gut funktionierenden
Entstaubungsanlage der Karderie und Hechelei absichtlich herab-
gesetzt, da der Hanf durch die stark austrocknende Wirkung der an
den Entstaubungsstellen abgesaugten warmen Luft infolge zu großer
Verluste an Wasser- und Fettgehalt an Elastizität verlor und das Fertig-
produkt brüchig war. Die größere Staubentwicklung in den Arbeitsräumen war um so unangenehmer fühlbar, als, um die Luftfeuchtigkeit
in diesen Räumen nicht unter ein gewisses Maß sinken zu lassen, teilweise auch die Fenster geschlossen bleiben mußten. Über Intervention
des Amtes erklärte sich die Firma unter anderem bereit, eine Naßluft-
kühlanlage einrichten zu lassen." (St. Pölten.)

„Zu erwähnen ist die Erfindung eines Tapezierermeisters in Bozen,
welcher eine Aufdreh- und Zupfmaschine für Roßhaar baut und in
den Verkehr bringt, die mit einer Einrichtung zum Absaugen und
Niederschlagen des Staubes in Wasser versehen ist." (Innsbruck.)

„Sämtliche Polierscheiben einer Schuhwarenfabrik sind zwar an
die Absaugungsleitung angeschlossen, aber trotzdem schleudern die
kleinen, um vertikale Achsen schnell rotierenden Scheiben ziemlich viel
Staub an den Saugkappen vorbei in den Arbeitsraum." (Triest.)

Schweiz.

„Die Hygiene der Arbeit hat vielfach gelitten durch die Verwendung schlechten Materials. Für die Herstellung von Isolierseilen und Watte wurden die allerschlechtesten Baumwollabfälle benutzt, die man in Friedenszeiten auf den Kompost warf oder verbrannte. Ihre Verarbeitung verursacht einen nie gesehenen Staub. Unter dem vornehmen Namen der Effilochierwerke wurden Lumpenreißereien eingerichtet und betrieben, wo alte, gewöhnlich schmutzige Stoffreste, Seile, Schnüre, Teppiche aus verschiedenem Material, meist Jute, Seidenkokons mit den abgetöteten Raupen darin trocken zerfasert und in spinnfähigen Zustand übergeführt wurden. Furchtbarer Staub und oft ekelerregende Gerüche sind die unvermeidlichen Begleiter dieser Arbeit. Wir kamen in eine Werkstatt, wo alte benützte Büchsen und Kannen, die als Behälter für Öl, Farbe und andere Dinge gedient hatten, aufgeschnitten, aufgelöst, das Blech nachher gewaschen und zu neuer Verwendung blank gemacht wurde; es war eine schmierige, unappetitliche und nicht gefahrlose Arbeit, weil man sich sehr leicht kleine Wunden beibringen konnte, deren Infektion unvermeidlich schien. Zur Herstellung von Schlichte in Baumwollwebereien wurde statt Fécule vielfach Reismehl verwendet, das auf dem Webstuhl stark abstaubte. Wo das mangelnde Gas nicht durch Elektrizität ersetzt werden konnte, kehrten die stinkenden, rußenden Petrolflaschen für Leimpfannen und ähnliche Wärmeapparate zurück." (1916—17, III. Kreis.)

„Als Berufskrankheit erwähnt die Literatur schon lange die Pneumokoniose der Metallschleifer. Eine verdienstvolle Arbeit des Herrn Dr. Staub, Direktor der zürcherischen Heilanstalt für Lungenkranke im Wald, macht in Wort und Bild auf die Gefahren aufmerksam, denen diese Arbeiter ausgesetzt sind. Es handelt sich hauptsächlich um die großen Schleifsteine aus Sandstein, an denen naß geschliffen wird, wo also beim Schleifen kein Staub entsteht. Dagegen erzeugt das Nachhauen der Steine von Hand viel Staub, den der Arbeiter einatmet. Die Diskussion, die in ärztlichen Kreisen an diese Arbeit anknüpfte, hat uns veranlaßt, die technische Seite des Problems etwas näher zu beleuchten. Für uns handelt es sich darum, den Staub beim Nacharbeiten der Steine entweder nicht entstehen zu lassen, oder dann unschädlich zu machen. Das erstere wäre zu erreichen, wenn man die Steine mit ‚dem Apparat hauen‘ könnte, wobei man Wasser darauf laufen lassen kann, wie beim Schleifen. Aus verschiedenen Gründen ist dieses Verfahren bis jetzt nur in beschränktem Maße angewendet. Eine Absaugung für den beim Hauen von Hand entstehenden Staub hat eine große Maschinenfabrik eingerichtet."

„Ein Schneidermeister, der feldgraues Uniformtuch verarbeitete, erkrankte an einem langwierigen Rachenkatarrh, den der Arzt auf die Einatmung des (säurehaltigen?) Stoffstaubes zurückführte." (1916—17, IV. Kreis.)

„Wir haben einen Fall von Caissonkrankheit zu nennen, der zum
Tode führte. Er betrifft einen 18jährigen Arbeiter, der nach 5 Monate
langer Arbeit im Caisson erkrankte. Etwa eine Viertelstunde nach
dessen Verlassen ward dem Manne schwindelig und er verlor das Bewußtsein. ‚Mit eingezogenem Bauch und steifen Armen und Beinen
rankte sich G. an dem Tisch herum‘, sagte der Meister, der mit ihm
zusammen gearbeitet hatte. Der Patient wurde ins Spital verbracht,
wo er nach längerem schwerem Krankenlager an Entkräftung und allgemeinem Marasmus starb.“ (1916—17, IV. Kreis.)

Niederlande.

1916.

„3 Fälle von Lungenerkrankung bei Roggen-, Hafer- und Gersten-
dreschern wurden mit der Beschäftigung in Zusammenhang gebracht.
In allen Fällen wurde Schleim ausgehustet. In einem der Fälle bestand
überdies Jucken am ganzen Körper.“

Ungeeignete Arbeitsräume, extreme Temperaturen, übermäßige Muskelanstrengung, Erkrankungen durch mechanische Ursachen

(s. a. „Folgen des Krieges usw.“ S. 9, „Kohlenoxyd“ S. 101).

Deutsches Reich.

Preußen.

„In einer größeren Ziegelei mußte wegen Mangels an männlichen
Arbeitern zugelassen werden, daß auch Arbeiterinnen mit dem Entleeren und Füllen der Ofenkammern beschäftigt wurden. Ferner mußte
in einigen Zuckerfabriken die Beschäftigung von Arbeiterinnen auch
in den heißen Räumen erlaubt werden. Es ist aber nicht beobachtet
worden, daß die Arbeiterinnen unter der Tätigkeit in den heißen Ring-
ofenkammern oder in den heißen Betriebsräumen der Zuckerfabriken
in ihrer Gesundheit geschädigt worden wären.“ (RB. Marienwerder.)

Hessen.

„Im Aufsichtsbezirke Worms sind während des Krieges insgesamt
20 Dörrgemüse- und Trockenfutterfabriken mit 644 weiblichen, 290
männlichen Arbeitern und 164 Kriegsgefangenen in Betrieb gewesen
und auch heute noch in Betrieb. Anfangs waren es nur die Malzfabriken,
die ihre Malzdarren aus Mangel an sonstiger Beschäftigung infolge der
geringen Gerstenkontingente für das Trocknen von zerkleinerten Frisch-
gemüsen verwendeten. Im allgemeinen sind die Malzdarren für diese
Zwecke sehr gut zu gebrauchen; sie liefern ziemlich einwandfreies

Trockengemüse, und infolge ihrer Einrichtungen sind auch die auf denselben beschäftigten Arbeiter keinen besonderen gesundheitsschädlichen Gefahren ausgesetzt. Dasselbe gilt auch von den geschlossenen, mit Dampf geheizten Trockenapparaten und Trockenschränken, wie sie in einzelnen Betrieben von den Firmen Schilde in Hersfeld und Mader in Stuttgart eingerichtet worden sind. Anders liegen dagegen die Verhältnisse bei den primitiven Trockeneinrichtungen mit offenen Darren, wie sie unter anderen hauptsächlich von den Firmen Dr. Zimmermann in Ludwigshafen und Piepenbrink in Düsseldorf, während des Krieges auch in größerer Anzahl im Aufsichtsbezirke aufgestellt worden sind. Bei diesen Anlagen werden in Verbrennungsöfen erzeugte Koksgase durch Exhaustoren abgesaugt und durch die offenen, mit Trockengut beschickten Darren durchgetrieben. Bei diesem Verfahren kann von einer wirklich rationellen Ausnützung der Wärme wohl nicht die Rede sein. Abgesehen davon, liefern diese Apparate aber auch für die menschliche Ernährung nicht ganz einwandfreie Trockenprodukte. Die Koksgase führen nämlich beträchtliche Mengen Flugstaub mit sich, der sich teilweise erst im Trockengute selbst absetzt, dann aber werden auch durch die in den Gasen enthaltenen, nicht unbeträchtlichen Mengen von Kohlenoxyd und schwefliger Säure anscheinend Zersetzungen und chemische Umwandlungen in den noch feuchten Gemüsen hervorgerufen, durch welche die Haltbarkeit der Trockengemüse wohl zwar erhöht, das Aussehen, der Geschmack und die Bekömmlichkeit derselben aber keineswegs günstig beeinflußt werden. Diese Fragen interessieren jedoch hier weniger als die gesundheitlichen Gefahren, welchen die in derartigen Betrieben beschäftigten Arbeiter ausgesetzt sind. Durch die an und über den Darren herrschende Hitze (etwa 100° C) sind die an demselben mit dem Wenden usw. des Trockengutes beschäftigten Arbeiter fast ständig übermäßigem Schwitzen und beim Temperaturwechsel und Übergang ins Freie oder andere Arbeitsräume, namentlich in der kalten Jahreszeit, fortgesetzt Erkältungen ausgesetzt. Dazu kommt, daß die über den Darren aufsteigenden, hauptsächlich aus schwefliger Säure, Kohlensäure und Kohlenoxyd bestehenden Trockengase und Brüden die Atmungsorgane der Arbeiter stark angreifen und Blutzersetzungen herbeiführen, welche für die Gesundheit der Leute sehr nachteilige Folgen haben können. Es sind der Gewerbeinspektion bei ihren Revisionen wiederholt auf diese Mißstände zurückzuführende Erkrankungen, namentlich von Arbeiterinnen, bekannt und verschiedentlich Klagen vorgebracht worden. Auch von seiten der Kassenärzte wurden ihr wiederholt Fälle mitgeteilt, in denen Arbeiterinnen mit Rücksicht auf ihre Gesundheit die Weiterarbeit in der Dörrgemüsefabrik untersagt werden mußte. Es kann nun hier, wie es auch geschieht, durch Dachlüftungen und Ventilatoren für Abzug der schädlichen Gase und Lufterneuerung gesorgt werden. Solange aber die Darren nicht unmittelbar durch über denselben sitzende, dicht schließende und gut funktionierende Abzüge mit mechanisch betriebenen Exhaustoren geschlossen und mechanische Wendevor-

richtungen angebracht sind, damit die Arbeiter während des Trocknens
diese Abzüge nicht zu öffnen brauchen, ist an eine wirklich durchgreifende
Besserung und Beseitigung der Schädigungen nicht zu denken. Eine
am Dache oder in den Wänden der Arbeitsräume angebrachte Entlüftungseinrichtung oder die Aufstellung der Darren in offenen Hallen
hat für die Arbeiter, abgesehen davon, daß sie den Eintritt der schädlichen Gase in die Arbeitsräume nicht zu verhindern vermag, stets
Schädigungen durch Gegenzug im Gefolge. Es muß auch unter allen
Umständen darauf gesehen werden, daß die Koksöfen nicht unmittelbar
in den Trockenräumen neben den Darren, sondern in besonderen Räumen aufgestellt werden, die durch dicke Wände, welche die ausstrahlende
Wärme der Öfen von den Arbeitsräumen abhalten, getrennt sind. Im
übrigen müssen natürlich alle Trockenräume zu den übrigen Räumen
zweckentsprechend liegen, genügend hoch und groß und geeignet ausgestattet sein. Die meisten Betriebe im Aufsichtsbezirke entsprechen
diesen Anforderungen nicht oder nur teilweise. Einige Anlagen sind
in vorhandenen, völlig unzureichenden Räumen untergebracht und
sprechen mit ihren Trockenanlagen sowohl als mit den vorbereitenden
Einrichtungen zum Waschen, Zerkleinern usw. sowie auch mit ihren
Lagerräumen für fertige Gemüse allen sanitären und hygienischen
Anforderungen geradezu Hohn. Leider konnte gegen die Besitzer
dieser Anlagen mit Rücksicht auf unsere schwierigen Ernährungsverhältnisse nicht mit der erforderlichen Strenge eingeschritten werden.
Bedauerlicherweise sind auch derartige Anlagen nicht konzessions-
pflichtig, sonst wäre den Behörden von vornherein die Möglichkeit
gegeben gewesen, entsprechende Vorschriften zu machen oder die
Errichtung unter Umständen ganz zu versagen. So aber wurden die
Anlagen meist ohne Wissen der Behörden errichtet und in Betrieb
genommen. Später ist es dann schwer oder kaum noch möglich, Um-
änderungen vorzunehmen, durch welche einigermaßen erträgliche Verhältnisse geschaffen werden können. Wenn erst wieder einmal bessere
Ernährungsverhältnisse und die Einfuhr von Getreide und Futter-
artikeln möglich ist, dann wird wohl hoffentlich ein großer Teil der
Gemüsetrocknereien überflüssig werden und wieder verschwinden.
Sollte das aber nicht der Fall sein, so müßten für derartige Anlagen
unbedingt entweder die Konzessionspflicht nach § 16 der GO. eingeführt oder besondere Vorschriften auf Grund des § 120 der GO.
erlassen werden." (Bez. Worms.)

Österreich.

„Ein Arbeiter, welcher auf einem Bagger arbeitete, mußte plötzlich
wegen großer Schmerzen in der Magengegend die Arbeit einstellen.
Nach Hause überführt, starb er am nächsten Tage; die Leichenobduk-
tion ergab als Todesursache Bersten der Magenwand infolge einer Überanstrengung." (Prag.) (Nicht etwa auf Grund eines Magengeschwürs?
— Ref.)

„In einigen Betrieben mit Schwerarbeit zeigte sich ein ständiger Krankenstand bis zu 10% der Arbeiterschaft. Die Ursache dürfte darin liegen, daß infolge der Musterungen zahlreiche Arbeiter, welche schwere Arbeit nicht gewöhnt waren, aufgenommen und zu solcher Arbeit herangezogen werden mußten. Auch die Ernährungsverhältnisse und die Forcierung der Betriebe dürften auf den Gesundheitszustand der Arbeiter nicht ohne Einfluß gewesen sein." (Wien I.)

„In den Waffelbäckereien herrscht zumeist wegen der sehr übelriechenden, am Ofen verbrennenden Teigreste und infolge der von den Öfen ausstrahlenden Wärme eine die Arbeiter wesentlich belästigende Luftbeschaffenheit und Temperatur, der mittels Entlüftung durch Klappfenster oder Ventilatoren nicht einwandfrei abgeholfen werden kann. In musterhafter Weise wurde die Beseitigung dieser Übelstände in der großen Waffelbäckerei einer Zuckerwarenfabrik gelöst. Die daselbst verwendete Ofenkonstruktion gestattete, die auf einer rotierenden Scheibe im Backraume bewegten eisernen Waffelformen mit Ausnahme der Entnahme- und Beschickungsstelle mit einem doppelwandigen, infolge geeigneter Zwischenfüllung die Wärmeausstrahlung gänzlich hintanhaltenden Blechmantel zu umgeben, welcher mit einem zum Rauchfang führenden Dunstabzug versehen ist und die vollkommene Ableitung aller übelriechenden Verbrennungsprodukte besorgt." (Wien III.)

„Unter den Arbeitern einer Lebkuchenfabrik wurden in den Wintermonaten mehrfach Erkrankungen der Atmungsorgane beobachtet; dieselben dürften darauf zurückzuführen sein, daß die Arbeiter in Werkstätten mit höherer Temperatur arbeiten und in die Magazine sowie in die Aborte über einen offenen Hof hin- und herlaufen müssen. Durch einen in Ausführung begriffenen Umbau der Anlage wird diesbezüglich Abhilfe geschafft werden." (Pardubitz.)

„Die oft unerträgliche Hitze, welche durch die in einigen Betrieben der Konfektionsbranche bisher übliche Erhitzung von Bügeleisen in Kohlenöfen, die gleichzeitig zur Beheizung der Arbeitsräume dienten, hervorgerufen wurde, gab den Arbeitern nicht selten Grund zu Beschwerden; hierdurch sahen sich einige Betriebsinhaber veranlaßt, elektrisch geheizte Bügeleisen einzuführen." (Kremsier.)

„Ein Mann erfror bei der Arbeit die Finger." (Prag.)

„In einer Molkerei verbrühte sich ein Arbeiter dadurch tödlich, daß er in unsachlicher Weise beim Kesselablaßhahn manipulierte." (Wien I.)

In den mit der Anfertigung von ärarischen Monturen stark beschäftigten Unternehmungen wurden häufig überfüllte und schlecht belüftete Arbeitsräume angetroffen. Als besonderer Fall einer solchen Überfüllung sei hervorgehoben, daß eine größere Kleiderwarenfirma in einem solchen gemieteten Wohnraume von 80 cbm Raumausmaß 22 Arbeiterinnen und zeitweise noch mehr untergebracht hatte. Im Wege einer kommissionellen Verhandlung wurde entsprechende Abhilfe verlangt.

In der Zünderabteilung einer Eisen- und Stahlwarenfabrik, ferner in einer Schuh-, einer Riemer- und Sattlerwarenfabrik und schließlich in einem Munitionswerke, in welch letzterem auf eine in der Brandelabteilung beschäftigte Arbeitsperson kaum 3 cbm Luftraum entfielen, mußte die Entlastung der überfüllten Arbeitsräume gefordert werden.

Die Überfüllung von Arbeitsräumen wurde in einer Glasschleiferei und in einer Erzeugungsstätte von Glasbehang für Beleuchtungskörper wahrgenommen. In der ersteren entfielen kaum 8 cbm, in der letzteren wenig mehr als 5 cbm auf eine beschäftigte Person. Den Firmen wurde nahegelegt, diesem gesundheitlichen Übelstande baldmöglichst abzuhelfen.

Stark überfüllte Arbeitsräume wurden in einer Tuchkonfektion, die mit bedeutenden Heereslieferungen betraut war, vorgefunden; in einem der Arbeitsräume entfielen auf den Kopf nur 4 cbm, in dem anderen sogar nur 3 cbm Luftraum. Über h. a. Einschreiten wurde die Konfektion, welche in normalen Zeiten zufolge schwächerer Beschäftigung zu diesem Zwecke ganz geeignet war, in ein besonderes Gebäude mit entsprechend großen Räumen verlegt.

„Eine Erscheinung, welche wohl auch als Berufskrankheit anzusprechen ist, wurde in der Handhauerei einer Feilenfabrik beobachtet. Die linken Daumen zweier Feilenhauer wurden durch das feste Halten des Meißels derart gefühl- und kraftlos, daß sie ihre Arbeitsverrichtung aufgeben mußten, jedoch in der Feilensortierung zu einer minderqualifizierten Arbeit Verwendung finden.“ (St. Pölten.)

Niederlande.

1914.

„Es wurden 6 Fälle von Affektionen der Muskeln des Unterarmes bei Torfarbeitern berichtet, 5 mal durch Torfgraben, 1 mal Verladen desselben in ein Boot. Die 8 Fälle aus Ziegeleien waren verursacht durch Ziegeltragen, Ziegelkarrenschieben, Ziegelaufschichten und -aufladen. 8 Fälle auf Schiffswerften (2 den linken, 6 den rechten Unterarm betreffend) entstanden beim Festnageln von Platten und Befestigen von Bolzen, dann beim Bohren von Löchern mit der Preßluftmaschine. Ferner kamen bei 3 Glasbläsern solche Erkrankungen vor. 1 Ziegelarbeiter bekam eine Wadenmuskelentzündung durch Aufwärtsschieben eines schweren Karrens mit Ziegeln.

Eine Erkrankung des Unterhautzellgewebes betraf einen Arbeiter einer Schiffswerft; eine alte Blase an der Handfläche und fortdauernde mechanische Reizung daselbst war die Krankheitsursache. In einem anderen Falle erkrankte ein Handwerker, der fortdauernd mit Metallplatten zu tun hatte.“

1915.

„Es ereigneten sich 10 Fälle bei verschiedenen Arbeitern der Torfgräber, und zwar waren 6 mal die Muskeln des Unterarmes, 4 mal die des Daumens betroffen, 3 Ziegeleiarbeiter erlitten solche Affektionen, ferner erkrankten 10 Schmiede, 8 Arbeiter auf Schiffswerften, 1 in einer Essig-, 1 in einer Metallwarenfabrik. Die den Schaden verursachenden Arbeiten waren: Festnageln, Heben von Segelschiffen, Ausbohren von Löchern u. a. 8mal war der Unterarm, 1mal der Daumen, 1mal der kleine Finger betroffen. Dazu kamen 15 nicht meldepflichtige Fälle, welche 5 Schiffswerftarbeiter, 2 Landarbeiter, 1 Eisengießer, 1 Maschinenfabrikarbeiter betrafen.

2 Schiffswerftarbeiter und 1 Torfgräber erlitten Affektionen des Unterhautzellgewebes an der Hohlhand."

„Bei 8 Arbeitern einer Schiffswerft kam gelegentlich verschiedener Arbeiten plötzlich Lumbago oder Schiefhals zum Ausbruch. Es ist wahrscheinlich, daß bei der schweren Arbeit plötzliche ungeschickte Bewegungen diese Erkrankungen verursachen, wobei es zu abnormen Muskelspannungen kommt."

Hitzschlag in einer Segeltuchfabrik. „Nach Art. 21 des Arbeiterschutzgesetzes vom Jahre 1911 wurden 3 Erkrankungen an ,Blutharnen' gemeldet. Aus dem Berichte des ärztlichen Fachmannes der Gewerbeinspektion ergibt sich folgendes: Am 6. Mai wurden von 4 Arbeitern wie gewöhnlich zahlreiche große Stücke Jutestoff für Segeltuch, getränkt mit einer Aufschwemmung von Kreide in Wasser, in eine Trockenkammer von den Abmessungen $15 \times 7 \times 17,5$ m eingehängt. In der Nacht vom 6. auf den 7. Mai wurde die Trockenkammer wie gewöhnlich auf $75\,^{\circ}$ C erhitzt. Am 7. Mai gingen die 4 Arbeiter um $^1/_2 5$ Uhr morgens schon $^1/_2$ Stunde nach Abstellen der Heizung (sonst erst nach 2 Stunden) hinein in die nach übereinstimmender Erklärung noch sehr heiße Kammer und verrichteten ihre Arbeit in der Kammer in einem Gange nahe dem Dach der Trockenkammer, in der Nähe einer Dachluke von 1 qm Weite stehend, die die Kommunikation mit der Werkstatt vermittelte. Einer der Arbeiter war den ganzen Tag in der Trockenkammer tätig. Wegen der großen Hitze wurde am Morgen eine Tür der Kammer geöffnet. In der Werkstatt über der Trockenkammer wurde an diesem Tage der genannte Jutestoff mit einem Ölfarbeanstrich, bestehend aus Leinöl, ,Totenkopf' (Fe_2O_3) und amerikanischem Harz, versehen.

Schon wenige Stunden nach Beginn der Arbeit klagten die 4 Arbeiter über Harndrang und Schmerzen beim Harnlassen. Alle litten mehr oder minder an Mattigkeit, Schlafsucht, starkem Schwitzen und Augentränen. Der Harn war kaffeebraun und behielt diese Farbe durch mehrere Tage. Er enthielt am 8., 10. und 11. Mai nach ärztlicher Untersuchung Eiweiß und war blutfarbig. Die Höhe der Temperatur wurde einige Tage später an der Stelle, wo die Leute gearbeitet hatten, unter der Öffnung in der Trockenkammer $^1/_2$ Stunde nach Abstellen der Heizung bestimmt und betrug $43\,^{\circ}$ C, die Außentemperatur betrug $20\,^{\circ}$ C bei schwachem Südwestwind. Die große Wassermenge, die aus dem Segeltuch verdampfte, war Ursache für großen Feuchtigkeitsgehalt der Luft, dieser zusammen mit der hohen Temperatur erklärt die Beschwerden. Wahrscheinlich handelte es sich um ,Hitzschlag'. Die

Bestandteile der Ölfarbe kommen nach der chemischen Untersuchung als Ursache der Krankheit (Giftwirkung) nicht in Betracht.“

1916.

„In einer Glühlampenfabrik traten beim Lampenputzen 2 Erkrankungen der Handgelenke, 1 solcher Fall auf einer Schiffswerft auf.“

Es wurden 27 Fälle von Muskel- und Sehnenerkrankungen gemeldet; diese betrafen 6 Torfstecher (5 mal betreffend die Daumenmuskeln, 1 mal die Muskeln des Unterarms), 2 Ziegeleiarbeiter (Aufschichten auf den Schubkarren), 9 Schmiede, 6 Schiffswerftarbeiter, 1 Maschinenfabrikarbeiter (Nieten, Hämmern, Feilen; betroffen waren die Unterarm- und Daumenmuskeln), 3 Arbeiter einer Glasfabrik. Ferner kamen nicht anzeigepflichtige Fälle vor bei 7 Landarbeitern (Melken, Käserei), 6 Schiffswerftarbeitern, 1 Kiesarbeiter (Kies mit der Schaufel verteilen), 1 Flachsbrecher, 1 Maler, 1 Pflasterer, 1 Geflügelhändler (Gänserupfen). Verschiedene Muskeln waren betroffen. Ferner kam vor je 1 Erkrankung der Haut und des Unterhautzellgewebes bei einem Zimmermann und einem Schmied durch Schlag auf das Knie.

1917.

„In einer Schnürbandfabrik mußten die jugendlichen Arbeiterinnen im Alter von 13—18 Jahren täglich viele Kilometer Wegs mit Garnsträhnen zurücklegen, die zur Streckung mit 20 kg belastet waren. Ähnliche Verhältnisse zeigten noch einige andere Betriebe. Das Aussehen dieser Mädchen war infolge der Überanstrengung schlecht, die Haltung war eine gekrümmte, sie klagten zum Teil über Müdigkeit.“

Erkrankungen von Muskeln und Sehnen kamen vor bei 7 Torfgräbern, 7 Ziegeleiarbeitern, 6 Schmieden (meist Unterarmaffektionen), 3 Glasbläsern; nichtanzeigepflichtige kamen vor bei 5 Landarbeitern (Dreschen, Mähen, Erdäpfelgraben), 11 Schiffswerftarbeitern (Verladen, Bohren, Kabellegen, Takeln usw.), 2 Buchdruckern, 2 Gasfabrikarbeitern (Ofenfüllen, Karrenschieben), 2 Zigarrenarbeitern und einigen anderen. Erkrankungen des Unterhautzellgewebes zogen sich 2 Ziegelarbeiter, 1 Schmied, 1 Zigarrenmacher, 1 Straßenarbeiter, 1 Glasbläser, 1 Landmann, 1 Marinewerftarbeiter, 2 Zimmerleute, 1 Metzger, 4 Bergleute zu.

1918.

Die Erkrankungen betrafen 1 Bergmann und 5 Marinewerftarbeiter (Unterarm, letztere durch schweres Heben und Bohren usw.), 2 Landarbeiter, je 1 Stukkateur, Möbeltischler, Bäcker (Kneten), Zugschaffner (Türenöffnen und -schließen), Holzsäger, Wäscherin, Kalksandsteinfabrikarbeiter (Sandfahren), Zimmermann (Brunnenarbeit), alles Unterarmbeschädigungen, und 1 Kupferschmied (Achillessehne). Alle diese Erkrankungen sind nicht anzeigepflichtig. Ferner anzeigepflichtig: 1 Anstreicher (Klettern), 1 Bergmann, 1 Schiffswerftarbeiter (alle 3 Schleimbeutelentzündung am Knie).

Hautkrankheiten

(s. a. „Arsen" S. 81, „Andere Metalle" S. 76, „Allgemeines" f. Bayern S. 1, „Benzol" S. 149, „Benzolderivate in der Kriegsindustrie" S. 164, „Benzin" S. 129, „Augenkrankheiten" S. 248, „Milzbrand" S. 210).

Deutsches Reich.
Preußen.

„Eine Zementfabrik hatte ihren Betrieb für einige Zeit auf die Erzeugung von Bauxitsodaschmelze, einem Vorprodukt für die Aluminiumgewinnung, umgestellt, Hierbei traten nicht nur starke Belästigungen durch Staub auf, sondern die mit dem Transport beschäftigten Arbeiter erlitten auch durchweg infolge der basischen Wirkungen des Erzeugnisses Zerstörungen der Haut an Händen und Armen. Schutzhandschuhe, Handsäcke usw. waren wegen des bekannten Mangels an diesen Gegenständen nur in geringem Maße zu beschaffen. Auch die Nachbarschaft des Werkes führte lebhafte Klagen über Beeinträchtigung des Pflanzenwuchses ihrer Gärten durch die Wirkungen des vom Betriebe ausgehenden Rauches und Staubes. Die Firma gab, bevor ein behördliches Einschreiten nötig wurde, die Fabrikation infolge Ablaufs des Lieferungsvertrages auf. Jedenfalls verdienen derartige Anlagen die ernstliche Beachtung der Aufsichtsbehörden." (RB. Trier.)

„Es erkrankten die der Einwirkung des Kalkstickstoffstaubes ausgesetzten Arbeiter an Hautausschlägen, die erfreulicherweise aber bald nach Behandlung mit einer Salbe zu heilen waren. Mit der Schaffung besserer Entstaubungseinrichtungen, der Abgabe geeigneter Arbeiterkleidung und der fleißigen Benützung der neuen Badeeinrichtung wird diese Berufskrankheit hoffentlich zu beheben sein, sobald erst wieder reichlichere Mengen guter Waschmittel zur Verfügung stehen. Staubbelästigung machte sich in mehreren Betrieben fühlbar, weil aus Mangel an Filtertuch und an Arbeitskräften die Staubabsaugungsanlagen nicht in einwandfreiem Zustande erhalten werden konnten." (RB. Oppeln.)

„In der galvanischen Anstalt einer Metallwarenfabrik erkrankten Arbeiter an Hautausschlag, der sich zu Geschwüren ausbildete und tiefe, eitrige Wunden verursachte. Das Vernickeln geschah in Kobaltsalzbädern, während im Frieden reines Nickel verwendet wurde. In der Beizerei wurde an Stelle von Schwefelsäure Sulfitlauge gebraucht. Die Ursache der Erkrankungen konnte nicht festgestellt werden. Es muß bemerkt werden, daß in den Räumen in geringerem Umfange noch mit Cyannatrium vergoldet und versilbert wurde, und daß hiervon die Arbeiter auch im Frieden in der ersten Zeit ihrer Tätigkeit kleine Hautausschläge bekamen, die aber bald wieder verschwanden und die Arbeitsfähigkeit nicht beeinträchtigten." (RB. Düsseldorf.)

„Ekzemartige Fingerentzündungen wurden bei Arbeiterinnen beobachtet, die Strickgarn aus Altmaterial verarbeitet hatten." (RB. Erfurt.)

„Von ungünstigem Einfluß war der Mangel an Seife, wodurch die persönliche Sauberkeit leiden und damit die Anfälligkeit gegen Schmutzkrankheiten vergrößert werden mußte. Bedenkt man schließlich, daß durch neuartige unerprobte Arbeitsstoffe und minderwertige und oft unreine Ersatzstoffe die Zahl der früher vorhandenen Gefahren noch vermehrt worden ist, so ist es erklärlich, daß eine Steigerung der Krankheitsziffern gegenüber dem Frieden eintrat. Daß diese Steigerung sich trotzdem in verhältnismäßig niedrigen Grenzen hält, ist vielleicht überraschend, aber erfreulich.“ (RB. Berlin.)

„Ein in der Flugzeugindustrie verwandtes, gesundheitsschädliches Erzeugnis ist der Kaltleim, ein Gemisch von Kasein und Ätzkalk. Bei Leuten, die viel mit diesem Leim umzugehen hatten, traten an den Fingerspitzen Entzündungen und Geschwüre auf, die sich ziemlich tief einfraßen. Als Vorbeugungsmittel haben sich das Bestreichen der Finger mit einer Fettsalbe und häufiges Waschen der Hände gut bewährt.“ (RB. Berlin.)

„In den Ölmühlen sind die bereits in früheren Jahren beobachteten Hautpusteln in verstärktem Maße, insbesondere beim Schlagen unreiner Rapssaat, aufgetreten. Die Krankheitsfälle waren meist harmloser Natur und haben zu besonderen Maßnahmen keine Veranlassung gegeben. Nur in einer Ölfabrik wurden 3 schwere Fälle der Hautkrätze festgestellt. Die Erkrankten wurden dem Krankenhause überwiesen, in dem nach 2—3 Wochen Heilung erzielt wurde.“ RB. Stettin und Stralsund.)

„In Waschanstalten erlitten manche Arbeiterinnen, nachdem die früher verwendeten Kernseifen mehr und mehr durch andere Waschmittel ersetzt werden mußten, die nicht frei von ätzenden Wirkungen waren, Beschädigungen an den Händen. Es blieb nur übrig, die für diese ätzenden Wirkungen empfindlichen Arbeiterinnen anderweitig zu beschäftigen. — In einer Dachpappenfabrik zeigten sich einige Arbeiterinnen besonders empfindlich gegen die Einwirkung von Teer- und Pechstaub. Bei ihnen traten auf der Haut der Hände schmerzhafte Pusteln auf. Die erkrankten Arbeiterinnen mußten die Arbeit aufgeben.“ (RB. Marienwerder.)

Bayern.

„14 Anzeigen betrafen Hauterkrankungen, von denen 10 auf die Beschäftigung mit Schweinfurtergrün zurückzuführen waren, 2 durch Vernickelung und 2 durch Verwendung von schlechtem Maschinenöl verursacht wurden.“ (Unterfranken.)

„Einige mit dem Sieben von Sicherheitssprengstoff Perdit beschäftigte Arbeiter wiesen starke Ekzeme an den Händen und Unterarmen auf, die auf die ätzende Wirkung des einen wesentlichen Bestandteils des Perdits bildenden Ammonsalpeters zurückzuführen sein dürften.“ (Pfalz-Nord.)

Sachsen.

„Bei der Besichtigung einer Metallwarenfabrik wurde eine Arbeiterin angetroffen, die schwer an einer Nickelflechte litt. Die Arbeiterin wurde unter entsprechender Aufklärung bestimmt, sich in ärztliche Behandlung zu begeben und der Unternehmer veranlaßt, ihr eine andere Beschäftigung zu übertragen." (Leipzig.)

„In einer größeren Maschinenfabrik wurden umfängliche Erkrankungen an Nickelkrätze beobachtet. Als Heilmittel dafür hat sich eine Salbe von Dr. Langbein in Leipzig bewährt." (Dresden.)

„In den Appreturanstalten, in denen schwarze Steifgaze (sogenannte Rollbocks) hergestellt wird, waren Arbeiter und Arbeiterinnen mehrfach an Hautausschlägen (Ekzemen) an den Händen und Unterarmen erkrankt. Diese Personen waren entweder bei der Stärkezubereitung oder mit dem Auftragen der Stärke auf die Gewebe mittels Bürsten und Streichbrettern beschäftigt gewesen. Die Ursache der Erkrankung war nicht nur, daß dem Farbstoff Salze zugesetzt wurden, die seine Vertiefung und Haltbarkeit bezweckten und ihrer Natur nach eine schädliche Hautwirkung erklärlich machten, sondern lag auch hier mit in einer besonderen Empfindlichkeit der Personen, die noch durch die Unsitte gesteigert wurde, die geschwärzten Hände mit Chlor zu reinigen, ohne darauf gehörig, möglichst mit leicht angesäuertem Wasser, nachzuwaschen. Ähnliche Ekzemerkrankungen waren in einer Lohgerberei bei 4 Arbeitern vorgekommen, die ein Appreturmittel, das außer Ton desinfizierende Bestandteile enthielt, mit Bürsten auf die fertigen Felle auftrugen." (Zwickau.)

Hessen.

„Über nachteilige Wirkungen der Seifenersatzstoffe wurde oft geklagt. Sie erzeugten teilweise Schrammen und wunde Hände. In vielen Betrieben gab man daher der gewöhnlichen Tonseife den Vorzug." (Bez. Gießen.)

„In einem Großbetriebe der Lederindustrie ist es durch die Verwendung von Kriegsersatzmitteln, insbesondere bei der Herstellung von Fahlleder, im Sommer des Jahres 1918 bei 50 Arbeitern und 41 Arbeiterinnen zu überaus hartnäckigen Hauterkrankungen gekommen, die teilweise bedenklichen Charakter angenommen und die Arbeiter zu längerem Aufgeben der Arbeit gezwungen haben." (Bez. Worms.)

Kleinere Staaten.

„Beim Geschoßkorbflechten kamen infolge Einwirkung der Weidengerbsäure Hautreizungen und Hautausschläge vor, die dadurch herabgemindert wurden, daß das zum Einweichen der Weiden benützte Wasser häufiger gewechselt wurde, wenn nicht fließendes Wasser Verwendung finden konnte. Wo letzteres der Fall war, wurden derartige Hautausschläge nicht beobachtet."

„Wie früher, wurden bei den Polierern der Stockfabrik in Bürgel Hautausschläge beobachtet. Mit Zunahme der Ersatzmittel zum Polieren wurden die Ausschläge häufiger. Vorübergehende Aufgabe der Tätigkeit und Wechsel des Arbeitsplatzes führten eine baldige Heilung herbei. Einige Poliererinnen trugen bei der Arbeit leichte Handschuhe und verhüteten hierdurch die Einwirkung der schädlichen Stoffe." (Sachsen-Weimar.)

„In den Konservenfabriken ist bereits früher beobachtet worden, daß bei der Verarbeitung von Rohgemüse beschäftigte Arbeiterinnen, deren unbedeckte Arme mit den Säften der Rohgemüse in der Spargel- und in der Bohnenkampagne in ständige Berührung kommen, an einer Hautentzündung mit Ausschlag, einem artifiziellen Ekzem, wie es in der Medizin genannt wird, erkranken. Derartige Erkrankungen, welche von den Konservenarbeiterinnen mit Spargel- oder Bohnenkrätze bezeichnet werden, finden sich auch bei verschiedenen anderen Berufen, z. B. infolge von thermischen Reizen bei Bäckern, Schmieden und ähnlichen Berufsarten, infolge von mechanischen Reizen u. a. bei Schuhmachern und Schneidern, namentlich aber infolge von chemischen Einwirkungen. Die nachteilige Wirkung des Terpentins, des Terpentinersatzes, des Schmieröls, des Karbols usw. dürfte in weiteren Kreisen bereits bekannt sein. In gleicher Weise wirken auch verschiedene Pflanzensäuren und darunter vor allem auch die Asparaginsäure beim Spargelschälen. Die Konservenarbeiterinnen suchen sich gegen die dauernde Berührung der Haut mit den ätzenden Säften durch Umwickeln der Unterarme mit Leinenbinden, durch Überziehen von Wachstuchmanschetten u. dgl. zu schützen. Ein sicherer Schutz wird jedoch auch durch diese Maßnahme nicht erreicht. Da bei Personen, welche erst einmal an der Spargel- oder Bohnenkrätze gelitten haben, die Krankheit sich in der Regel zu wiederholen pflegt, sobald derselbe Reiz wieder auf die Haut ausgeübt wird, ja die Empfindlichkeit allmählich immer stärker zu werden pflegt, bleibt nichts weiter übrig, als die einmal von ihr betroffenen Arbeiterinnen von der Verarbeitung des Rohgemüses, insbesondere von dem Spargelschälen oder dem Bohnenabziehen, ganz auszuschließen. Der auf dem Bilde des Originalberichtes ersichtliche Fall einer besonders heftigen Erkrankung an Spargelkrätze, welcher durch die hiesige Verwaltungsstelle des Fabrikarbeiterverbandes zur Kenntnis des Gewerbeaufsichtsamtes gelangte, hat den Anlaß gegeben, die Konservenfabrikanten anzuweisen, solche Arbeiterinnen, von denen ihnen infolge ihrer früheren Beschäftigung bekannt ist, daß sie bereits an der Spargelkrätze gelitten haben, nicht zur Verarbeitung des Rohgemüses zu verwenden. Ebenso sollen auch neu eingestellte Arbeiterinnen, welche erstmalig daran erkranken, sofort von dieser Beschäftigung ausgeschlossen werden." (Braunschweig.)

Österreich.

„In einer Stockfabrik erkrankten in der ersten Hälfte des Berichtsjahres 1 Polierer und 10 Poliererinnen an Ekzem der Hände. 1 Arbeiterin, welche zu dieser Hauterkrankung besonders inklinierte, wurde entlassen, 1 ist ausgetreten und die anderen standen 4 bis 30 Tage in ärztlicher Behandlung. Diese Hauterkrankungen wurden höchstwahrscheinlich durch die den Arbeitern zum Reinigen der Hände beigestellte unreine Soda verursacht, da nach der über hierortige Aufforderung erfolgten Beistellung von reiner Soda in 2%iger Lösung aus dem Betriebe keine neuen Erkrankungen an Ekzem dem Amte zur Kenntnis gekommen sind." (Brünn.)

„Der Besitzer einer Bügeleisenfabrik, in dessen Vernickelungsanstalt bei den Arbeiterinnen Ekzeme an den Händen bemerkt wurden, ist neuerdings aufgefordert worden, den dabei Beschäftigten genügend lange Handschuhe beizustellen oder das Entfetten der zu vernickelnden Gegenstände auf mechanischem Wege vorzunehmen. Unter einem wurde die Firma auch auf das sogenannte Zirkulationsentfettungsbad aufmerksam gemacht, in dem das Fett durch galvanischen Strom entfernt wird. Kurz nach der Inspektion ist jedoch der Betrieb infolge des Krieges eingestellt worden." (Leoben.)

„In einer Glasschleiferei und in einer Spiegelfabrik wurde beobachtet, daß die beim Mattieren beschäftigten Arbeiter Verätzungen an den Händen aufwiesen, die sie sich infolge der unvorsichtigen Manipulation mit der Flußsäure zugezogen hatten. Die betreffenden Unternehmungen wurden angewiesen, Vorkehrungen für eine ungefährliche Vornahme dieser Arbeiten zu treffen." (Triest.)

„Zufolge weiteren Auftretens von Ekzemen an den Händen der Poliererinnen einer auch im Berichte des Vorjahres an der gleichen Stelle erwähnten Stockfabrik wurde gemeinschaftlich mit dem Amtsarzte eine neuerliche Revision des Betriebes vorgenommen und hierbei die Wahrnehmung gemacht, daß den Arbeiterinnen in jedem Lokale nur ein primitives Waschbecken beigestellt wurde. Ferner wurde sichergestellt, daß Ekzeme nicht nur bei neu aufgenommenen, sondern auch bei jenen Arbeiterinnen aufgetreten sind, welche mehrere Jahre in dem Betriebe tätig waren. Zur möglichsten Vermeidung weiterer Erkrankungen wurde vorgeschrieben: 1. Die zum Waschen der Hände verwendete 2%ige Sodalösung muß durch präzises Abwiegen der notwendigen Menge von Soda bereitet werden; 2. die Herstellung und Benützung einer stärkeren Sodalösung ist verboten; 3. die Sodalösung ist vor jedem Waschen mittags und abends frisch zu bereiten; 4. die Arbeiterinnen müssen sich die Hände nach dem Abwaschen mit Vaselin einreiben, welches ihnen von der Firma umsonst beizustellen ist, und 5. in jedem Arbeitsraum müssen mindestens drei entsprechende Waschvorrichtungen mit der notwendigen Sodalösung vorhanden sein. Gegen die Beistellung des Vaselins hat der Gewerbeinhaber mit der Begründung Rekurs ergriffen, daß ihm dadurch große Kosten verursacht würden, das Aufspringen der Hände nur bei einem Bruchteil von Arbeiterinnen vorkomme, die krankhafte Erscheinung sowieso nach 10—14 Tagen verschwände und in etwas stärkerem Umfange nur zu einer Zeit aufgetreten sei, wo die Aufnahme von neuen Arbeits-

kräften forciert wurde. Der Einspruch war am Schlusse des Berichtsjahres noch nicht erledigt." (Pardubitz.)

„In einer Stockfabrik, in welcher bereits im Vorjahre häufig Ekzemerkrankungen vorgekommen sind, erkrankten auch in den ersten Monaten des Berichtsjahres wieder 5 Poliererinnen und 4 Polierer an
Ekzemen der Hände. Dem Besitzer der Fabrik wurde daraufhin in
Ergänzung der im vorjährigen Berichte auf S. 510 erwähnten Maßnahmen noch aufgetragen, daß zur Bereitung der Politur nur reiner,
einwandfreier Spiritus verwendet werden dürfe." (Brünn.)

„In einer Metallwarenfabrik wurde an den Händen eines Arbeiters,
der mit dem Eintauchen der zu verzinnenden Gegenstände in eine als
Quickwasser benützte Chlorzinklösung beschäftigt war, eine auffallend
starke Ekzembildung beobachtet. Aus diesem Anlasse wurde der Gewerbeinhaber von seiten des Amtes bewogen, den bei dieser Manipulation beschäftigten Personen Gummihandschuhe beizustellen." (Graz.)

„Seit Einführung der unter „Neue Betriebsverfahren und sonstige
technische Neuerungen" erwähnten neuen Arbeitsmethode in einer
Mineralölraffinerie haben die früher daselbst ziemlich häufig beobachteten Erkrankungen der Arbeiter an Paraffinkrätze vollständig aufgehört." (Prag III.)

„Um die bei der üblichen primitiven Entnahme von festem Ätz-
natron aus den Eisenfässern von Hand aus unter Zuhilfenahme eines
Meißels vorkommenden Verletzungen der Arbeiter an Händen, im
Gesicht und speziell an den Augen zu verhüten, wurde in einer Bleicherei
eine eigene Auflösungskammer errichtet, woselbst die Eisenfässer mit
Flaschenzug gehoben und an eine Dampfleitung angeschlossen werden
und das durch den Dampf allmählich aufgelöste Ätznatron in einem
Zementbassin gesammelt wird." (Königgrätz.)

In einer Lederfabrik wurde folgendes die Hände schonendes Verfahren eingerichtet: „Die rohen Häute werden auf Stangen in die Geschirre derart eingehängt, daß die Haut auf der Stange reitet. Die
Geschirre werden vorerst mit Wasser beschickt, um die Häute zu weichen,
welcher Prozeß nach wiederholtem, durch das früher erwähnte Pumpwerk besorgtem Wasserwechsel nach 1—2 Tagen beendet ist. Nach
Ablassen des Weichwassers in den Kanal werden die einzelnen Geschirre mit Äscherbrühe angefüllt, welche, getrieben durch die Brühe-
pumpe, von rückwärts nach vorn fließend die eingehängten Häute
gleichmäßig umspült. Durch das Pumpwerk wird die Brühe periodisch
in Bewegung erhalten und fließt gleichmäßig dem Geschirr zu, von da
durch das Verbindungsrohr in den Kanal und von diesem wieder in
die Rührzisterne zurück, woselbst die Kalkmilch durchgerührt und die
Verluste durch frische Brühe ersetzt werden. Ist die so immer wieder
zirkulierende Äscherbrühe erschöpft, so wird sie durch den Ablaßkanal
abgeleitet und so endgültig aus dem Zirkulationsprozesse ausgeschieden.
Die Vorteile dieses außerordentlich sinnreichen Verfahrens gegenüber
dem früheren Äscherprozeß lassen sich in folgenden Punkten zusammen-
fassen:

1. Die bei dem früher geübten Äschern notwendigen manuellen Verrichtungen, wie das außerordentlich kraftverzehrende und wiederholt vorzunehmende Ziehen der bis zu 100 kg schweren Häute, kommt bis auf das Einhängen und Abnehmen der Häute nach dem Pollakschen Verfahren in Wegfall. Die schweren Verätzungen der Hände der beim Äschern beschäftigten Arbeiter, ebenso wie die wiederholt beobachteten Augenverätzungen durch Verspritzen der Kalkmilch verursacht, sind nach dieser Anordnung so gut wie vollständig zu vermeiden.

2. Das Einsteigen in die manchmal mit giftigen Gasen angefüllten Weichgeschirre ist nicht mehr notwendig.

3. Eine Satzbildung am Boden des Äschergeschirres ist ausgeschlossen, und die Weichung und Äscherung sämtlicher Hautpartien ist eine gleichmäßigere und vollkommenere.

4. Der Weich- und Äscherprozeß wird bei sonst gleichen Voraussetzungen gegenüber dem alten Verfahren auf halbe Zeit reduziert." (Wien V.)

Schweiz.

„Die in Tab. I aufgezählten Stoffe haben in 14 Fällen an Händen und Armen Entzündung, Blasen, Ausschlag, aufgerissene Haut, Ekzeme erzeugt, Erscheinungen, die man unter dem Namen gewerbliche Dermatosen zusammenfaßt. Viele sind Ätzwirkungen von Säuren, Laugen, festen Alkalien, Salzen, die nicht selten Ähnlichkeit mit Verbrennungen haben, so daß man oft nicht weiß, ob man sie als Unfall oder Krankheit taxieren soll. Wenn man von Krankheit redet, denkt man gewöhnlich nicht an die Wirkung von Stoffen auf die Körperoberfläche, sondern an die innerliche Wirkung nach Aufnahme in den Körper. Solche Erscheinungen bringen aber auch andere Stoffe hervor, als die in der Giftliste aufgezählten. So sind bei Malern 6 durch ‚Ätzlauge‘ verursachte Fälle mit 237 Tagen angezeigt, aber als Unfälle behandelt worden.

Die Frage, ob Unfall oder Krankheit vorliege, entstand wegen der Wirkung einer Sauerkleesalzlösung, die zum Ablaugen von Möbeln benützt wurde. Der Arzt schrieb darüber: ‚Der Grund zur Behandlung waren heftige Schmerzen, die L. namentlich an der rechten Hand verspürte und die ihre Entstehung dem Arbeiten in heißer Sauerkleesalzlösung unmittelbar nach Arbeiten mit Spiritus verdankten. Ich konstatiere als objektiven Befund: starke, braune, mehr rotbraune Verfärbung beider Hände, mehr der rechten, als der linken, eine abnorme Trockenheit der Haut der Hände und eine mühsame, behinderte, schmerzhafte Bewegung in sämtlichen Fingergelenken als Folge der abnormen Trockenheit. Unter Ruhigstellung und Salbenverbänden schwanden die Erscheinungen.‘

Dieselbe Frage tauchte in einer Fabrik auf, wo eine Eisenchloridlösung von 8° Bé als Beize benutzt wurde. Sie soll unverletzte Haut gar nicht angreifen, aber die Arbeiter ziehen sich an scharfen Kanten und Ecken der Arbeitsstücke leicht Verletzungen zu, die fast unvermeidlich sind, und diese verwundeten Stellen greift die Beize heftig an. Die Arbeiter haben in kurzer Zeit an Händen und Armen viele solche entzündete, mit Schorf bedeckte Stellen.

Ein Arbeiter derselben Fabrik mußte den Arzt in Anspruch nehmen wegen einer anderen, mit starkem Jucken verbundenen Hautveränderung an Armen, Brust und Beinen. Der Arzt äußerte sich folgendermaßen: ‚Es handelt sich um eine Dermatose mit stellenweisen Aknepusteln, und da Patient schon seit mehreren Jahren mit Ölen von Blech beschäftigt war, erschien es naheliegend, daß die Beschmutzung der erkrankten Körperteile mit den gebrauchten Ölen in Zusammenhang stehe und diese sogenannte professionelle Dermatose hervorgerufen habe.‘ Die Fabrik ließ das Öl untersuchen, der Chemiker fand ‚keine ätzenden, die Haut angreifenden Substanzen‘ darin, und so blieb die Frage unentschieden.

Ein Maler glaubte, durch das Arbeiten mit ‚Kronengrundfüller‘ krank geworden zu sein. Nachforschungen ergaben, daß der sonderbare Name einer Mischung aus festen neutralen Naturprodukten, Farberden und Lithopon mit Ölen, spirituösen Produkten, und für gewisse Zwecke mit einer stark verdünnten Säure, gegeben wird. Die wahre Ursache der Krankheit blieb unerkannt." (1914—15, I. Kreis.)

„Die durch Chlorkalk verursachten Ekzeme an Händen und Armen haben in der Tabelle ebenfalls nicht Platz gefunden. Die gemeldeten Fälle betrafen ausnahmslos Farbenreiber, die zur Reinigung ihrer Hände unvernünftig viel von diesem Material zu gebrauchen pflegen. In den chemischen Fabriken werden diese Vorkommnisse durchaus wie Gewerbekrankheiten behandelt. Als seltene Ausnahme und nicht unbestritten kommen die Chlorkalkschädigungen auch in Bleichereien vor." (1914—15, III. Kreis.)

„Auf eine besondere Kategorie von Erkrankungen, die in der Regel im Anschluß an Unfälle auftreten, mag kurz hingewiesen werden, da ihre Geltendmachung auf einer weit verbreiteten falschen Auffassung über die Wirkungsweise und den Charakter chemischer Stoffe beruht. Es sind die sogenannten ‚Blutvergiftungen‘, die durch Eindringen von Säuren, Salzen, Farbstoffen u. dgl. in Wunden entstanden sein wollen. Es ist selbstverständlich, daß gewerbliche Erkrankungen nicht in Frage kommen, weil die Infektion eine ganz andere Ursache hat. (Irrtümliche Auffassung bzw. Auslegung des Begriffes ‚Gewerbliche Erkrankung‘; eine solche liegt nicht nur vor, wenn ein gewerbliches Gift im engeren Sinne in den Körper eindringt, sondern auch dann, wenn bei einer im Berufe erworbenen Verletzung eine Infektion mit Eitererregern eintritt. — Ref.)

Auf die in der Zuckerfabrik des Kreises mit auffallender Häufigkeit vorkommenden Infektionen nach Verletzungen und Furunkelbildungen mag wenigstens im Vorbeigehen hingewiesen werden. Diese Erkrankungen werden stets wie Unfälle behandelt und entschädigt." (1914—15, III. Kreis.)

„In einer Fabrik bekamen die Arbeiter auffallend wunde Hände von dem Bohröl. Die Untersuchung durch den Kantonchemiker ergab, daß man ihm kaustische Soda zugesetzt hatte, um das Rosten der Arbeitsstücke zu verhindern." (1916—17, IV. Kreis.)

„Bemerkenswert sind die Fälle von Ekzem der Hände und Unterarme, die sich bei den Arbeitern in Cyanamid fanden. Auch toxische Bronchitiden wurden durch den Staub daselbst verursacht. Viele Ekzemfälle ereigneten sich auch durch Verwendung schlechten Öls, namentlich Frauen, die mit nackten Armen arbeiteten, wurden in großer Zahl davon befallen, doch dauerte die Arbeitsunfähigkeit nur kurze Zeit. Alle diese Fälle wurden als Unfälle betrachtet." (1916—17, I. Kreis.)

England
(s. a. „Anhang" S. 262).
1914.

Gewerbliches Ekzem. „Fälle von gewerblichem Ekzem werden mir oft berichtet; meist betreffen sie nur Hände und Arme, mitunter aber die ganze Haut. Als Folge einer Infektion mit pathogenen Mikroorganismen — Staphylokokken und Streptokokken — entwickelt sich gelegentlich ein pustulöses Ekzem. Immerwährendes Einweichen der Hand in Wasser oder alkalischen Flüssigkeiten allein genügt, um die Bedingungen für Ekzementwicklung zu schaffen, so z. B. das Ekzem der Wäscherinnen. Manche Fälle sind durch reizenden Staub mit spezifischer Wirkung auf die Haut hervorgerufen, andere durch ätzende Flüssigkeiten, wieder andere durch Stoffe, die die Haut ihres natürlichen Fettgehaltes berauben, der von den Talgdrüsen produziert wird. Die Krankheitsbilder schwanken zwischen bloßem Erythem und vesikulär-bullösen Erscheinungen. Wo die Haut lange reizenden Wirkungen ausgesetzt ist, dort wird sie infiltriert, verdickt und hart mit der Tendenz zur Bildung schmerzhafter Risse und Jucken. Die akute Erkrankung fordert Behandlung in Form von Aussetzen der Arbeit, beim Wiederbeginn aber pflegen die Erscheinungen zurückzukehren und bei jedem Anfall wird der Erfolg der Behandlung geringer, das Leiden immer mehr chronisch. Viele Patienten, die an chronischem traumatischem Ekzem leiden, sind genötigt, durch Monate, ja durch Jahre ambulatorische Patienten der Hautabteilungen der Krankenhäuser zu bleiben.

Zwei solche Hautaffektionen waren Gegenstand genauerer Studien in diesem Jahre, zum Zwecke, die Wirkung der die Erkrankung verursachenden Substanzen zu mildern, nämlich Chromverbindungen und Terpentin. Die dagegen vorgeschlagenen Heilmittel werden natürlich auch in vielen anderen Fällen verwendet."

1918.

„Dr. Bridge hat die Hauterkrankung untersucht, die im Kriege infolge der reizenden Öle, die beim Schleifen in Maschinenfabriken, bei automatischen Drehbänken und ähnlichen Maschinen sehr unangenehm wurde. Diese Öle entstammen meist den nach der Petroleumdestillation verbleibenden Rückständen mit dem Siedepunkt über 300° C, nachdem die anderen Öle überdestilliert sind.

Die Krankheit ist seit langem bekannt und wurde mit typischen Illustrationen von Dr. H. S. Purdon im Jahre 1902 in einem Bericht beschrieben als: ‚Akneiforme Eruptionen der Flachsarbeiter zu Belfast‘. Wie Dr. Bridge sagt, erinnert die Erkrankung an die der Paraffinarbeiter in den Erdölraffinerien, aber in milderer Form. Er beschreibt die Hauterkrankung in den Maschinenfabriken zunächst als Entzündung der Haarbälge (Follikulitis, Perifollikulitis), dann Eiterinfektion, endlich Ekzem. Die Follikel erscheinen als dunkle Papeln auf der Haut der Hände und Unterarme, gelegentlich der Schenkel. Im Zentrum jeder Papel ist ein dunkler, etwas eingesenkter schwarzer Punkt. Diese Follikelentzündungen, verursacht durch Verstopfung der Ausführungsgänge der Talg- und Schweißdrüsen durch das Öl und den Schmutz, dauert recht lange an.

Kleine Hautverletzungen sind der Anlaß für septische Infektionen, und da die Schmieröle feine scharfe Partikel suspendiert enthalten, können Scheuerbewegungen der Finger oder bloßes Anlehnen der Arme an das Arbeitsstück genügende Verletzungen verursachen, um den Keimen den Eintritt zu ermöglichen. Zum Schutze sind Reinlichkeit und Entfernung des Öls von der Haut unerläßlich. Dr. Bridge beschreibt gute Erfolge durch Waschungen mit Ätherseife und Einpudern der Haut vor und nach der Arbeit mit gleichen Teilen Zink und Stärkemehl als Schutz- und Heilmittel.

Erkrankungen, — es handelte sich um Austrocknen und Aufspringen der Haut und Blasenbildung, während der Phenoldampf akutes Erythem und Gesichtsschwellungen machte, die binnen einer Stunde das ganze Gesicht bedeckten.

In einem Betriebe diente ein starkes Alkali, genannt ‚Lyco‘ zum Reinigen von Zünderhülsen. In Unkenntnis der Wirkung wurde das Mittel zunächst zu konzentriert verwendet und verursachte Fingerverletzungen, sie verschwanden bei Gebrauch schwächerer Lösungen, doch das Bürsten der Hülsen war noch weiter schädlich. Es wurde tägliche Visitierung der Finger, Gebrauch undurchlässiger Pflaster nach dem Waschen angeordnet.

In einem anderen Betriebe, wo nicht gebürstet wurde, war die Wirkung der Lösung doch sehr bemerkenswert, da die Haut feucht gehalten wurde wie unter einem Ring.

In einer Weberei trat eine Hauterkrankung bei 30 Personen auf, die mit dem Blaufärben von Garn beschäftigt waren. Nach Dr. Prosser White (Wigan) war die Krankheit durch starkes Alkali und Ätzwirkung bedingt, das der Faden erst passieren muß, um dann durch schwache Säure gezogen zu werden. Letzterer Prozeß war nicht sauber ausgeführt worden, so daß Zink und Kalk an dem Faden hafteten.‘‘

Niederlande.

1914.

„In einer Fabrik zur Limonadeerzeugung werden Zitronen mit der Hand ausgepreßt, dabei kamen die Hände der Arbeiter mit dem Saft dermaßen in Berührung, daß auf der rechten Hand und dem rechten Unterarm Blasen auftraten, aus denen sich allmählich Geschwüre entwickelten. Die rechte Hand hatte stets eine halbe Zitrone gegen eine spiralig gedrehte Halbkugel zu drücken, so daß Handschuhe, die etwa zum Schutze gegen den Saft verwendet worden wären, wegen des Glattwerdens nicht brauchbar gewesen wären, das Halten der Zitronen wäre unmöglich geworden. Es wurde der Rat erteilt, den rechten Unterarm mit einem Kautschukmuff zu bedecken und die Arbeiter nicht länger als 8 Tage hintereinander bei dieser Beschäftigung zu lassen.“

„1 Arbeiter, der durch 3 Monate mit einem Stein und mit Terpentin Maschinenteile zu scheuern hatte, erkrankte an Hautgeschwüren an der Handfläche. Als Ursache kommt die mechanische Reizung und die chemische in Betracht. In einer Textilfabrik zog sich 1 Mann beim Mengen und Schütteln von Stärke mit Salzsäure eine Hauterkrankung zu. 2 Frauen in einer Glühlampenfabrik erkrankten durch Waschen von Lampen in Fluorwasserstoffsäure, dann 1 Arbeiter einer Ölmühle durch Beschäftigung mit südamerikanischem Leinsamen. 1 Tabakfabrikarbeiter war einige Tage mit Umrühren gebeizten Tabaks beschäftigt und bekam eine Hauterkrankung an den entblößt gewesenen Unterarmen.“

„Ein Fall von angeblicher Benzolvergiftung bei einem Arbeiter, der durch 6 Wochen in einer Kokainfabrik tätig war, gab Anlaß zu einer Untersuchung. Seit seiner Einstellung in die Fabrik litt der Befallene an einer Erkrankung der Haut des Gesichtes und der Hände, was damit in Zusammenhang gebracht wurde, daß er in einem Lokal arbeitete, in dem Extraktionskessel standen, in denen die Kokablätter durch Benzol ausgezogen werden. Die Erhebungen an Ort und Stelle ergaben, daß von direktem Kontakt mit Benzol keine Rede war, daß der Patient hingegen in vielfache Berührung mit reizender Pottasche in einer Kanne kam, wodurch die Hauterkrankung restlos sich erklärte.“

1915.

Erkrankungen der Haut an den Fingerspitzen wurden bei 9 Mädchen in einer Metallwarenfabrik beim Anlöten von Ösen an Kupferknöpfe gemeldet. In einer Vernickelei erkrankte ein 18jähriger Arbeiter an blasigem Ekzem beider Hände durch Berührung mit Schmirgel, Maschinenöl und Petroleum.

„In einem Textilbetriebe erkrankten 3 Arbeiter durch Salzsäureeinwirkung an Ekzem. Die Salzsäure zur Herstellung von Dextrin wird mit Wasser in einem Glasgefäß gemischt, wobei die Hände naß werden. Gummihandschuhe waren zwar vorhanden, doch defekt.“

„In einer Holzsäge war ein 14jähriger Bursche seit 1 Jahr mit
Aufstapeln und Sortieren von Buchenholzbrettern zum Trocknen in
einer Trockenkammer bei 120° F beschäftigt. Das Holz stammte
von Rotbuchen aus Deutschland und war geruchlos. Der Junge bekam
Blasen an 4 Fingerkuppen, sein Bruder war ähnlich erkrankt gewesen.
Es wurde der Gebrauch von Handschuhen vorgeschrieben. Von reizenden Stoffen in diesem Holz ist nichts bekannt."

„2 Fälle von Ekzem der Fingerkuppen bei Jugendlichen in einer
Metallknopffabrik wurden gemeldet. In den hohlen Knopf wird Lötwasser gegossen, welches Zinkchlorid enthält, bei einiger Unvorsichtigkeit ergießt sich die Flüssigkeit auf die Finger. Dann wird eine Öse
angelötet, wobei Brandwunden und dann Geschwüre entstehen können.
Mit dem Werkführer wurde besprochen, daß das Lötwasser mit dem
Pinsel aufzubringen und die Knöpfe erst nach Auskühlung in die Hand
zu nehmen seien."

„In einer Leinkuchenfabrik wurden 1 Mann und 1 Junge mit bla-
sigem Ekzem am Unterarm, Schwellung in der Axillar- und Kubital-
gegend gefunden, dort bestand Druckschmerzhaftigkeit. 1 anderer
Arbeiter meldete selbst, daß er beim Vorarbeiten argentinischen Lein-
kuchens allgemeine Schwellung beider Unterarme bekommen habe.
Das starke Schwitzen bei der Arbeit, mechanische Reizung durch die
Schuppen des Samens, Bakterien und vielleicht reizende chemische
Substanzen im Samen verursachen die Erkrankung. Das Tragen von
Schutzärmeln, Kurzschneiden der Nägel wegen des Kratzens auf den
Juckreiz hin wurde empfohlen."

„In einer Kakaofabrik kamen bei den Mädchen Hautgeschwüre
durch den Kontakt mit flüssigem Kakaozucker an den Unterarmen vor.
Der Kakao wird warm in flüssigem Zustande von den Mädchen aus
einem Kautschuksack in Formen ausgegossen, bis der Sack leer ist,
dann wird die Innenseite nach außen gekehrt und der äußere Rand
des Sackes kommt auf den Unterarm zu liegen; die Sackwand wird
nunmehr abgeschabt. Der Rest des Sackinhaltes beschmutzt dann
am Rande des Sackes den Unterarm. Es wurde empfohlen, das Abkratzen der Säcke auf einem Tische vorzunehmen."

„In einer Kattunabfallspinnerei bekamen 2 Arbeiter eitrige Geschwüre, wahrscheinlich durch Berührung mit schmutzigem Kattun.
In einer Maschine werden die Kattunlappen aneinander gescheuert,
wobei viel Staub in die Luft gelangt. 1 Arbeiter trug einen Respirator, 2 andere Tücher vor den Mund gebunden. Es wurde Einrichtung von Duschen für die Arbeiter vorgeschrieben."

1916.

Haut- und Schleimhauterkrankungen durch Chrom: 1 Fall in
einer Garnweberei; 18 Fälle von Erkrankung der Gesichtshaut (13mal
auch Konjunktivitis durch Verladen von Briketts auf einer Schiffswerft),
1 Fall in einer Vernickelei, an den Fingern, 1 Fall in einer Metallwaren-

fabrik, Ekzem durch Petroleum, 1 Fall „Fettkrätze" in einer Waffenfabrik beim Ausbohren von Gewehrläufen, wobei Öl für den Bohrer verwendet wurde, 1 Fall von Fingerekzem durch Benzin in einer Lackfabrik, 1 Fall von Geschwüren der Hände in einer Selcherei durch Salpetergebrauch, 1 Fall in einer Bäckerei, und zwar Ekzem der Fingerspitzen, 1 Schwellung des Handrückens auf einer Schiffswerft durch Reinigungsarbeiten mit Soda. Durch Kontakt mit naß gewordenem Ätznatron bekamen einige Arbeiter einer Schiffswerft Geschwüre an den Händen, ähnliches ereignete sich beim Verladen von Fässern mit Ätznatron. Es wurde der Gebrauch von Handschuhen angeordnet. In einer Jutesackfabrik wurden bei den Arbeiterinnen Hauterkrankungen durch angeordnetes Tragen langer Ärmel zum Schutze der Unterarme zum Verschwinden gebracht.

„Beim Auflösen von Ätznatron bekamen mehrere Arbeiter einer Schiffahrtsgesellschaft zu Rotterdam durch Kontakt mit naß gewordener Soda Geschwüre an den Händen. Angeraten wurde das Tragen von Handschuhen aus Segeltuch über wollenen Unterhandschuhen. In Rotterdam beobachtete der medizinische Gewerbinspektor, daß beim Verladen roher Soda in mangelhaft verschlossenen eisernen Fässern während des Rollens der Fässer die Hände der Arbeiter mit dem Material in Berührung kamen und nasse Soda ihnen auf die Schuhe tropfte. Infolgedessen traten an Händen und Füßen Hautödeme, Geschwüre und Nagelablösung auf. Mit Erfolg wurden passende Handschuhe, die alle 4 Tage gewechselt werden, anempfohlen."

Hauterkrankungen in einer Jutesackfabrik. „Bei einem Besuch des ärztlichen Gewerbeinspektors in dieser Fabrik wurden mehr oder minder ausgebreitete Hauterkrankungen an bestimmten Stellen der unbedeckten Haut beobachtet, die mit der Arbeit in typischer Weise zusammenhingen.

In der Spinnerei fanden sie sich bei mehr als der Hälfte von 87 jugendlichen Arbeiterinnen — Spulenabnehmerinnen — an der Streckseite besonders des Unterarms, in geringerem Grade auch des Oberarmes, ungefähr in der Mitte, wo der Ärmel anfing. Das Leiden zeigte verschiedene Formen, auch nebeneinander: Röte, Schwellung, nässendes und trockenes Ekzem, Wucherung der Hautpapillen, Erkrankung der Schweiß- und Talgdrüsen, in 6 Fällen auch Furunkel, alles dies in verschiedener Ausbreitung bei den einzelnen Personen. Das Bestehen dieser Erkrankung gerade an der Streckseite der Unterarme sprach für eine bestimmte Schädlichkeit infolge der Arbeit. Instruktive Abbildungen auf S. 352 des Originalberichtes.

Die Spulenabnehmerinnen trugen Schürzen aus Jute, diese waren getränkt mit einem Gemenge aus gelblicher Seife, ungereinigtem Tran und Mineralöl. Ein Teil ihrer Arbeit bestand im Holen leerer Spulen aus einem Korbe und Hineingeben derselben in die geräumige Schürzentasche. Bei dieser Arbeit scheuerten sie jedesmal die Schürze mit der Streckseite des Unterarms. Begünstigend wirkte dabei noch die Unreinlichkeit der Haut bei verschiedenen Arbeiterinnen.

Überdies wurde bei 8 von den Mädchen in der Ellbeuge und beiderseits davon, über Unter- und Oberarm sich ausdehnend, eine chronische Hauterkrankung (Rötung und Abschuppung) gefunden (Abbildung im Originalbericht), die gleichfalls durch die Arbeit hervorgerufen war. Immer und immer wieder wurden beim Hineinwerfen der Spulen in den Schürzensack die Ellbogengelenke so stark gebeugt, daß die verunreinigten Hautpartien des Ober- und Unterarms aneinander scheuerten.

Hingegen waren bei den Knaben, die als Spulenabnehmer tätig waren, keine Hauterkrankungen an den Armen zu sehen, da die langen, bis an das Handgelenk reichenden Ärmel die Arme schützten. Darüber hinaus, gerade am Gelenk, kam bei 2 Jungen diese Erkrankung in leichterem Grade zur Beobachtung.

Unter den 17 Sackmachern waren 7, bei denen längs der Elle ein chronisches, schuppendes Ekzem vorkam; auch dieses war eine Folge der Arbeitsweise. Beim Knüpfen und Abschneiden der Enden der Säcke wird der Sack festgehalten und zu diesem Zweck zwischen Rumpf und rechtem Arm festgeklemmt.

Eine eigenartige lokalisierte Schwiele wurde bei 2 als Spulenabnehmerinnen tätigen Mädchen längs der Kleinfingerseite der Hand, ferner 3 mehr gleichmäßige Gebiete verdickter Haut an der Streckseite des kleinen Fingers, dann 3 mehr runde nahe dem Kleinfingergelenk (s. Photographie des Originalberichtes) gefunden. Diese Mädchen brachten mit der gebeugten Hand den rotierenden metallenen ‚Flyer‘ zum Stillstand, um den gerissenen Faden zu·befestigen, wobei der betreffende Handrand erst sachte, dann kräftig angedrückt wird. Diese sich immer wiederholende mechanische Reizung führte zu solchen Hautveränderungen. Der Gebrauch von Handschuhen genügte, um sie zum Schwinden zu bringen. Das Tragen langer, immer wieder gewaschener Ärmel, die vom Handgelenk bis zum Kleiderärmel reichen, wurde als unbedingt nötig angeordnet. Der Fabrikant ging ein Stück weiter und stellte für die Mädchen eigene Arbeitskleider mit langen Ärmeln zur Verfügung. Bei einer weiteren Inspektion, einige Monate später, schienen die Hauterkrankungen der Mädchen schon in Genesung übergegangen zu sein. Nur 2 litten noch daran, wenn es sich nicht etwa um ein neues Hautleiden handelte, das nach Heilung des ersten aufgetreten war. Letzteres schien bei einem der beiden Mädchen anzunehmen, da bei diesem in den letzten Zeiten pathologische Fettsucht aufgetreten war, wodurch der Ärmel knapp anliegend geworden war. Bei der anderen Arbeiterin war der Ärmel am Ellbogen zu eng gemacht.

Beim Entkleiden der Mädchen für die Lungenuntersuchung ergab sich, daß die neuen Arbeitskleider in der Achselgegend bei vielen zu eng waren, daher war die Haut an dieser Stelle durch die Bewegungen der Arme abgescheuert, rissig und entzündet. Auch über der Brust war das der Fall.“

1917.

Erkrankung der Gesichtshaut kam vor bei 7 Marinewerftarbeitern, 1 Bergmann (dazu hier Bindehautentzündung), alles durch Brikettverladen, dann Ekzem gleichfalls bei einem Bergmann durch Chlorkalziumeinwirkung, bei einem 17jährigen Mädchen in einer Korbfabrik, wo Pappelholz mit einer wasserlöslichen Anilinfarbe gefärbt wird, an Händen, Armen und Beinen. Bei einem 11jährigen Knaben traten nach Anfertigung von Matten aus Binsen, die auf saurem Boden gedeihen, kleine Hautanschwellungen auf, vermutlich durch den an den Binsen klebenden Schleim. Bei einem Gemüsehändler entwickelte sich Urtikaria der Hände durch Putzen von Sellerieknollen. Einige Mädchen erkrankten an Ekzem der Finger durch Einpacken von 14% natriumkarbonathaltigem Seifenpulver. Das Packen erfolgt in ganz primitiver Weise. 1 Hafenarbeiter zog sich durch Tragen von Pottasche ebenfalls Ekzem zu.

1918.

Hautgeschwüre an beiden Händen traten bei 2 Arbeitern durch fortwährendes Arbeiten mit Schwefelsäure enthaltender Aluminiumerde auf gelegentlich des Löschens einer Schiffsladung.

„Eczema tyloticum mit Ragaden an beiden Händen sah der ärztliche Gewerbeinspektor bei einem 43jährigen Manne nach 13jähriger Arbeit in einer Korbmacherei. Das Ekzem zeigte sich vornehmlich dort, wo der Griff des Kappmessers gegen die Daumenmuskulatur und die Pfrieme gegen die Muskeln des kleinen Fingers drückte und zwischen 2. und 3. Finger auflag. Verwendet wurden weiße und graue Weiden; sie werden stets in schmutzigem Wasser geweicht. Der Mann arbeitete in einer ungeheizten Scheune und saß dabei auf den Weiden."

„In einer Fahrradfabrik sah der medizinische Gewerbeinspektor einige Jungen mit Geschwüren an den Händen, die durch das Entfetten von an einem Kupferdraht befestigten Metallteilen mit Wienerkalk entstanden waren. Das Festhalten einer Bürste und das Aufdrücken derselben mit der linken Hand beim Scheuern verursachte dieses Leiden. Empfohlen wurde eine Bürste mit zweckmäßigerer Handhabe, derart, daß die rechte Hand mit den bekalkten Borsten nicht in Berührung kam, für die linke Hand ein Gummihandschuh, ferner Einfetten der Hände vor der Arbeit."

„In einer Holzsäge war bei jugendlichen Arbeitern Hautabschürfung an den Fingerspitzen durch mechanische und chemische Insulte zu beobachten. Dünne Scheiben Pappel- und Ulmenholz werden mit den Händen gefaßt und zur Schneidemaschine geschoben; dabei scheuert das Holz stets dieselben Stellen aller fünf Finger. Besonders nachteilig wirkt nasses Holz. Die Hautdefekte reichten in die Tiefe bis zur Papillarschicht und verursachten bei einigen runde und ovale Geschwüre an einem oder mehreren Fingern. Das Pappelholz enthält salizylsaure Salze."

Augenerkrankungen

(s. a. „Benzol“ S. 149, „Hautkrankheiten“ S. 233, f. Bayern „Allgemeines“ S. 1, „Staub“ S. 223).

Deutsches Reich.

Preußen.

„Bei Polierern zeigten sich Augenerkrankungen durch Verdunstungsstoffe des verwendeten Terpentinersatzes. Die Augenlider und die Bindehaut röteten sich, schwollen an und schmerzten. Da Lüftungsmaßnahmen nichts nutzten, mußte von der Weiterverwendung des Terpentinersatzes Abstand genommen werden.“ (RB. Potsdam.)

„In den Seifenfabriken waren mehrfach Augenentzündungen zu beobachten, von denen insbesondere die Arbeiter befallen wurden, die mit dem Vermahlen des K. A.-Seifenpulvers und mit dem Nachwiegen und Verpacken von Hand beschäftigt wurden. Da die Krankheitserscheinungen in Friedenszeiten nicht aufgetreten sind, müssen sie auf die Einwirkung der Stoffe zurückgeführt werden, die nach Bundesratsverordnung dem Seifenpulver beizumischen sind. Dies sind bei einem Grundgehalt von $4^1/_2\%$ Fettsäure 30% Soda, $5—10\%$ Sulfat, $10—15\%$ Wasserglas und $^1/_2—1\%$ Kaolin. Nach kreisärztlichem Gutachten war es insbesondere die Soda, die sich in fein verstaubtem Zustande bei den einzelnen Arbeitsvorgängen auf die Augen setzte und die Entzündungen hervorrief. Wirksame Abhilfe beim Vermahlen der Seifenstücke konnte durch staubdichte Verkleidung der Mühlen, automatische Abführung des Mahlproduktes und das Tragen dicht verschließender Brillen erzielt werden. Für das Wiegen und Verpacken waren zwar besondere Paketiermaschinen vorhanden; doch arbeiteten diese nicht immer zuverlässig und einwandfrei, so daß häufig noch ein Nachwiegen und Nachfüllen von Hand vorgenommen werden mußte. Bei diesen Nachfüllarbeiten war das Aufwirbeln von Seifenstaub nicht zu vermeiden, der dann in die Augen der über den Arbeitstisch gebeugten Arbeiterin kam. Auch hier wurde das Tragen von dicht anschließenden Brillen bei der Arbeit vorgeschrieben. Im übrigen wurde auf Beachtung größter Sauberkeit gehalten, um zu vermeiden, daß der den Händen anhaftende Seifenstaub durch Reiben auf die Augen übertragen wurde.“ (Stettin und Stralsund.)

„In den Kalkstickstoffabriken verursachte der auftretende Staub anfangs häufige Augenbindehautentzündungen und Hauterkrankungen. In der Folge sind aber die Arbeiter unempfindlich geworden, so daß ein Wechsel in der Beschäftigung aus diesem Grunde nur noch selten nötig wurde, und die anfänglich verlangte regelmäßige Untersuchung aller Arbeiter aufgegeben werden konnte.“

Österreich.

„In einer Glanzstoffabrik erkrankten die Spinnereiarbeiter trotz Verwendung von Schutzbrillen und obwohl oberhalb der Spinnmaschinen eine mechanische Dunstabsaugung vorhanden ist, sehr häufig an Augenentzündungen, welche sich nach einer 1—2 tägigen Arbeitsunterbrechung gewöhnlich besserten. Die Ursache konnte nicht ergründet werden, ist aber wahrscheinlich dem Auftreten einer aus der Fällflüssigkeit sich bildenden organischen Schwefelverbindung zuzuschreiben. Diese Erkrankungen wurden durch eine Entlüftungsanlage, insbesondere aber durch die Einleitung von Frischluft unterhalb der Arbeitsplätze beinahe gänzlich beseitigt." (St. Pölten.)

„Beim Herausnehmen eines schadhaften Ätznatronschmelzkessels in einer chemischen Fabrik gelangte dem damit beschäftigten Arbeiter Ätznatronstaub ins Auge. Der Verunglückte, der anfangs nur ein schwaches, kurze Zeit andauerndes Brennen verspürte, bemerkte nach $1^1/_2$ Monaten, daß er mit dem Auge alles trübe sehe. Die Untersuchung durch den Spezialarzt ergab, daß beim Erkrankten infolge Außerachtlassung einer rechtzeitigen Behandlung Hornhauttrübung des Auges eingetreten ist." (Teplitz.)

„In einem Eisenwerke wurden bei den Arbeiterinnen in der Hochofenabteilung Augenentzündungen vorgefunden. Bei der hierauf erfolgten spezialärztlichen Untersuchung der Arbeiterinnen wurden 7 Fälle von Trachom, darunter 1 schwerer, der operativ behandelt werden mußte, konstatiert. Durch sofortige Internierung der Erkrankten in einem eigens hierzu bestimmten Raume sowie Beistellung einer Waschvorrichtung mit Ausläufen, wodurch einer Infizierung vorgebeugt werden sollte, wurde der Ausbreitung der Krankheit Einhalt getan." (Teschen.)

Schweiz.

„Die zahlreichen Fälle von Augenverletzungen, die durch Verspritzen chemischer Agentien zustande kamen, sind nicht in die Tabelle des Originalberichtes betreffend Gewerbekrankheiten aufgenommen worden, sondern wurden als Unfälle betrachtet." (1914—15, III. Kreis.)

Niederlande.

1914.

Ein Schmied bekam eine heftige Augenbindehautentzündung beim autogenen Schweißen eiserner Platten, und zwar schon nach einem Tage. Dazu kam eine Entzündung der Gesichtshaut. Minder heftig erkrankte ein Arbeiter auf einer Schiffswerft. Ferner zog sich ein Arbeiter beim Verladen mit Steinkohlenteer bestrichener eiserner Rohre eine Konjunktivitis zu, indem sich der Teer loslöste und als Staub die Luft erfüllte. Die Arbeit hatte von Mitternacht bis zum Mittag gedauert.

1915.

„Auf die Berufung eines Fabrikdirektors gegen die Verpflichtung, für jugendliche Arbeiter beim autogenen Schweißen, wo die Azetylensauerstofflamme verwendet wird, Schutzbrillen beizustellen, hat der medizinische Fachmann der Gewerbeinspektion eine Untersuchung der Arbeitsplätze vorgenommen.

In Art. 9 sub 7 des Beschlusses vom 6. Dezember 1911 Staatsbl. No. 352 ist festgestellt, daß jugendliche. Personen keine Arbeit verrichten sollen, bei der sie intensiver strahlender Wärme ausgesetzt sind, wo ferner viel Licht, reichliche Spritzer von gefährlichen Flüssigkeiten auftreten, wenn keine Schutzmaßnahmen dagegen vorgesehen sind.

In dieser Fabrik werden jugendliche Personen für diese Arbeit abgerichtet; die meisten von ihnen hatten früher keinerlei Fachbildung genossen.

Nach der Behauptung des Fabrikdirektors soll das Licht der Azetylensauerstofflamme keine schädliche Wirkung auf die Augen haben, das Tragen einer farbigen Brille soll allerlei Beschwerden mit sich bringen, sie soll das Sehen beeinträchtigen, die Verdunstung des Schweißes um die Augen herum wird durch das Gewicht der Brille behindert. Die Arbeiter selbst wollen angeblich keine Brille tragen.

Beim autogenen Schweißen und Schneiden ist die Kernflamme 2—8 mm lang, sie gibt ein intensives Licht; außerhalb derselben ist ein weißglühendes, gleichfalls viel Licht gebendes Gebiet.

Ein 35jähriger, seit 2 Jahren ununterbrochen mit dieser Arbeit beschäftigter Mann, klagte über ,heiße Augen‘, wogegen er durch ein paar Stunden eine grüne Brille trägt. Ein zweiter erwachsener Arbeiter trug eine Brille gegen das Funkensprühen beim Schweißen, ein dritter gleichfalls, und zwar mit gutem Erfolge gegen Verschlimmerung einer chronischen Bindehautentzündung, an der er seit Jugend litt. Der vierte hatte keine Klagen und trug kein Augenglas. Von den 5 Jugendlichen, von denen 2 seit 10 Monaten als Lehrlinge arbeiteten, trug 1 eine grüne Brille wegen der ausstrahlenden Hitze, 2 andere hatten durch die Brille Beschwerden wegen des Schweißes.

In einer anderen Fabrik erklärte ein Arbeiter, ohne Brille nicht in das grelle Licht am Schmelzpunkt sehen zu können und an störenden Nachbildern zu leiden.

Über den schädlichen Einfluß intensiven Lichtes auf das menschliche Auge s. Birch-Hirschfeld, Ergebnisse der allgemeinen Pathologie und pathologischen Anatomie des Auges, Bericht über die Jahre 1906—9 und 1910—13 unter dem Hauptstück: Die Wirkung der strahlenden Energie auf das Auge, worin die verschiedenen Lichtstrahlen in drei Gruppen geteilt werden.

Aus den Darlegungen Birch-Hirschfelds folgt, daß in der Praxis auf die Mildesung starker Lichtwirkungen auf das Auge geachtet werden muß. Es soll ein Glas angewendet werden, das das deutliche Sehen des Arbeitsstückes nicht behindert und die ultravioletten Strahlen zurückhält. Eine Brille mit großen, runden, gelbgrünen Scheiben aus Euphosglas ist geeignet, diese Bedingungen zu erfüllen und gleichzeitig entsprechende Ventilation zwischen Gesicht und Glas zu ermöglichen.“

1917.

„In einigen Brikettfabriken wurden bei der ärztlichen Durchunter-
suchung der Arbeiter mehrere mit Bindehautentzündung gefunden.
Schutzbrillen stehen zur Verfügung, werden aber nicht gebraucht,
weil sie sich im Betriebe beschlagen. Zweckmäßige Brillen sollten
große, runde Gläser mit einem großen Luftraum vor dem Auge haben.

In einer Glühlampenfabrik litten 12 Arbeiter und 6 Arbeiterinnen
an Horn- und Bindehautgeschwüren, ebenso 1 Arbeiter einer Glashütte.“

1918.

„In einem Lichtdruckbetriebe standen 2 Jugendliche unter Einwirkung ultravioletter Strahlen elektrischer Lampen, deren Kohlenstift
mit Stoffen imprägniert war, die ultraviolettes Licht gaben. Die
Arbeiter erhielten Brillen aus Euphosglas.

Hornhautgeschwüre traten bei 4 Arbeiterinnen und 1 Arbeiter in einer
Glühlampenfabrik auf. 2 Bergleute in den staatlichen Kohlenminen erkrankten an Nystagmus. S. a. Hautkrankheiten, Benzol und Benzolderivate.“

Wirkungen des elektrischen Stromes[1]).

England.

1914.

„Unter den Fällen von Shock durch Elektrizität waren einige, wo
das Opfer durch künstliche Atmung zu sich gebracht wurde. Andererer-
seits wurden in mehreren Fällen keine entsprechenden Mittel in Anwendung gebracht, um die Atmung wieder in Gang zu bringen. In
einem Falle wurde der Verunfallte in die Ambulanz eines Spitals gebracht, wo der Arzt seinen Tod konstatierte. Auf eine Anfrage teilte
dieser mit, daß, soviel ihm bekannt geworden sei, der Mann von einer
5000-Voltleitung Strom bekommen habe, daß es daher zwecklos gewesen
wäre, die künstliche Atmung einzuleiten, auch wenn dies sofort stattgefunden hätte. In einem anderen Falle (440 Volt, Dreiphasenstrom)
führten die Arbeitsgenossen künstliche Atmung durch. Eine Viertelstunde später kam der Arzt und erklärte den Verunfallten für tot;
es fanden weiter keine Wiederbelebungsversuche statt. 1 mal (200 Volt,
Zweiphasenstrom) wurde künstliche Atmung durchgeführt, bis nach
10 Minuten der Arzt den Tod für eingetreten erklärte und alle weiteren
Maßnahmen unterblieben; ein gleicher Vorgang wurde in 2 anderen
Fällen eingehalten und nach 25 bzw. 30 Minuten bzw. nach dem Aus-
spruch des Arztes, der Patient sei tot. In meinem Berichte vor
2 Jahren lenkte ich die Aufmerksamkeit auf einen Brief Dr. Reignald
Mortons, der in der Zeitschrift ‚Lancet‘ erschien und darauf hinwies,
daß der Tod durch Elektrizität im allgemeinen zunächst nur Scheintod
sei, und daß Patienten durch künstliche Atmung oft sicher gerettet

---

[1]) Hier sind nur medizinisch interessante Fälle aufgenommen.

werden können, selbst 2 Stunden nach dem Unfall. Es scheint jedoch, daß die Ärztewelt auf diesem Gebiete nicht entsprechend kenntnisreich ist, so daß in solchen Fällen oft die entsprechenden Versuche zur Wiederbelebung unterlassen werden.

Alle Todesfälle waren durch Wechselstrom bedingt, und zwar 18 durch den elektrischen Schlag selbst, 2 durch nachfolgende Erkrankung, 15 mal war die Spannung 440 Volt oder geringer. Da die Mehrzahl der Unfälle sich bei Berührung nur eines Konduktors durch Erdschluß ereignete, betrug die Spannung, die den Verunfallten traf, weniger als die zwischen den zwei Phasen."

Aus einer Tabelle des Originalberichtes ergibt sich weiter, daß alle tödlichen Unfälle außer 3 durch Dreiphasenstrom bedingt waren, daß die geringste Spannung in der Leitung 200 Volt betrug, die geringste Spannung in dem vom Verunfallten hergestellten Stromkreis aber vermutlich nur 140 Volt.

Niederlande.

1918.

Eine Übersicht über die elektrischen Unfälle seit 1909 gibt folgendes Resultat. Verletzungen bei Spannung bis 300 Volt: 1909—18: 8, 21, 18, 13, 27, 25, 36, 51, 56, 51; Todesfälle: bis 1912 keine, dann 3, 4, 5, 4, 35. Bei Spannung über 300 Volt: Verwundungen ab 1913: 4, 2, 0, 1, 1, 6; Todesfälle 1909: 2, 1910: 1, 1915: 2, 1918: 1. Demnach war die Zahl der Unfälle bei geringen Spannungen größer als bei hohen, vermutlich deshalb, weil diese meist schwerer zugänglich sind. Weitere Ausführungen sagen ungefähr folgendes:

Bei Verunfallten, die von einem Strome von 100—300 Volt Spannung durchflossen wurden, ist in der Regel keine Verletzung innerer Organe zu beobachten, hingegen eine Störung der Herzkontraktionen, die als Herzflimmern zu bezeichnen ist und auch bei Versuchstieren durch solche Ströme hervorgerufen werden kann. In einem Teile der Fälle kann der Bewußtlose durch lange fortgesetzte künstliche Atmung wieder zum Beweußtsein gebracht werden; letzteres ist sogar häufiger der Fall bei starken Strömen über 1000 Volt. In diesen Fällen pflegt der Strom kein Herzflimmern, sondern bloß ungemeine Schwächung der Herzaktion zu bewirken, die künstliche Atmung ist häufiger von Erfolg begleitet. Direkte mechanische, erfolgreiche Reizung des bloßgelegten Herzens ist aus naheliegenden Gründen fast immer nur am Versuchstier möglich.

Verschiedenes.

Deutsches Reich.

Sachsen.

„Angeregt durch die Forschungen des Zahnarztes Kunert in Breslau besichtigte ein Gewerbeaufsichtsbeamter mit dem Chefarzt der Zahnklinik der Allgemeinen Ortskrankenkasse für Dresden den Betrieb einer größeren Schokoladen- und Zuckerwarenfabrik, um den Einfluß der Beschäftigung auf die Zähne der Arbeiterschaft festzustellen. Hierbei nahm der Arzt bei zahlreichen Arbeitern Einblicke in die Mundhöhlen vor. Es zeigte sich, daß nicht alle Beschäftigungsarten gleichmäßig schädlich auf die Zähne einwirken. Den bedenklichsten Zerfall der Zähne wiesen die Leute derjenigen Abteilungen auf, in denen die Luft mit Zuckerstaub geschwängert ist, z. B. in den Mahlräumen. Ferner erwiesen sich die Arbeiten in der Bonbonkocherei als sehr schädlich. Hier sind besonders diejenigen Leute sehr gefährdet, die dauernd abschmecken müssen, ob die Zuckermasse den erforderlichen Zusatz von Fruchtsäure besitzt, weil hier zu der Wirkung des Zuckers noch die unmittelbare Wirkung der scharfen Fruchtsäure hinzukommt. Gefährdet sind auch diejenigen Arbeiter, die durch Lippenproben feststellen, ob die Masse die richtige Temperatur für die Weiterverarbeitung hat, z. B. in der Pralinéabteilung. Vorschriftsmäßig soll dies zwar mit dem Thermometer festgestellt werden. In Wirklichkeit kostet das aber zuviel Zeit, so daß die Leute immer wieder auf die Lippenprobe zurückkommen. Dieses Verfahren ist leider auch in Rücksicht auf die Verbraucher nicht einwandfrei, da der Schokoladenguß nicht so heiß ist, daß Krankheitskeime darin absterben. In den an sich nicht besonders gefährdeten Betriebsabteilungen treten starke Schädigungen durch das fortgesetzte Naschen auf. Ein Widerwillen gegen den dauernden Genuß der Süßigkeiten scheint bei den Arbeitern nicht einzutreten." (Dresden.)

Niederlande.

1914.

Untersuchung von Druckereilehrlingen fand bei 1201 Knaben und 153 Mädchen statt. Von ersteren wurden 124, also etwa 10%, als behaftet mit dem oder jenem Gebrechen befunden, und zwar lag 10 mal Verkürzung eines Beines, 3 mal Kyphose, 10 mal Skoliose, 4 mal Kyphoskoliose, 8 mal Hühnerbrust, 10 mal Vergrößerung der Tonsillen, 8 mal Leistenbruch, 10 mal Taubheit infolge Otitis media, 6 mal Struma vor. Eine Reihe anderer Leiden fanden sich bei je 1—3 Knaben. Nicht eingerechnet sind hier 20 Fälle von X-Beinen und 223 von Plattfuß, dann eine Reihe leichterer Augenleiden (Blepharitis, Konjunktivitis, Strabismus u. a., zusammen 50 Fälle). Auch litten 4,4% der Knaben an Albuminurie.

Infolgedessen wurden 983 oder 82% der Burschen als geeignet, 66 oder 5,5% als ungeeignet für den Beruf angesehen.

Die Resultate der Untersuchung der 153 Mädchen und Frauen bieten weniger Interesse, da sich dieselben über mehrere Altersklassen (12—31 Jahre) erstreckten und viele schon eine andere Berufstätigkeit hinter sich hatten.

Anhang.

England.

Bericht des Munitionsarbeiter-Gesundheitskomitees an den Munitionsminister betreffend Gewerbekrankheiten in der Munitionsindustrie.

1916.

Spezifische Gewerbekrankheiten.

Gewisse berufliche Betätigungen sind mit gewissen Gesundheitsgefahren verbunden, bedingt durch Blei, Tetrachloräthan, nitrose Gase und einzelne Explosivstoffe, die alle ernstliche und mitunter tödliche Krankheiten verursachen können, während die Berührung mit Trinitrotoluol, Tetryl, Knallquecksilber und gewissen Schmier- und Kühlmitteln in der Metalldreherei lästige Hauterkrankungen zur Folge haben kann. Das Komitee ist überzeugt davon, daß obige Liste für die Möglichkeiten des Auftretens von Gewerbekrankheiten in der Munitionsindustrie nicht erschöpfend ist, aber andererseits der Anschauung, daß es nicht zweckmäßig wäre, andere Tatsachen von geringerer Bedeutung mitzuteilen. Die Zahl der den Gefahren ausgesetzten Arbeiter, nicht gar groß, wenn man jede einzelne Krankheit für sich betrachtet, ist im ganzen recht beträchtlich, und wenn keine Vorsichtsmaßregeln getroffen würden, bestände ein Zusammenhang mit der Höhe der Erzeugung. Worin diese Maßregeln bestehen, soll unten kurz auseinandergesetzt werden. Die medizinische Seite der Sache wird nur insoweit berührt, als dies für das Verständnis der Maßnahmen nötig erscheint.

Blei.

2. **Erkrankung und ihre Ursachen.** Die Arbeiter kommen bei verschiedenen Arbeitsprozessen in der Munitionsindustrie mit Blei und seinen Verbindungen in Berührung: Bei der Verhüttung von Blei und Zink; bei der Herstellung von Bleiblechen und Bleikugeln; in der Feilenhauerei beim Härten und Tempern der Metalle; beim gewöhnlichen Verzinnen; in der Installation und Löterei; in der Akkumulatoren- und Kautschukfabrikation; endlich durch Bleifarben und Mennige. In der Industrie gelängt das Blei gewöhnlich durch Einatmung von Bleistaub und -dampf in den Körper. Das Blei neigt zur Aufspeicherung im Körper und sorgfältige Unternehmungen haben zur Annahme geführt, daß eine tägliche Aufnahme von etwa 2 mg Blei, als Staub oder Dampf eingeatmet, zu chronischer Vergiftung führt. Das Blei kann auch durch den Verdauungstrakt in den Körper gelangen, wenn man mit ungereinigten Händen ißt oder wenn man mit bleibeschmutzten Händen Tabakspfeifen oder andere Gegenstände in den Mund steckt. Blei ist ein kumulatives Gift, das will heißen, auch kleine Dosen, Tag für Tag aufgenommen, sammeln sich und verursachen schließlich eine Erkrankung. Die blaue Linie am Zahnfleischrand ist ein Zeichen der

Bleiaufnahme, Kopfschmerz, Kolik, Verstopfung und ausgesprochene Blässe sind ausgesprochene Krankheitserscheinungen.

3. Vorbeugungsmaßregeln. Schutz gegen Einatmung von Bleistaub und -rauch soll im wesentlichen durch die Verordnung erreicht werden, die das Ministerium des Innern auf Grund des Fabrikgesetzes vom Jahre 1901, § 79, für die wichtigsten mit der Verarbeitung von Blei und seinen Verbindungen beschäftigten Betriebe erlassen hat. Während der Wirksamkeit dieser Verordnungen ist die Zahl der Bleivergiftungen in den letzten 15 Jahren trotz der Zunahme der Industrie nicht bloß an der Zunahme verhindert, sondern auf die Hälfte reduziert worden. Einatmung von Blei in Gestalt von Staub und Dampf kann nur dann mit Sicherheit vermieden werden, wenn man die Entstehung von Staub verhindert (z. B. durch Feuchthalten alles Bleimaterials) und wenn man verhindert, daß Bleirauch an einen Arbeitsplatz gelangt. Doch gibt es Arbeitsprozesse, bei denen die Entstehung von Staub oder das Entweichen von Dampf unvermeidlich ist. Unter solchen Umständen ist die Anwendung von Absaugevorrichtungen, die den Staub oder Rauch an der Entstehungsstelle vom Arbeitsplatze entfernen, zweckmäßig. Respiratoren mögen in wenigen Ausnahmefällen angewendet werden, als Schutz gegen Staub ist aber nur eine geringe Zahl von Respiratorentypen wertvoll, und kein einziger ist angenehm zu tragen, während es keinen Respirator gegen Dämpfe gibt, der auf die Dauer bei der Arbeit getragen werden kann.

4. Um den Eintritt von Blei in den Verdauungsapparat zu verhindern, sollen folgende Maßregeln getroffen werden.

a) Das Tabakrauchen soll an allen Orten, wo mit Blei gearbeitet wird, verboten werden.

b) Niemandem soll gestattet werden, in den Räumen für Bleiarbeit eine Mahlzeit einzunehmen oder überhaupt während der für die Mahlzeiten bestimmten Zeiten daselbst zu verweilen.

c) Es müssen Vorsorgen getroffen werden, damit die Arbeiter an einem andern Orte speisen können.

d) Spezielle Waschgelegenheiten müssen vorgesehen werden[1]). Diese Maßregel erfüllt nur dann ihren Zweck, wenn eine genügende Anzahl reiner Handtücher, Seife und Nagelbürsten zur Verfügung stehen.

---

[1]) Ihre Beschaffenheit soll nach den Fabrikverordnungen folgendermaßen sein: Die Waschvorrichtungen müssen in einem gedeckten Raum sein, reinlich sowie in gutem Zustande erhalten werden, und zwar muß entweder

a) ein Wassertrog mit glatter, undurchlässiger Oberfläche (versehen mit einem weiten Abflußrohr ohne Pfropfen) und von einer Länge, daß auf je 5 Personen 65 cm kommen, ferner muß ein konstanter Zufluß von warmem Wasser aus Zapfen oder Strahlen in Distanzen von 65 cm vorhanden sein, oder

b) ein Waschbassin für je 5 Personen mit einem weiten, durch einen Pfropfen verschließbaren Abflußrohr oder ein Trog, der ein solches besitzt; es muß entweder einen konstanten Zufluß von kaltem und heißem Wasser haben oder auch von warmem Wasser, oder, wenn konstanter Zufluß von erwärmtem Wasser undurchführbar ist, so muß kaltes ununterbrochen zufließen und heißes stets bei der Hand sein, wenn es gebraucht wird.

5. Der Arzt kann die Bleivergiftung erkennen, und die Anwesenheit von Bleisymptomen bedeutet, daß der Arbeiter von der Bleiarbeit zu einer anderen zu versetzen ist. Die Verordnungen verlangen von Unternehmern, welche Arbeiter bei irgendeiner Bleiarbeit beschäftigen, daß diese periodisch von einem Arzt untersucht werden, der das Recht zur Suspendierung von der Bleiarbeit besitzt. Diese Art der ärztlichen Überwachung hat sich als so wertvoll erwiesen und ist weiterhin auch soviel von nicht unter die Verordnungen fallenden Industrien übernommen worden, daß das Komitee wünscht, es möge dieses Verfahren für alle Betriebe verlangt werden, in denen Bleioxyd oder andere Bleiverbindungen auf dem Gebiete der Munitionserzeugung verwendet werden. Bei der Verwendung von metallischem Blei (z. B. bei Kugelerzeugung) ist die Vergiftungsgefahr recht gering, die ärztliche Überwachung daher minder notwendig.

Trinitrotoluol.

6. **Die Krankheit und ihre Ursachen.** Trinitrotoluol (auch unter dem Namen Trotyl und TNT. bekannt) ist ebenso wie Dinitrobenzol eine Substanz, deren Verarbeitung mit Rücksicht auf ihre giftige Natur unter ein Regulativ fällt. Der ausgedehnte Gebrauch, der von diesem Stoffe gemacht wird und eine Folge des zunehmenden Bedarfes an hochexplosiven Körpern war, hat seine giftigen Eigenschaften hervortreten lassen. Arbeiter, die mit der Herstellung und dem Verladen, sei es des reinen Stoffes, sei es gemischt mit anderen, beschäftigt waren, wurden mit merkwürdigen Krankheitserscheinungen behaftet gefunden, so mit Kopfschmerz, Ekzem, Appetitverlust. Außergewöhnliche Fälle, wie plötzliches Zusammenstürzen nach Arbeit von wenigen Stunden an einem heißen Tage, kommen vor, in der Regel aber sind die Anfangserscheinungen leicht und verschwinden rasch, wenn die Einwirkung des Giftes aufhört. Wenn der Arbeiter hingegen weiter dem Stoffe ausgesetzt bleibt, so treten schwerere Symptome auf, wie Zyanose (aschgraue Gesichtsfarbe und livide Verfärbung der Lippen), Kurzatmigkeit, Erbrechen, Anämie, Herzpalpitationen, gallig gefärbter Harn, Verstopfung, rascher schwacher Puls, Gliederschmerzen und Gelbsucht; in wenigen Fällen ist starke Gelbsucht mit Lebensgefahr aufgetreten, auch tödliche Fälle sind vorgekommen.

7. **Verhütungsmaßnahmen.** Trinitrotoluol dürfte ebenso wie die Nitroderivate des Benzols durch Einatmung von Staub und Dampf, im Wege der Haut und durch den Verdauungstrakt aufgenommen werden. Folgende Maßnahmen wären zu treffen:

a) Alles muß geschehen, um das Entstehen von Staub und das Entweichen von Dämpfen in die Luft an den Arbeitsplätzen zu verhindern. Personen, die mit dem Verpacken von Trinitrotoluol oder mit anderen Arbeiten beschäftigt sind, bei denen Staubbildung unvermeidlich ist, sollen zum Tragen von Respiratoren verhalten werden. Beim Schmelzen gibt Trinitrotoluol Dämpfe ab, und es müssen Maßnahmen zu deren Absaugung an der Entstehungsstelle getroffen werden, so daß keine an den Arbeitsplatz entweichen. Dies kann geschehen, indem das das geschmolzene Trinitrotoluol enthaltende Gefäß mit einem Helm umgeben wird, der in einem $6^{1}/_{2}$ m langen empor führenden Kanal ausmündet und am Ende mit einer Schornsteinkappe gedeckt ist. Die Arbeitsöffnungen an diesem Helm dürfen nur so groß sein, als es für die nötigsten Arbeiten unvermeidlich ist.

b) Zum Schutze der Haut müssen Überkleider getragen werden, die am Nacken und an den Gelenken dicht anschließen und am Ärmel nicht offen stehen. Fest genähte Lederhandschuhe wurden empfohlen; dabei muß die Öffnung des Handschuhs so gelegen sein, daß sie beim Tragen unter das Überkleid zu liegen kommt. Wo Frauen beschäftigt werden, müssen sie Kopftücher tragen.

c) Um die Aufnahme von Gift durch den Mund zu verhindern, müssen dieselben Vorsichtsmaßregeln getroffen werden wie beim Blei (s. oben § 4). Vorsorge für entsprechende Waschvorrichtungen und Erhaltung derselben ist besonders wichtig. Die Produktion wurde so dringend verlangt, daß in manchen Betrieben vor Fertigstellung des Gebäudes damit begonnen wurde. Daselbst ereigneten sich dann zahlreiche Fälle schwerer Dermatitis (Ekzem)[1]) und verursachten erhebliche Störungen bei der Erzeugung; sobald entsprechende Waschvorrichtungen beschafft waren, hörten diese Störungen auf.

d) Die Zeit, während welcher der Arbeiter der Schädlichkeit ausgesetzt sein darf, soll möglichst beschränkt und darf nicht durch Überstunden überschritten werden.

Die allmählich fortschreitende Wirkung des Giftes erlaubt es, weitere Vorsichtsmaßregeln zu treffen. Periodische ärztliche Untersuchung der Arbeiter, verbunden mit der Vollmacht für den Arzt, krank befundene Personen von der Arbeit auszuschließen, sollte daher eingeführt werden; dies ist auch tatsächlich in ausgedehntem Maße mit gutem Erfolge durchgeführt worden.

Die Notwendigkeit von Schutzmaßnahmen wurde kürzlich durch den Tod einer 22jährigen Arbeiterin vor Augen geführt. Diese war nur durch 5 Wochen in der Munitionsindustrie beschäftigt und dem Staub ausgesetzt, der beim Arbeiten mit Pulver entstand und eine mäßige Menge Trinitrotoluol enthielt. Sie pflegte ihre 5 Meilen von dem Betriebe entfernt gelegene Wohnung oft ohne genügendes Frühstück um 4 Uhr 45 Min. vormittags zu verlassen; es war nicht dafür gesorgt, daß sie beim Eintreffen an der Arbeitsstätte um 6 Uhr morgens Nahrung erhielt. Die Waschgelegenheiten waren primitiv, Aborte und Überkleider nicht entsprechend, die persönliche Überwachung ungenügend. Im gleichen Betriebe ereigneten sich öfters minder schwere Erkrankungen. Vermutlich können der-

---

[1]) Ein zweckmäßig befundenes Mittel zur Verhütung von Ekzem ist eine Mischung von 2 Teilen Rizinusöl mit 1 Teil Lanolin. Diese Mischung ist nach dem Waschen am Schluß der Arbeit in die Haut einzureiben und sollte in den Waschräumen für den allgemeinen Gebrauch aufgestellt werden.

artige Fälle durch Achtsamkeit auf Details vermieden werden, insbesondere aber durch Vermeidung von Staub und Sorge für genügende Nahrung vor Beginn der Arbeit.

Tetryl (Tetranitromethylanilin).

8. **Die Krankheit und ihre Ursachen.** Die Arbeit mit diesem Explosivmittel verursacht leichten Staub, der zu schwerem Ekzem führen kann. Die Empfindlichkeit ist individuell verschieden; manche Personen scheinen so gut wie immun, während andere kaum einen Raum betreten dürfen, wo mit Tetryl gearbeitet wird, ohne schwer zu erkranken. Die bisherigen Beobachtungen sprechen dafür, daß dies vom verschiedenen Feuchtigkeitszustande der Haut bei verschiedenen Individuen abhängt. Die am häufigsten affizierten Teile sind die Konjunktiven, die Nasenlöcher und das Kinn. Arme und Hände erkranken weniger oft, und darin unterscheidet sich das Tetrylekzem von dem durch Trinitrotoluol verursachten, das mit Vorliebe Unterarme und Hände befällt. Die Tetrylarbeiter leiden auch oft an Kopfweh, Schwäche und Appetitmangel in verschiedenem Grade; doch ist dem Komitee berichtet worden, daß bisher keine lebensgefährliche Erkrankung dem Ministerium des Innern gemeldet worden ist.

9. **Verhütungsmaßnahmen.** Die wichtigsten Maßnahmen sind folgende:

a) Vermeiden des Austretens von Staub dadurch, daß die Arbeit in Glaskästen ausgeführt wird, welche Armöffnungen zum Einführen der Hände besitzen.

b) Beistellung von Schleiern für die Arbeiter zum Schutze des Gesichts.

c) Wenn keine Schleier getragen werden, Puder von einfacher Zusammensetzung (etwa eine Mischung von 1 Teil Zinkoxyd und 2 Teilen Stärke) zum Bestreuen des Gesichts vor Arbeitsbeginn.

d) Beschaffung entsprechender Waschgelegenheiten (s. Fußnote S. 257) und Aneiferung, nach dem Waschen eine Salbe zu verwenden (s. obige Fußnote).

e) Ausschluß besonders empfindlicher Leute von der Arbeit.

10. Abgesehen von dieser Neigung, Ekzem hervorzurufen, schädigt Tetryl Haut und Haare. Um dies zu vermeiden, sollen Überkleider und Handschuhe getragen werden, ebenso wie sie für Trinitrotoluolarbeiter empfohlen wurden (s. § 7 oben); wo Frauen beschäftigt sind, sollen sie Kopftücher haben.

Knallquecksilber $(CNO_2)Hg$.

11. **Die Krankheit und ihre Ursachen.** Bei der Erzeugung und Verwendung von Knallquecksilber besteht die Gefahr der Quecksilbervergiftung und des Auftretens von Ekzem. Mit Rücksicht auf die geringen in Betracht kommenden Mengen sind die Symptome des Merkurialismus selten ausgeprägt, doch kommt ein blauer Saum am Zahn-

fleisch (? — Ref.) vor; Appetitlosigkeit, Kopfschmerz und nervöse Erscheinungen sowie Depression können vorkommen. Letzteres Symptom ist wichtig nicht allein wegen der Diagnose, sondern hauptsächlich als Zeichen dafür, daß der Arbeiter die gefährliche Beschäftigung verlassen soll, die eine sichere Hand und einen klaren Kopf verlangt. Auch Ekzem der Hände, der Unterarme und des Gesichtes kommt vor und kann ernste Formen annehmen.

12. Schutzmaßnahmen. Diese bestehen

a) in der Fürsorge für Arbeitskleider und entsprechende Waschgelegenheit,

b) in Versetzung der spezifisch Erkrankten zu anderen Arbeiten,

c) in ärztlicher Überwachung überall dort, wo die Arbeiter dem Gifte stark ausgesetzt sind.

Tetrachloräthan.

13. Die Krankheit und ihre Ursachen. Tetrachloräthan ist eine nicht brennbare Flüssigkeit und ein Lösungsmittel für Azetat und Zellulose. Es ist ein Bestandteil des Firnisses, mit dem das Segeltuch der Tragflächen und die Bänder der Äroplane gestrichen werden, und auch die Körper der Äroplane, damit so eine Imprägnierung mit Zellulose erfolgt, um sie undurchlässig für Feuchtigkeit und Luft zu machen. Die Flüssigkeit ist bei gewöhnlicher Temperatur flüchtig, der Dampf riecht nach Chloroform und ist ein wirksames Anästhetikum; da er doppelt so schwer ist wie Luft, hat er die Tendenz, zu Boden zu sinken. Die Giftwirkung hängt nicht allein von der in der Luft enthaltenen Dampfmenge, sondern auch von der Dauer der Einatmung ab. Auch kleine Mengen, durch lange Zeit eingeatmet, bewirken Schwäche, Appetitverlust, Obstipation und Magenschmerzen; dann in schwereren Fällen Gelbsucht, Leberatrophie, Bewußtlosigkeit und Tod.

14. Vorsichtsmaßregeln. Das Komitee ist froh, zu hören, daß ein brauchbarer Firnis gefunden wurde, der dieses Gift nicht enthält, doch erfolgt gegenwärtig die Lieferung seiner Bestandteile nicht in genügendem Maße, um den Bestellungen nachzukommen. Einstweilen müssen bestimmte Maßnahmen getroffen werden, um die Gefahr, die der Gebrauch des Giftes verursacht, zu vermindern.

a) Die Anzahl der mit der Verarbeitung des Giftes Beschäftigten muß möglichst beschränkt werden. Das Firnissen muß an Orten ausgeführt werden, wo keinerlei andere Arbeit getan wird. Früher, bevor man die giftige Natur des Stoffes kannte, wurde diese Vorsicht außer acht gelassen und andere Arbeiter hatten unter dem Gift zu leiden.

b) Eine entsprechende Absaugung der Dämpfe muß stattfinden. Wenn diese genügen soll, um die schweren Dämpfe zu entfernen, muß die Luft am besten mit mechanisch betriebenen Ventilatoren durch Abzüge, deren Mündungen am Boden oder nahe demselben liegen, etwa 30 mal stündlich erneuert werden. Für den Zustrom frischer Luft muß durch in größerer Höhe angebrachte Öffnungen gesorgt werden, deren Gesamtquerschnitt mindestens dreimal so groß sein soll als der der Abzüge.

c) Das Verweilen der Arbeiter in den Arbeitsräumen während der Mahlzeiten darf nicht gestattet werden.

d) Das Firnissen hat soweit wie möglich abwechselnd mit anderen Arbeiten stattzufinden.

e) Die Zeit, während welcher die Leute der Gefahr ausgesetzt sind, ist auf ein Minimum zu reduzieren und durch Überstunden nicht zu verlängern. Die oben angeführte Ventilation genügt bloß, um die Menge des eingeatmeten Dampfes soweit zu vermindern, daß für die gewöhnliche Arbeitszeit keine Gefahr besteht. Verlängerung dieser Zeit bewirkt nicht allein Verlängerung der Zeit der Giftgefahr überhaupt, sondern im Einzelfalle auch Zunahme der Gefahr, weil sie bereits Ermüdete, minder Widerstandsfähige trifft.

f) Periodische ärztliche Untersuchung mit dem Rechte des Arztes, erkrankte Personen von der Arbeit zu entfernen, ist vorzusehen.

Beziehungen zwischen persönlicher Gesundheit und gewerblichen Giften.

15. Die bisher besprochenen Gifte haben die eine gemeinsame Eigenschaft: a) daß vor dem Eintritt von Krankheitserscheinungen eine mehr oder weniger lange Giftwirkung stattgefunden haben muß, und b) die verschieden große individuelle Empfindlichkeit. Es kann vorkommen, daß Leute erst nach lange fortgesetzter Arbeit sichtbar erkranken, während andere gleich von Anbeginn zu leiden haben und später trotz unveränderter Arbeitsbedingungen gesund bleiben. Diese offenkundigen Verschiedenheiten hängen vermutlich von den wechselnden Zuständen persönlicher Gesundheit ab, indem ein Individuum einer Giftdosis gegenüber resistent bleiben kann, der es ein andermal im Zustande der Übermüdung und geringen Widerstandsfähigkeit erliegt. Erhaltung eines tadellosen Gesundheitszustandes ist daher für die diesen Giften ausgesetzten Arbeiter wichtiger als für andere. Von besonderer Bedeutung aber sind zwei Momente.

α) Die Arbeiter dürfen nicht nüchternen Magens an die Arbeit gehen, denn die Erfahrung lehrt, daß hungrige und schlecht genährte Arbeiter leichter als andere den Schädlichkeiten erliegen. Solche Leute sollten zunächst $^1/_4$ l Milch oder Kakao erhalten, bevor sie morgens an die Arbeit gehen. Dieses Verfahren wurde, wie dem Komitee mitgeteilt worden ist, in Betrieben, wo Vergiftungsgefahr besteht, durch viele Jahre mit bestem Erfolge angewendet. Gegenwärtig sollte diese Einrichtung, da Frauen — die im allgemeinen um ihre Ernährung weniger besorgt zu sein pflegen als die Männer — in weitem Ausmaße beschäftigt werden, nach Ansicht des Komitees in giftgefährdeten Betrieben weitgehend in Gebrauch kommen. Außerdem zeigen Studien über den Arbeitserfolg, daß im allgemeinen in Fabriken in der Zeit von 6—8 Uhr früh weniger Arbeit geleistet wird als nach der Frühstückspause. Das Komitee glaubt, daß dies in weitem Maße darauf zurückzuführen ist, daß der Arbeiter, ohne vorher Nahrung eingenommen zu haben, in die Fabrik eilt. Die Errichtung von Kantinen in den Munitionsfabriken, die in einem früheren Gutachten verlangt wurde, würde auch nach dieser Richtung hin ein wirksames Mittel sein.

β) Arbeiter in giftgefährdeten Betrieben sollten sorgfältig ausgewählt werden. Nur gesunde, nüchterne Leute wären daselbst einzustellen.

Nitrose Gase.

16. Der gegenwärtig herrschende Bedarf an Explosivmitteln, fast durchweg Produkten der Nitrierung, hat eine vermehrte Gefahr der Vergiftung mit nitrosen Gasen zur Folge gehabt, nicht allein bei den Nitrierungsprozessen, sondern auch bei der Fabrikation der hierzu nötigen Salpetersäure. Eine Denkschrift, betreffend die Gefahr, die mit diesen Dämpfen verbunden ist, insbesondere mit Rücksicht auf die gegenwärtigen Verhältnisse, ist kürzlich vom Departement für Fabriken des Ministeriums des Innern herausgegeben worden und das Komitee meint, es wäre vorteilhaft, wenn die Aufmerksamkeit der Unternehmer auf dieses Memorandum gelenkt würde:

Bei der Herstellung von Salpetersäure und ihrer Verwendung zu verschiedenen Zwecken, insbesondere zur Fabrikation von Explosivmitteln, besteht die Gefahr, daß nitrose Dämpfe am Arbeitsplatz entweichen. Die volle Wirkung dieser Dämpfe fühlt man nicht sofort, und oft setzen die Leute trotz Warnung vor der Gefahr die Arbeit fort und atmen, ohne es zu bemerken, tödliche Dosen ein.

In solchen Fällen bekommen die Betroffenen einen Hustenreiz, der immer ärger wird, bis sie 3—4 Stunden nach der Einatmung der Dämpfe ernstlich krank werden. Es stellt sich Kurzatmigkeit und Kollaps ein; mitunter treten diese Erscheinungen nach Arbeitsschluß auf dem Heimwege auf. Die Schleimsekretion wird ungemein reichlich, oft kommt es zum Erbrechen, wobei die Luftwege freier werden. Die Kongestion der freien Bronchien und Lungenbläschen nimmt zu, und wenn das Leben 48 Stunden erhalten bleibt, so entwickelt sich eine entzündliche Anschoppung der Lunge. Häufiger tritt innerhalb 30 Stunden der Tod ein, wobei das Bewußtsein bis zum Ende erhalten bleibt.

Nicht jeder Fall mit deutlichen Anfangssymptomen geht ungünstig aus, und auch nach ausgesprochenem Kollaps und Dyspnoe kann Heilung stattfinden.

Schutzmaßnahmen. Überall dort, wo die Möglichkeit des Entweichens von Dämpfen besteht, sollen Warnungen angebracht werden, die alle Beschäftigten auf die Gefahr des Verweilens in Räumen aufmerksam machen, welche nitrose Dämpfe enthalten. Taucherhelme[1]) von einem Typus, der leicht und rasch angelegt werden kann, und die mit Frischluftzufuhr versehen sind, sollen an leicht erreichbaren Stellen

---

[1]) Solche Helme sind zu beziehen von Siebe, Gorman & Co., Ltd. 187, Westminster Bridge Road, London S. E.

vorhanden sein und ihre Brauchbarkeit soll mindestens einmal im
Monat ausprobiert werden. Respiratoren, die gegen Staubeinatmung
brauchbar sind, sind zwecklos gegen Gase und sollen nicht getragen
werden.

Behandlung. Folgendes Verfahren kann bis zum Eintreffen
eines Arztes Anwendung finden: Man lasse den Patienten niederlegen,
wickle ihn warm ein, sorge für frische Luft. Wenn er im Gesicht blau
ist, gebe man ihm Sauerstoff zum Einatmen; wenn ihm übel ist, so
gebe man ihm eine warme 10%ige Lösung von Salz in Wasser zu trinken,
bis die Übelkeit vorbei ist. Man schicke sofort nach dem Arzt. Auch
scheinbar nur leicht affizierte Personen dürfen nicht allein nach Hause
gehen gelassen werden, bevor dies nicht ein Arzt erlaubt hat.

Dermatitis.

17. Die Krankheit und ihre Ursachen. Das Auftreten schwerer
Dermatitis oder Ekzeme durch Einwirkung von Trinitrotoluol und
Tetryl ist schon besprochen worden, desgleichen durch die von Knallquecksilber. Abgesehen von diesen speziellen Substanzen aber kann
Ekzem bei Munitionsarbeitern in Maschinenfabriken auftreten, die
mit gewissen zum Schmieren und Kühlen der Metalle dienenden Flüssigkeiten in Berührung kommen. Es gibt zwei Formen von Hautentzündung, die auch zusammen vorkommen können: a) gelbe Pusteln und
b) mehr allgemeine Entzündungserscheinungen, die sich in typischen
Fällen zu typischem nässendem Ekzem entwickeln. Die eitrigen
Pusteln und Geschwüre entwickeln sich vermutlich von Talgdrüsen
und Haarfollikeln aus, welche sich verstopfen und infiziert werden,
wobei die beschmutzten Kleider die ölige Masse hineinreiben. Die
allgemeine Entzündung wird mehr durch die direkte Wirkung der verwendeten Flüssigkeit hervorgerufen.

18. Schutzmaßregeln. Reine Überkleider und Sorge für Waschgelegenheit mit heißem Wasser schützen vor der Entwicklung der
Pusteln und Geschwüre. Das Komitee hat beobachtet, daß in den
Betrieben selten zweckmäßige Einrichtungen bestehen, damit sich das
Personal nach Arbeitsschluß reinigen könne. Es glaubt daher, daß
solche Einrichtungen, ganz abgesehen von der Gesundheitsfrage, als
ein notwendiger Bestandteil der Einrichtung jedes Betriebes anzusehen
wären.

Die Erfahrung hat gelehrt, daß selbst ein nur schwacher Zusatz
eines Antiseptikums zu den Schmierölen und Kühlmitteln, etwa 1%
Karbolsäure oder ein anderes Antiseptikum, das dem Teer entstammt,
das Auftreten von Ekzem verhindert. Das Komitee hat mit Befrie-
digung zur Kenntnis genommen, daß sogenannte antiseptische Schmier-
und Kühlmittel in den Maschinenfabriken rasch in den allgemeinen
Gebrauch kommen, und daß heute die Ekzemfälle weniger häufig sind
als früher. Das Komitee ist der Anschauung, daß gute Waschgelegenheiten ein mächtiges Präventivmittel gegen Ekzem sind.

Zusammenfassung.

19. Die Maßnahmen zur raschen Behandlung aller Krankheitsfälle und Verletzungen sind von besonderer Wichtigkeit in allen Betrieben, wo mit Giften gearbeitet wird. Die Art und Ausdehnung derselben ist bereits im Memorandum des Komitees: „Erkrankungen und Verletzungen" (Memorandum Nr. 10) besprochen worden. Jedem Arbeiter und überhaupt jeder in einem solchen Betriebe angestellten Person sollte eine sorgfältige Belehrung zuteil werden.

20. Verschiedene Blätter und Memoranden, welche die Gewerbekrankheiten und ihre Verhütung eingehender behandeln, sind von der Abteilung für Fabriken im Ministerium des Innern herausgegeben worden. Das Komitee anerkennt die ihm von Herrn Dr. T. M. Legge, medizinischem Chefgewerbeinspektor, bei der Abfassung des vorliegenden Memorandums geleistete wertvolle Hilfe.

<table>
<tr><td>Februar 1916.
E. A. Pelham,
Sekretär.</td><td>Für das Komitee
George Newman M.D.,
Obmann.</td></tr>
</table>

Alphabetisches Sachregister.